中医基础理论研究丛书

总主编 邢玉瑞

中医藏象学说的理论研究进展

邢玉瑞 主编

U0308901

全国百佳图书出版单位

中国中医药出版社

·北京·

图书在版编目（CIP）数据

中医藏象学说的理论研究进展 / 邢玉瑞主编 . —北京：
中国中医药出版社，2021.5
（中医基础理论研究丛书）
ISBN 978-7-5132-6302-3

Ⅰ . ①中… Ⅱ . ①邢… Ⅲ . ①脏腑—学说—研究
Ⅳ . ① R223.1

中国版本图书馆 CIP 数据核字（2020）第 123252 号

中国中医药出版社出版

北京经济技术开发区科创十三街 31 号院二区 8 号楼
邮政编码 100176
传真 010-64405721
河北品睿印刷有限公司印刷
各地新华书店经销

开本 880×1230 1/32 印张 13 字数 270 千字
2021 年 5 月第 1 版 2021 年 5 月第 1 次印刷
书号 ISBN 978 - 7 - 5132 - 6302 - 3

定价 49.00 元
网址 www.cptcm.com

社 长 热 线 010-64405720
购 书 热 线 010-89535836
维 权 打 假 010-64405753

微信服务号 zgzyycbs
微商城网址 https://kdt.im/LIdUGr
官 方 微 博 http://e.weibo.com/cptcm
天猫旗舰店网址 https://zgzyycbs.tmall.com

如有印装质量问题请与本社出版部联系（010-64405510）
版权专有 侵权必究

内容提要

中医藏象学说的理论研究，主要是指运用文献学、逻辑学、思维科学、发生学乃至诠释学等方法，对中医藏象学说所开展的研究。本书对中华人民共和国成立以来中医藏象学说的理论研究情况，分藏象学说的概论性研究、心藏象、肝藏象、脾藏象、肺藏象、肾藏象以及六腑理论等7个专题，进行了全面系统的梳理总结，对研究中存在的问题进行了分析，提出了自己的见解。本书可作为中医临床、教学、科研人员提高理论与临床水平的重要参考书，也可供中西医结合以及西医学工作者参考。

总序

在现代科学的研究中，恐怕没有哪一门学科像中医理论研究，至今为如何研究与发展而争论不休。特别是近年来，中医理论的研究得到中医界学者与领导的高度重视。一种基本的共识认为，中医理论发展的滞后，已经成为制约当代中医学术发展的瓶颈。但对如何开展中医理论的研究，则可谓仁者见仁，智者见智，争鸣不断。为此，有必要认真梳理现代中医理论发展与创新的方式，总结经验教训，理清下一步研究的目标、路径和方法。

一、现代中医理论发展与创新的方式

现代中医理论发展与创新的方式，大致可概括为以下几个方面。

（一）科学诠释——解析说明性研究

任何一种医学的发展都是一定文化的产物，与特定的思维方式相联系。中医学的产生、发展深深植根于中国传统文化的土壤之中，其演进和中国传统文化的发展之间具有同步的规律。先秦诸子学—两汉经学—魏晋玄学—隋唐佛学—宋明理学—清代朴学，中国传统文化的连续性发展，无疑是中医学术不断发展、壮大的根本保障之一。但是，鸦片战争以来，西方文化凭借着先进的技术与科学（包括西医学）之势，给数千年绵延不断的中国传统文化以前所未有的冲击，许多民族精英们也将中国落后的原因简单归结于传统文化而加以指责，造成了中国传统文化的式微、断裂。由此对中医学造成两方面的冲击：一方面，中医学的发展失去了固有文化发展的支持。诚如李致重在《从国学看中医》一文中所指出："当扎在国学之中的研究方法的根系被切断的时候，中医的科学理论体系与临床技术体系将随之衰落。而当中医的临床治疗失去原有的科学与技术体系支撑的时候，中医便沦落为不见文化思想深根的浮萍草——游离于自身科学与技术体系之外的中医，所留下的只是原有体系中的经验部分了。然而经验是人类认知过程的初阶段，它是不能称之为科学的。"另外，患病人群文化、意识形态观念的更替变化，在就医选择中对中医和其学术的信任与理解，决定了中医的社会心理地位与真实发展的规模及潜能；同时，伴随着西医学的超速发展及占据科学与技术的高平台，中医学发展滞后，自然导致中医疗法受众对中医学理解的困难，以及随之而来的认可度和公信力的降低，中医学面临着话语权的不断丧失。

为了解决上述问题，中医人历经了百年的探索，从最早的中西医汇通，到中西医结合理论研究及近年提出的中医现代化研究，都是借用现代科学（包括现代医学）的理念、方法、知识等，来研究中医理论，试图揭示中医理论的现代科学内涵，取得现代科学背景的受众对中医学的理解、接受，当然也是为了借助现代科学及技术以促进中医学的发展。以中医肾的研究为例，沈自尹等从 20 世纪 50 年代始，历经数十年的研究，提出中医肾与下丘脑—垂体—靶腺（肾上腺、性腺、甲状腺、胸腺）轴相关的观点。"973"中医理论基础研究专项"基于'肾藏精'的藏象理论基础研究"也是借助现代生物学理论与技术，试图证明"肾精命火"主要体现为干细胞、微环境和神经—内分泌—免疫（NEI）网络的动态平衡，"肾藏精"主要体现为干细胞及微环境的调和状态，补肾填精法主要通过调控干细胞、微环境和 NEI 网络发挥作用。

课题的理论创新是建立"肾藏精"藏象理论与干细胞和 NEI 网络关系研究的新思路。类似的研究无疑都是对中医固有理论的一种科学诠释性研究，即借用现代科学技术方法与知识对中医理论加以解析说明或论证。此类研究的问题主要有两个方面：一是由于现代科学技术的不断发展，对中医理论的科学诠释从器官、组织、细胞到分子、基因等，总是尾随其后，似乎难以穷尽；二是借用库恩范式理论的观点，中医学与现代科学范式具有不可通约性，对中医理论的科学诠释性研究的成果，绝大部分既不能纳入中医学的理论体系，为中医基础理论提供新的概念、理论，又无法归入西医学的范畴，在西医学已有的理论基础上提出新的假说、新的发现或西医学尚未注意到的新的事实，对西医学的发展也意义不大。因此，此类研究也受到了一些中医学者的批评。

（二）文献梳理——理论建构性研究

对文献的整理研究一直是中医学术继承与发展的重要方式，虽然《黄帝内经》确立了中医学理论体系的基本范式，但从形式而言，则不好说《黄帝内经》建构了中医理论框架。历代分类研究《黄帝内经》诸家，可谓从形式建构中医理论框架的最早尝试者，从唐·杨上善《黄帝内经太素》分摄生、阴阳、人合、脏腑、经脉、输穴、营卫气、身度、诊候、证候、设方、九针、补泻、伤寒、寒热、邪论、风论、气论、杂病十九大类，到明·张介宾《类经》分摄生、阴阳、藏象、脉色、经络、标本、气味、论治、疾病、针刺、运气、会通十二大类，明·李中梓《内经知要》分道生、阴阳、色诊、脉诊、藏象、经络、治则、病能八类，可谓古代中医理论框架建构的概况。

伴随着中医教育事业的发展，教材建设可谓中医教育事业的重中之重。古代中医教育大多以《素问》《神农本草经》《伤寒论》《脉经》《针灸甲乙经》《难经》《诸病源候论》《备急千金要方》《龙树论》《圣惠选方》等经典及名家著作为教材，还谈不上对中医理论的系统梳理。《医宗金鉴》作为清代皇家主编的专用教材，虽说具有综合性、经典性、先进性、实用性等特点，但从中医药理论建构的角度而言，恰恰是其不足之处。因为《医宗金鉴》缺乏对《内经》理论的扼要论述，也缺少本草药性部分，造成其在基础理论上有所欠缺。进入近现代以来，随着西方科学技术知识与教育模式的传入，中医教育与教材建设也发生根本性的转变，基于文献整理研究的教材建设，有力地促进了中医理论体系框架的建构。早在1928年，由秦伯未、蒋文芳等人提议，在上海召开了我国中医史上第一次全国性的中医学校教材编辑会，虽因参会人员学术见解不同，意见不统一，最终未能就课程、教材、学制等问题达成共识，但蒋文芳提出的"整理固有医学之精华，列为明显之系统，运用合乎现代的理论，制为完善之学说"成为之后中医学课程教材建设的指导原则。中华人民共和国成立后，中医教材建设的思路基本没有超越此原则。20世纪50—60年代，北京中医学院编著的《内经讲义》（1955）、杉原德行（白羊译）的《中医学基础简释》（1957）、南京中医学院编著的《中医学概论》（1958）、福建中医学院编著的《中医学基础》（1963）等，开启了运用现代语言文字整理、建构中医理论的新篇章。从《内经讲义》的原文选编与现代中医理论建构混合，分化出包含基础理论与中医诊断学的《中医学基础》，再到《中医基础理论》和《中医诊断学》的独立，统编/规划教材不断修编，至今已修编至第十版，加之20世纪80年代中后期，各地出版了《中医学导论》《中医藏象学说》《中医病因病机学》《中医养生防治学》等基础理论的分化教材，教材建设有力地促进了中医理论的发展，主要体现在以下几点：一是系统梳理了历代中医理论研究的成果，建构了富有时代特征的中医理论体系框架；二是定义、规范了中医理论的相关概念，并引入了一些新概念；三是丰富、完善了中医理论，补充了思维方法、精气学说、体质学说等内容。

另外，基于文献梳理或结合临床研究编著的中医工具书、制定的术语标准等，也是现代中医药理论研究的重要成果，其中有代表性的如《中医大辞典》《中医基础理论术语》《中医临床诊疗术语》等，为中医理论的规范化做出了重要贡献。

虽然文献梳理的理论建构性研究，对中医理论体系的丰富、完善具有重要贡献，但也存在着一些问题，主要表现为集成有缺漏，归真有变异，纳新有西化等，还需进一步研究。

（三）实践升华——理论创新性研究

临床实践经验是中医理论建构与不断发展的不竭动力，中医学术发展史上各种流派的形成，莫不是临床实践经验的总结和升华，中医学在现代社会的存在、发展，也以临床实践所取得的疗效与经验为根本保障。故邓铁涛指出：中医学的传统研究方法是继承前人的理论—进行临床实践—总结提高—创立新论。临床实践是传统研究最重要的一环，在继承前人理论的指导下诊察病人、治疗病人，给病人以治疗信息，进而收集接受治疗后反馈的信息，如是循环往复，总结提高，上升为理论，以修改、补充前人的论述。因此，从名老中医诊治现代重大疑难疾病的经验入手，总结创新中医理论，仍然是中医理论发展的重要途径。

例如，现代临床常见的脑血管意外、脑动脉硬化、癫痫病、帕金森病等多属于中医内风证的范畴，中医称之为中风、眩晕、痫证、颤证等。临床实践证明，这类病症除了具有动摇、眩晕、震颤、抽搐等风气内动的症状外，常常兼见舌质紫暗或舌下脉络青紫、面色晦暗或青黑、皮肤粗糙、血液黏稠度增高等瘀血症状。大量临床实践表明，内风证常兼有瘀血症状，活血化瘀可以治疗内风。何绍奇在《现代中医内科学》中总结临床实践经验，明确提出："瘀血阻滞，脉道不通，血行不畅，筋脉失濡而手足颤动，屈伸不利，此即瘀血生风。"刘昭纯等结合临床实践经验，总结出瘀血生风的发病特点为多见于老年患者、多继发于慢性病、多出现神志异常、多与其他内风证并存，进一步完善了瘀血生风的病机理论。

再如 20 世纪 80 年代后期日本学者运用黄连解毒汤治疗中风取得良好疗效，继而国内也有大量运用黄连解毒汤加减治疗中风的报道，清开灵、醒脑静注射液等运用于中风病急性期的治疗也效果显著。而清开灵、醒脑静注射液皆可谓集清热解毒药之大成，具有明显的清热泻火解毒之功。再者，临床观察发现，中风病急性期的转归与腑气不通有密切的关系，随着大便秘结或不通程度的加重，病程延长，病情加重，疗效降低。采用通腑、化痰、泄热法治疗中风急性期患者，常可取得良好的疗效，有较早减轻脑水肿的作用。一般认为，通腑、化痰、泄热法对中风病急性期的良好疗效是其发挥了畅利枢机，疏导蕴结之热毒、痰浊的作用，为内生之毒的清除打开了门户之故。这也为中风病毒损脑络病机假说的形成提供了临床经验的支持。在此基础上，王永炎提出了中风病"毒损脑络"的病机假说。

现代中医理论研究的重大课题，也无不与解决现代人类重大疾病及健康问题密切相关，特别是中医诊疗理论的研究，更是着眼于中医治疗的优势病种来进行。中医药类国家级成果奖绝大多数为临床研究成果，即使"973"计划中的中医理论基础研究专项，也多与临床研究密切联系。如"基于'肾藏精'的藏象理论基础研究"，该项目六个课题中四个即着眼于临床研究，分别从不孕不育、骨质疏松症、老年性痴呆、障碍性贫血探讨有关"肾主生殖""肾主骨""肾生髓""脑为髓海"等理论。再如"中医病因病机理论继承与创新研究"的九个课题均涉及临床研究，包括肝硬化、艾滋病、心脑血管血栓性疾病、甲状腺功能亢进症、出血性中风病、冠心病心绞痛、胃癌前状态性疾病，以及周仲瑛、颜德馨两位国医大师的经验总结。上述研究的基本路径为：第一，从名医大量临床病案中提炼科学假说；第二，考镜源流，寻找文献依据；第三，通过临床研究体现创新理论的实践意义；第四，通过实验研究揭示中医理论的科学内涵。

当代重大疾病的中医药治疗经验为中医理论的总结提供了经验材料，但从目前的研究状况来看，基于临床实践的中医理论总结创新明显滞后，由于课题研究的分散，结论的离散度很大，要将其提炼升华为逻辑自洽的理论还任重道远。如"中医病因病机理论继承与创新研究"的四个课题涉及毒——外毒、瘀毒、内毒、毒热，那么，作为此四种不同毒邪属概念的毒的内涵、外延如何？产生原因、致病特点如何？毒的现代科学表征是什么？与其他有关毒的研究成果之间如何整合？诸如此类的问题，至今尚未得到解答。

总之，人类防治疾病、促进健康，就需要提出种种实用性或技术性的问题，解决已有理论与经验事实的矛盾，寻找经验事实之间的联系并做出统一的解释，无疑是中医理论发展的永恒动力，也是中医理论研究永远的着眼点。

（四）科学问题——发现创新性研究

自然科学发展的历史表明，问题是科学发展的真正灵魂，贯穿于科学研究的始终。科学研究不但开始于问题，而且正是问题推动研究，指导研究。自然科学发展的历史，就是它所研究问题发展的历史，是问题不断展开和深入的历史。正如著名科学哲学家卡尔·波普尔在《猜想与反驳》中说："科学和知识的增长永远始于问题，终于问题——愈来愈深化的问题，愈来愈能启发新问题的问题。"

中医学历经千百年的实践所积累的经验，以及与中国古代哲学融合所形成的中医理论中，蕴含着许多大大小小的科学问题。从大的方面来说，如中医学在中国古代哲学"天人合一"整体思维指导下所形成的形与神辩证统一的思想，为研究人体生命活动与心理活动的关系提供了思路，围绕这一命题，现代学者在系统梳理古代文献的基础上，结合当代自然科学的相关研究成果，建构了中医心理学、中医情志学等理论体系。再如人类生活于空间与时间两个维度环境之中，相对而言，现代医学的发展主要着眼于空间维度，相关的研究也达到了很高的水平，但对于时间与生命的关系研究较为薄弱。而传统中医学更重视时间维度，在时间与生命活动及疾病的防治方面积累了较为丰富的实践经验，并从理论上进行了有益的探索，提出了时藏相关的命题。这一命题具有丰富的科学价值，但并未引起中医学界的足够重视和深入研究，大多只局限于古代文献的梳理和临床验案的报道，已有的实验研究也仅仅是试图证明有关经典理论的正确性，缺乏创新性的研究。现在，应当在临床流行病学调研和实验研究的基础上，系统总结和归纳中医有关人体生理、病理节律模式，探索时间节律的调控机制，建构新的时藏相关理论，进而指导中医临床诊断与治疗，并开发针对时间相关性疾病的治疗方法与技术。另外，王琦、匡调元等学者从中医文献梳理中提炼出中医体质的概念，结合临床与现代科学技术加以系统、深入的研究，建构了中医体质学理论。从小的方面来说，如《素问·六元正纪大论》提出"有故无殒，亦无殒"的观点，认为药物的效用、毒性反应与患者机体的状态相关，提示在完全符合辨证治疗的理想状况下，在一定的范围内，药物的耐受性及毒性反应是随着机体疾病状态的不同而变化的，由此开启了中药毒性评价的新思路与新方法。诸如此类，不胜枚举。对此，也可借用林德宏在《东方的智慧》中评价东方自然观对现代科学的价值时所说："古老的东方自然观不能代替现代的科学研究，它的功能是为科学研究提供一种理论思想、思维的方法，提供某种思路和角度。"中医学经验与理论中所蕴含的科学问题，则为现代学者的研究提供了极佳的研究思路与方法。

综上所述，现代中医理论发展与创新方式可概括为科学诠释的解析说明性研究、基于文献梳理的理论建构性研究、通过实践升华的理论创新性研究、提炼科学问题的发现创新性研究四个方面，其中在总结历代学术思想基础上的教材建设与相关辞书、标准的编著，可以说是中医理论体系丰富、规范及框架建构的主体；面对现代重大疾病的中医诊疗实践，是中医理论创新的动力；凝练科学问题，结合中医临床，借用现代科学技术开展实验研究，是中医理论加速发展的必由之路。

二、新形势下中医理论研究的路径及重点

关于新形势，人们可以从不同的层面加以认识。从宏观层面而言，可以说我们正处于大科学、大数据、大健康的时代，也是一个大变革的时代。从与中医理论研究及发展相关的较为具体的层面而言，新形势主要体现在以下四个方面：一是伴随着生物化学、分子生物学、基因工程学、电子学、新兴材料学、信息技术等各种现代科学的迅猛发展，西医学突飞猛进，相比之下，中医学的发展不仅明显滞后，而且难以与现代科学技术形成互动共进的发展态势。二是随着西医学的迅速发展，依托于现代科学的西医学不仅拥有更多的话语权，而且导致中医临床阵地萎缩，特别是临床中西医混合治疗的普遍实施，使从临床总结理论的传统中医理论发展通道受阻或难度加大，阻碍了中医理论的发展。三是滋养中医理论发展的中国传统文化，自五四运动以后发生断裂，导致中医理论在当代科学及西方文化占统治地位的情况下，失去了应有的话语权，丧失了哲学理论的引导。四是现代疾病谱的变化，以及人类对健康需求的提升，又为中医学术的发展提供了良好的机遇。

反思 60 余年来中医理论上述四方面的研究成果，可以发现尚存在诸多问题，如科学诠释性研究存在难以回归中医理论体系，以及随着现代科学的发展而难以穷尽两大问题；基于文献梳理的理论建构性研究存在着集成有缺漏、归真有变

异、纳新有西化等问题，但归真、西化如何确定其划界标准，又难以达成有效共识，特别是对中医概念的研究相对滞后，理论体系的逻辑分析不足，体系建构有待进一步完善；基于临床实践的中医理论总结创新明显滞后，由于课题研究的分散，结论的离散度很大，如何将其提炼升华为逻辑自洽的理论还任重道远；着眼于科学问题的创新性研究，由于研究群体的知识结构、视野，以及相关学科研究人员的交叉较少等局限，并没有得到足够的重视，或没有凝练出准确的科学问题加以研究，理论的逻辑分析与论证环节十分薄弱。正由于上述问题的存在，以致王健教授在香山论坛上指出，中医"理论研究呈现零星化、碎片化、融合不够、开放不够、序贯不够、继承不够、创新不够、分化不够、引领不够"。

面对中医理论研究与发展的困境，结合中医药研究队伍的实际，以及未来社会发展的需求，中医理论研究可重点着眼于以下几个方面。

（一）面向古代传统的概念与理论框架研究

中医学作为中国传统科学的重要组成部分，是有别于现代科学范式的另一类科学体系，有其独特的概念、理论体系、思维方法等。现代中医理论体系的构建也是近几十年的事，还很不完善，有待于从概念、构建方法、理论框架、理论证伪等方面加以深入研究。

概念是理论构建的基本单元。中医学的概念富有自身的学术特征，主要表现为以自然语言为主体，名词繁多而定义很少，定义多为外延定义，具有多相性、形象性及辩证思维特征，概念的规范性弱，定义缺乏逻辑的严密性，发展形式为叠层累积，从语用角度看多有符号替代使用现象等。由此造成了中医一些概念的歧义、混乱，阻碍了中医学术的发展。因此，应以坚实的文献研究为基础，借用现代逻辑学方法等，对中医理论体系概念范畴进行"名"与"实"的源流考证，理清不同时代相关概念的发展演变，规范名词术语表述，准确揭示概念的内涵与外延，为构建新的中医理论体系框架奠定坚实的基础。

中医学思维及理论构建方法的独特性，造成了中医理论体系中人文科学与自然科学内容交融，实体概念与功能概念不分，理论的外源与内生、经验与推论、理论与假说并存等，其根本特征是高度抽象性和不确定性，难以证实，也不易被证伪，对未知的经验事实预见性较弱，理论与临床经验之间有一定程度的分离，二者缺乏良性循环加速机制。因此，有必要以中医基本概念（或范畴）、基本理论为基点，以哲学方法、逻辑方法、思维方法、科学方法论等为手段，从发生学的角度对中医基本概念、理论进行认真的研究，揭示其形成过程、本质内涵及方法论特点，以促进中医概念、专业术语的规范化及中医理论的现代语言转换，并为中医理论与现代科学包括现代医学的融通寻找切实可行的切入点和正确的方法论途径，搭建现代中医药理论体系构建的平台。

在对古今中医原始文献系统研究的基础上，提取中医理论的概念、命题并加以分门别类，确认其理论意义、实践基础、内在联系，结合上述概念及构建方法研究，从而建立结构合理、层次清晰、概念明确、表述规范，能够指导临床，体现学科内在规律的体系框架。

由于历史的原因及模式推理的广泛使用，中医理论中理论与假说并存的现象较为普遍，典型的如中医运气学说对现代疫病的预测等。故急需在坚实的文献与临床实践基础上，敢于正视问题，借用发生学、逻辑学、科学哲学等方法，开展中医理论的证伪研究，去伪存真，提炼科学问题，以促进中医理论的健康发展。

（二）面向临床实际的中医理论创新研究

历史的经验告诉我们，中医理论研究成果的取得，遵循了共同的规律：面向时代需求，源于临床实践，指导临床实践，在实践中检验。如关于冠心病的病因病机，代表性学说有血瘀说、瘀毒从化说、痰瘀互结说、心脾痰瘀相关说、脾胃相关说、络病说等。其中，血瘀说又有气虚血瘀、阳虚血瘀、气滞血瘀、痰阻血瘀等不同类型。其他如中风病的毒损脑络、肾脏疾病的毒损肾络、冠心病的毒损心络、慢性肝病的毒损肝络、消化性溃疡的毒热病机等，无不是基于临床实践的理论创新。另外，对 SARS、艾滋病、禽流感等古人所没有经历过的疾病的诊治，中医学就其病因病机的认识及相应的诊疗方法，无疑也是一种理论创新。因此，要坚持面对新问题，探索新规律，提出新思想，以防病治病的实际问题为中心，立足现代重大疾病的防治，总结和发展中医的病因病机及诊疗理论。

（三）面向当代科学的中医理论多学科研究

当代科学技术的迅猛发展，特别是现代系统科学、科学哲学、大数据技术等研究，既为中医学的发展带来挑战，同时也为中医理论的发展带来机遇。首先，信息科学及现代医学诊疗技术的迅猛发展，为中医诊疗技术的发明与借鉴提供了良好的机遇，在此基础上的临床实践无疑又为中医理论的总结、升华提供了实践基础。其次，现代科学特别是现代医学对相关疾病机理的认识，为中医理论的创新提供了支撑，如王永炎提出的中风病毒损脑络理论、陈可冀提出的冠心病瘀毒致病理论、周学文提出的消化性溃疡毒热致病理论等，其背后都隐含着现代医学对相关疾病病理认识的支撑。最后，对于一些创新性的理论，还需借助现代科学技术进一步研究，如中风病毒损脑络或多种疾病毒损脉络的病机，关于毒的本质、层级结构、脑络或脉络的具体所指、损伤的过程与机制等，以及中药活性部位和中药组分的药性实证研究等。因此，在现代科学技术环境及语境下，中医学术的研究应持开放包容的态度，既要保持中医的特色与优势，也应考虑中国文化的走向及中国人生活方式的变迁，同时遵循科学技术的一般规律，要准确理解中医理论的内涵，把握科学问题，借助学科交叉，利用多学科新知识、新成果，发展和创新中医理论，以更好地指导临床实践。

（四）面向未来需求的中医健康理论等研究

随着人们生活水平的不断提高及医学模式的转换，健康问题受到国人的高度关注，2013年国务院即颁发了《关于促进健康服务业发展的若干意见》，2015年又颁发了《中医药健康服务发展规划（2015—2020年）》，党的十八届五中全会提出了"健康中国"的概念。中医学作为我国独具特色的健康服务资源，强调整体把握健康状态，注重个体化，突出治未病，临床疗效确切，治疗方法灵活，养生保健作用突出，故充分发挥中医药特色优势，加快发展中医药健康服务，是全面发展中医药事业、促进健康服务业发展的必然要求。与此相适应，中医有关健康的概念、思想与观念，以及健康状态的内涵、要素、分类等健康理论体系的研究作为中医理论研究的重要范畴，也应得到高度重视。此外，中医治未病、康复理论等，也需要从哲学观到具体的医学理论，乃至理论指导下的操作技术，进行系统而深入的研究，而不能仅仅局限于理念的层面。

习近平总书记在 2014 年《在文艺工作座谈会上的讲话》中指出："传承中华文化，绝不是简单复古，也不是盲目排外，而是古为今用、洋为中用、辩证取舍、推陈出新，摒弃消极因素，继承积极思想，'以古人之规矩，开自己之生面'，实现中华文化的创造性转化和创新性发展。"这也可借鉴为现代中医理论研究的指导思想。总之，要关注中医理论基本概念和基本原理的传承创新，注重重大疾病防治规律与理论提升的应用创新和以自由探索为主体的先导创新，弘扬主体理论，鼓励多样性探索，重视科学问题的提炼，围绕问题开展研究，同时也要重视对已有研究成果的综合集成创新，全方位地促进中医理论研究创新发展。

要理清中医理论研究的目标、路径和方法，就有必要对现代以来中医理论研究、发展状况予以系统梳理，搞清楚脚下之路的基本状况，即当代中医理论研究取得了哪些成就、存在哪些问题、走了哪些弯路等，如此，方可进一步搞清楚"我是谁，我从哪里来，我将走向何方"的问题，科学理性地选择研究路径和方法，少走弯路，促进中医学术的健康发展。为此，我们在国家重点基础研究发展计划（973 计划）项目的资助下，对 60 余年来现代中医学术创新进行了理论分析与总结，较为系统地梳理了中医理论研究的基本情况，在此基础上，编著成《中医基础理论研究丛书》，包括《中医学概念问题研究》《中医哲学思维方法研究进展》《中国古代天人关系理论与中医学研究》《〈黄帝内经〉二十论》《中医藏象学说的理论研究进展》《中医藏象学说的临床与实验研究进展》《中医经络理论研究进展》《中医体质理论研究进展》《中医病因病机理论研究进展》《中

总序

医治则治法理论研究进展》《中医学的科学文化研究》《中医模型化推理研究》等 12 本。该丛书既是对陕西中医药大学中医基础理论学科所承担的国家重点基础研究发展计划（"973"计划）项目"中医理论体系框架结构研究"部分工作，以及国家社会科学基金项目"中国古代天人关系理论与中医学研究"的总结，也是作为国家中医药管理局与陕西省重点学科的部分工作总结。

陕西中医药大学《中医基础理论研究丛书》的编著，以陕西中医药大学中医基础理论重点学科团队人员为主体，山东中医药大学的王小平、鲁明源，华南师范大学的赵燕平，咸阳师范学院的蒲创国等同志也参与了编写工作。该丛书的出版，得到了陕西中医药大学领导的大力支持和陕西省重点学科建设经费的资助，中国中医药出版社华中健主任从选题到出版都给予了大力支持，在此一并表示衷心感谢。

邢玉瑞

2017 年 2 月于古都咸阳

前言

　　中医藏象学说的形成，以《黄帝内经》的相关论述为主体内容，历经后世不同时期医家的补充、完善以及系统化，而成为独具特色的中医核心理论。从发生学的角度而言，中医藏象学说是以实体脏器为基础，在中国传统文化及其取象比类、关联性思维方式的影响下，赋予实体脏器以非实体脏器所具有的功能、特性，从而所形成的一种混合功能模型。早在《黄帝内经》时代，人们已经不太能区别实体脏器与功能模型，而时或将二者混为一谈。如《素问·刺禁论》指出："黄帝问曰：愿闻禁数。岐伯对曰：脏有要害，不可不察。"其中提示五脏作为人体最重要的器官，针刺时当知其部位所在，而避免误刺损伤。否则，误刺五脏，必将致病人死亡。但其对五脏部位的描述是"肝生于左，肺藏于右，心部于表，肾治于里，脾为之使，胃为之市"，很明显《刺禁论》的作者错误地将实体脏器的部位当成了五行五脏功能模型，搞混了二者的区别。古今医家在经典权威崇拜的思想影响下，或无视《黄帝内经》问答之间的矛盾，或虽然意识到问答之间的矛盾，但又千方百计地为之辩护，由此引起了一场千余年的学术争鸣。随着近代西医学传入中国，人们开始用中医学人体术语进行翻译，而当西医学在近现代科学技术支撑下快速发展，其话语权超越中医时，中医有关人体脏腑的术语反而不被现代人所理解，更进一步陷入了说不清的境地。从民国时期中西医汇通开始，中医学界一项十分重要的工作，就是试图说清楚中医学脏腑到底是什么，其中恽铁樵可谓代表性人物之一，他面对人们对中医脏腑认识的质疑，在《群经见智录》卷一中明确指出："故《内经》之五脏，非血肉之五脏，乃四时之五脏。不明此理，则触处荆棘。"他又在《生理新语》中说："治医之最要者，非脏腑之形状与位置，乃各脏器交互之关系与功用。明其交互，明其功用，则能知内部之组织，若何便能致病，若何便能健康。继此而推究之，则能知内部患病，则其著于外者当为何状，更验之实验而征信。"这种对中医藏象学说的解释性工作，随着现代医学以及科学的发展而不断深化，时至今日，仍然是中医理论研究的热点之一。

现代对中医藏象学说的研究，基本上承袭了恽铁樵解释性的研究思路，虽然从研究方法的角度，大致可以分为理论文献研究、临床研究与实验研究，但究其实质，大多是一种科学诠释性工作，目的在于阐明中医藏象学说从何而来及其本质的问题。例如国家重点基础研究发展计划（973计划）中医基础理论专项，就藏象理论研究曾布局了"肺与大肠相表里"脏腑相关理论的应用基础研究、基于"肾藏精"的藏象理论基础研究、基于"肝藏血主疏泄"的藏象理论研究、"脾主运化、统血"的藏象理论研究，国家自然科学基金也支持了一些藏象理论研究的项目，但从总体上来说，其研究成果大多是伴随着现代科学技术（主要是西医学）发展，对中医藏象学说进一步的科学诠释，以及指导临床疾病诊治的机理研究，就藏象理论本身而言，很难说取得了较大的进展。

由于对中医藏象学说形成及其本质缺乏清晰、理性的认识，因而在对其研究的过程中，常常出现以下几方面的问题。

1. 脱离原有理论语境的诠释失误

中医藏象学说是在特定的历史条件下形成的，其理论的表述也有其特有的语境，如果不了解文本的背景因素、思维特征等，违背诠释学的对象自主性、整体性、意义符合等原则，常常造成对藏象理论的理解不全面甚或误读。最典型的莫过于李瀚旻等[1]企图借助现代科学的相关研究成果，来论证中医学早就有的"髓生肝"理论，并期望揭示其科学内涵。其本质是对《素问·阴阳应象大论》"肾生骨髓，髓生肝"做了错误的诠释，将五行学说中肾水生肝木的另一种表述方式，理解成现代科学意义上的骨髓生成肝细胞。再如对肝为"罢极之本"的理解，本应受到文字、原文整体语境以及中医对肝功能认识的历史演进的制约，但在实际的诠释过程中，随意性过度诠释比比皆是。如从文字学的角度而言，王济训等[2]认为"罢"疑为"能"误为"羆"；"极"指四肢。日本学者丹波元坚《素问绍识》中说："罢极当作四极……即言四支。肝其充在筋，故云四极之本也。"郭霭春[3]也赞同此观点。上述解释很明显文字学证据不足。另有人将"罢极"解释为疲劳、困倦，明显与其他四脏从生理角度强调在人体生命活动的重要性不符。屈乐等[4]对此提出质疑，指出中医文献认为疲劳与多脏器有关，涉及五脏六腑与气血的功能正常与否，古代和现代医家多注重从心脾肾来认识此病，很少有把肝作为核心来论述疲劳和治疗疲劳的。若就运动言，非肝之筋独司运动，肾之骨、脾之肌肉也参与，而且肝主运动也难以说是其最主要的功能。上述问

[1] 李瀚旻, 高翔. "肾生骨髓, 髓生肝"的科学内涵[J]. 中医杂志, 2006, 47（1）: 6-8.

[2] 王济训, 边海云. "肝为罢极之本"新解[J]. 时珍国医国药, 2007, 18（3）: 733.

[3] 郭霭春. 黄帝内经素问校注语译[M]. 天津: 天津科学技术出版社, 1981.

[4] 屈乐, 邓艳芳, 宋亚南, 等.《中医基础理论》的"肝为罢极之本"质疑[J]. 中医教育, 2015, 34（4）: 75-77.

前言

题的形成，与不了解诠释学的方法与基本原则也有关。

2. 中西医概念混淆

在对中医藏象学说的研究过程中，中西医概念混淆是十分普遍的现象。如不少学者在对肝为罢极之本的理解中，将中医的肝藏象与西医的肝脏混为一谈。陈列红等[1]认为肝主筋，司运动，耐受疲劳，是运动功能的根本。选择急性黄疸型甲型病毒性肝炎、慢性乙型病毒性肝炎、慢性重症病毒性肝炎、肝炎后肝硬化患者作为研究对象，其中肝胆湿热证31例，肝郁脾虚证25例，肝肾阴虚证11例，脾肾阳虚证14例，检测血清中铜、锌、铁、镁元素含量，试图从微量元素角度探讨肝为罢极之本的机理。结果四个证型均有不同程度的乏力，血清中4种微量元素大多呈逐步下降之势，并与乏力程度基本一致。这里明显混淆了西医肝脏与中医肝藏象的概念，如14例肝病患者表现为脾肾阳虚证，则与中医肝藏象毫无关系。王辉武等[2]通过对3413例肝病患者的临床症状的分析，证明了疲乏症状的出现及减轻，与肝病的发生及好转关系密切。由此说明了正确理解"肝者，罢极之本"的重要

---

[1] 陈列红，潘雪飞，张长法，等.试从微量元素角度探讨肝为"罢极之本"[J].江苏中医，1997，18（3）：46-47.

[2] 王辉武，吴行明，邓开蓉.《内经》"肝者，罢极之本"的临床价值——附3413例肝病的临床分析[J].成都中医药大学学报，1997，20（2）：9-10.

临床价值。顾学兰[1]研究认为乏力症状是肝硬化主要临床表现，临床诊治过程中必须重视。史丽萍等[2]研究发现，小鼠力竭性运动可造成其肝脏的损害，肝糖原、肌糖原的减少，且随着力竭次数的增加其程度加重。认为此从一个侧面证明了中医"肝主藏血""久行伤筋"等中医理论，为"肝为罢极之本"的理论提供了部分依据。朱海峰[3]以西医之肝脏解释中医肝藏象，从肝内能量代谢机制与疲劳、乏力症状的关系，论证"肝为罢极之本"对治疗慢性疲劳症状有重要的指导意义。以上都犯了相同的错误。

3. 以今释古，以西释中

在对中医藏象学说研究中，不考虑科学发展演变的历史进程，将现代科学研究的新成果套用在古人的论述之上，好像新的研究成果都是古已有之。如心藏神、主神明理论的形成，与古人在日常生活与临床实践中对心跳活动与大脑意识的关联性体验有关，由此也引起了后世中医心主神明、脑主神明、心脑共主神明的争议，古人根本不可能认识到心脏内分泌的功能。然现代有学者从心室合成和分泌 B 型利钠肽（BNP），BNP 除血管活性作用外，还与脑认知功能障碍呈高度相关，认为这些进一步为"心主神明"理论提供了依

[1] 顾学兰.75 例肝硬化患者乏力量表分析——兼谈"肝为罢极之本"[J].江苏中医药，2006，27（4）：20-21.

[2] 史丽萍.马东明，解丽芳，等.力竭性运动对小鼠肝脏超微结构及肝糖原肌糖原含量的影响——"肝为罢极之本"的实验研究[J].辽宁中医杂志，2005，32（9）：971-973.

[3] 朱海峰.对"肝为罢极之本"的现代医学诠释[J].甘肃中医，2007,20（5）：7-8.

据[1]。再如 2017 年 4 月 *Nature* 刊登美国 Mark R. Looney 教授团队的研究成果：首次证实肺是一个造血器官，动物体内有一半以上的血小板来自于肺部；更重要的是他们还首次发现肺部储存有多种造血祖细胞，这些细胞可以用于恢复受损骨髓的造血能力。也有学者试图以此论证中医学"肺朝百脉"的说法。这种以今释古，以西释中的做法，同样也混淆了中西医脏腑概念之间的差异。

总体上说，现代对藏象理论的研究，可谓投入较大，诠释性成果最多，而理论创新性成果较少，其中的经验与教训都需要认真加以总结。基于上述原因，以及"973"中医理论基础研究专项"中医理论体系框架的研究"项目和陕西省中医药管理局中医藏象学说重点研究室的支持，我们历经数年，对中华人民共和国成立以来中医藏象学说研究方面的资料爬梳剔抉，加以分析整理与评述，期望能为后来研究者提供帮助。但由于该领域研究涉及面很广，编者能力有限，不妥之处敬请各位同道批评指正。全套丛书的出版，得到了中国中医药出版社华中健老师的大力支持，在此表示衷心感谢。

邢玉瑞

2021 年 1 月于陕西中医药大学

---

[1] 杨涛，赵明镜，王蕾，等."心主神明"的内涵及现代科学依据［J］.北京中医药大学学报，2016，39（10）：811-814.

目 录

目录

目　录

目 录

中医藏象学说的理论研究，主要是指运用传统的文字、文献学方法，以及逻辑学、思维科学、发生学乃至诠释学等方法，对中医藏象学说的有关概念的内涵与外延、理论的发生与演变、理论本质的现代理解、中医藏象学说的建构方法以及理论与临床关系等方面的研究。这种思辨的理论研究方法，至今仍然是中医藏象学说研究的重要组成部分。

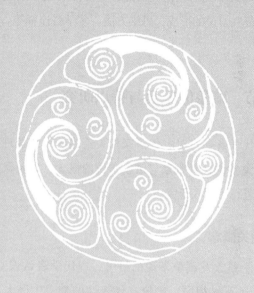

第一章　藏象学说的概论性研究

藏象一词，首见于《素问·六节藏象论》，全篇着眼于脏腑的生理功能和与之相联系的心理活动、形体官窍、自然界物象等界定脏腑。作为一种学说名称，则始于后世对《黄帝内经》的分类，从元代滑寿《读素问钞》始，一直延续至今。现代对藏象学说的概论性研究，主要涉及藏象及藏象学说的概念、藏象学说的形成、思维方法、多学科诠释等。

第一节　藏象的概念与特点研究

现代学者通过对古代医家相关论述的系统梳理，构建了中医藏象学说，对藏象与藏象学说的概念，以及藏象学说的特点等进行了深入研究。

一、相关概念

关于藏象及藏象学说的概念，现代学者认识基本一致，但表述又不尽相同。比较有代表性的如《中医大辞典》以"脏象"为正词条，认为脏象指人体内脏功能活动表现的征象。其主要内容包括五脏六腑、奇恒之腑以及五官九窍、皮肉筋骨等组织器官和气、血、津液等功能及其相互关系。脏象学说，是研究人体脏腑活动规律及其相互关系的学说[1]。《中医药常用名词术语辞典》也以"脏象"为正词条，以"藏

---

[1]　李经纬，余瀛鳌，蔡景峰，等.中医大辞典［M］.北京：人民卫生出版社，2006.

象"为又称，表述为"内脏所表现于外的生理功能和病理现象"。脏象学说，即阐述人体脏腑生理、病理变化相互关系及外在征象的学说[1]。《中医藏象学》以"藏象"为正名，认为藏象是指内在脏器的生理活动及病理变化反映于人体外部的征象。藏象学是研究人体各脏器的生理功能、病理变化及相互关系的理论[2]。郑洪新主编的《中医基础理论》教材定义：藏象，指脏腑生理功能、病理变化表现于外的征象。其认为"藏"指藏于体内的脏腑与脏腑之气及其运动，包括五脏、六腑和奇恒之腑，实际上是以五脏为中心的五个生理功能系统。"象"，指外在的现象和比象。其含义有二：一指表现于外的生理病理现象；二指以五脏为中心的五个生理功能系统与外界事物或现象相比类所获得的比象。藏象学说，是研究人体脏腑生理功能、病理变化规律及相互关系的学说[3]。该定义从对"藏""象"各自含义的揭示来看，藏象的定义明显犯了"定义过窄"的错误，而将"脏腑之气及其运动"纳入"藏"的定义之内，又会引起更大的逻辑混乱，如脏腑之阴、阳、精、血等如何处理？将夏气、南方、赤色视为心的比象，也有值得商榷之处。王键主编的《中医基础理论》认为：藏象，指藏于体内的内脏及其表现于外的生理病理现象，以及与自然界相应的事物和现象。藏象学说，即通过对人体生理病理现象的观察，研究人体各脏腑的生理功能、病理变化、脏腑之间及其与精气血津液相互关系的理论[4]。

[1] 李振吉.中医药常用名词术语辞典［M］.北京：中国中医药出版社，2001.
[2] 王琦，吴承玉.中医藏象学［M］.3版.北京：人民卫生出版社，2012：2-3.
[3] 郑洪新.中医基础理论［M］.新世纪第四版.北京：中国中医药出版社，2016.
[4] 王键.中医基础理论［M］.10版.北京：中国中医药出版社，2016.

朱长刚等[1]基于古汉语角度，认为"藏"指藏于体内的脏器，"象"指脏器反映于外的生理病理现象。二词组合成以"象"为中心语的偏正词组，即"藏之象"。吴爱华等[2]认为"藏"既指"藏器"，即为实质器官，属于"形藏"；又指"藏气"，即非实质器官，代指人体整体之气运动变化不同状态。而"象"的内涵包括内脏的外见形象和内脏表现于外的生理病理征象，以及内在五个生理病理系统与外在自然环境相通应的事物、现象进行类比所获得的"比象"。李丛[3]认为体用范畴在藏象学说中有着深刻的反映，从体用关系的角度理解藏象概念，即"藏"指居躯体之内的脏器；"象"指脏器的外在表现，包括生理功能以及因生理功能失常而引起的病理现象。藏即为体，是第一性的，本源的；象即为用，是第二性的，派生的。杨威等[4]认为"藏象"包含以下两层含义：其一，隐匿有形有质之物于体内，即形质藏于内。主要指隐于体内的五脏、六腑等有形有质之物。其二，隐匿于体内的有形有质之物的无形法度，即气化隐于内。主要概括为脏腑生命活动的规律，包括生化（动态过程）与制化（有序状态），

[1] 朱长刚，牛淑平.走出"藏象"概念的误区——论"藏"与"象"的辩证关系［J］.医学与哲学，2005，26（8）：56.

[2] 吴爱华，易法银，胡方林.藏象学说百年发展概述［J］.湖南中医学院学报，2005，25（3）：29-30.

[3] 李丛.浅谈从体用关系理解藏象概念［J］.山东中医杂志，2006，25（12）：848-849.

[4] 杨威，刘寨华，于峥."藏象"概念之探析［J］.北京中医药大学学报，2008，31（2）：86-87，90.

故气化则物生。邢玉瑞[1]提出藏象是指人体内脏及其表现于外的生理、病理征象，以及与自然界相通应的事物和现象。"藏"指隐藏于体内的脏器；"象"主要是指表现于外的生理病理现象，也涉及内在脏腑的解剖形象及其通应的自然界的物象。藏象既揭示了人体内在脏腑与外在现象之间的有机联系，又客观地反映了以象测脏的认识方法，即通过观察外在征象来研究内在脏腑的活动规律。

刘可勋[2]据《内经》有关原文分析比较，归纳出七种不同体系的藏象学说，可概括为两类：一类可称为"藏气论"，包括阴阳中有阴阳藏象说、太少阴阳藏象说、天地之气阴阳藏象说、形神藏象说和五行藏象说；另外一类可称为"藏器论"包括君臣藏象说和本藏藏象说。郭蕾[3]以《素问·六节藏象论》中关于藏象的论述为依据，认为藏象概念的内涵包括有形之器与无形之气，其外延则涉及形象、表象、征象、意象、气候、物候等，与现代解剖学、生理学、病理学相关内容存在着小部分交叉大部分迥异，因此其中关于器的内涵外延部分能够被现代科学手段方法所验证和认识，具有科学性；而关于气的内涵和外延部分则是中医学特有的意象思维方式下的独创内容，具有真理性但难以用科学性加以考量。王强[4]通过对《素问·六节藏象论》原文的分析，认为中医脏腑理论本质上至少应分

[1] 李照国，吴青，邢玉瑞.中医文化关键词[M].北京：外语教学与研究出版社，2018.

[2] 刘可勋.中医藏象理论研究思路和方法的再探讨[J].中医研究，1996，9（3）：1-4.

[3] 郭蕾.藏象概念、科学性与真理性诠释[J].山东中医药大学学报，2017，41（2）：102-104.

[4] 王强.藏象之"象"是虚象还是实象[J].中国中医基础医学杂志，1998，4（6）：8-9.

为这样三个层次：①五脏六腑本身的结构、功能及相互关系；②五脏六腑与经络、五官、五体等人体自身系统内其他部分间的整体性关系；③五脏为中心的人体系统与周围环境、地域、时令等组成的天地系统之间的"天人相应"关系，主要是藏象相应关系。藏象之"象"不是指"形见于外"的"可阅"之实象，而是指脏腑所应天地四时阴阳之象——虚象。

程昭寰[1]将藏象学说定义为：藏象学说是按照中医思维模式和独特研究方法，在阴阳学说指导下，研究以五脏为中心的功能系统及其脏腑相互关系以及法时应天的生命运动规律和病理变化的学说。藏象学说的内容包括解剖学上基本形态结构图像、经络、精气神、五脏功能系统是"藏象学说"的核心、五脏功能活动的规律。藏象学说的理论基础有藏气法时论、升降相因说、脏腑制约恒动论。

另外，对于中医学脏腑理论的称谓，现代亦有争议，张效霞[2]曾对脏腑理论的称谓变迁进行了较为系统的梳理，发现"藏象"一说定型于中医高等教育教材的编写，始于20世纪50年代。在20世纪50—60年代，《中医杂志》曾有过脏腑学说与藏象学说的争议，而藏象称谓得到了学术界的普遍认同，其后大部分中医教材均采用"脏象"一词，从20世纪90年代始，《中医基础理论》教材又改为"藏象"，一直沿用至今。贾得道[3]认为，现在一般中医教科书把有关脏腑功

［1］ 程昭寰.论藏象学说的理论基础及实践价值［J］.中医杂志，1997，38（3）：136-140.

［2］ 张效霞.脏腑真原［M］.北京：华夏出版社，2010.

［3］ 贾得道.系统中医理论［M］.太原：山西科学技术出版社，2002.

能作用的论述，概括成一个总标题，称为"脏象"，这是很不恰当的。因为脏象的原意是指五脏在内反映在颜面、血脉、皮毛等体表的外在表象而言，并不能概括全部的脏腑功能作用，有的人甚至就此二字大做文章，说什么脏象学说是中医生理学最大的特点，这种望文生义的浮夸做法是无益于研究中医脏腑学说的实际问题的。张效霞也认为作为人体脏器的名称和中医理论体系的概念术语，无论从其源流、本义，还是内涵和外延等诸多方面，当以"脏腑"二字更为确当。中医脏腑本是指人体胸腹腔内客观存在的脏器实体，不能因中医脏腑与西医学相应脏器在功能上存在着"不可通约"的差异，就否认中医脏腑的解剖学属性，也完全没有必要将"脏腑"改称"藏象"。因为这种做法不仅从根本上把中医脏腑学说赖以形成的客观基础推翻了，而且也无助于解决脏腑与解剖学同名脏器"名实不符"的矛盾。童瑶等[1]通过分析中医脏腑的解剖属性在脏腑命名、脏腑生理、脏腑病证中均有不同程度体现，表明中医脏腑与实体脏器存在一定联系。当然，中医脏腑理论在实体脏器生理病理中得到部分体现，并不能说明两种脏器概念能完全等同。因此，既不能否认其解剖属性，割裂中医脏腑与实体的联系；也不能片面夸大其解剖属性，把中医脏腑概念仅仅局限于解剖实体。

胡剑北[2]辨析了中医脏腑与藏象的概念，认为以人体形态为基础的脏腑学说中，脏腑指解剖直观到的人体内脏，及据其形态结构与内容物，结合临床观察总结的生理病理学说，包括脏器、脏器功

[1] 童瑶，李其忠.中医脏腑解剖学属性探讨［J］.北京中医药大学学报，2000，23（6）：4-5.
[2] 胡剑北.脏腑与藏象辨析［J］.北京中医药大学学报，1999，22（6）：5-7.

能。以人体生命现象为基础的藏象学说中，藏象是对活着的人体外在征象的观察，结合生态环境而总结推论的脏腑概念，其与人体解剖学中的内脏概念并不完全相同，主要反映的是人体整体联系及与自然相应的内容。可分为生理藏象与病理藏象两种。脏腑与藏象又紧密相关，脏腑学说可谓是人体内脏认识的基础，藏象学说在此基础上，可谓是对人体内脏更高层次的认识，二者相互补充，相得益彰。

二、藏象学说特点的研究

关于藏象学说的特点，由于学者们看待问题的角度的差异，认识亦有所不同。其中以五脏为中心的整体观为绝大多数学者所认同，也在多版《中医基础理论》教材中得以体现。而郑洪新主编的《中医基础理论》教材则认为藏象学说的主要特点是五脏功能系统观和五脏阴阳时空观[1]。《中医基础理论体系现代研究——基础与临床》一书从认识论和方法论的角度出发，认为藏象学说的特点表现在四个方面，即内外相通，天人相参；升降出入，恒动不息；五脏相关，系统有序；以表知里，取象比类[2]。

孟庆云[3]认为藏象学说的特点有三：首先是一个综合模

———————————————

[1] 郑洪新.中医基础理论 [M].北京：中国中医药出版社，2016.

[2] 广州中医药大学《中医基础理论体系现代研究》编委会.中医基础理论体系现代研究——基础与临床 [M].广州：广东科技出版社，2002.

[3] 孟庆云.论藏象学说的形成与特点 [J].中医杂志，1986，27（3）：48-49.

型，包括解剖模拟、功能模拟和对自然现象及《易》理的模拟；二是具有时空观的多维概念；三是人体全息系统模型，具有有序性、层次性和全息性特征。刘达瑞[1]提出藏象学说的主要特点：一是以功能为主的生理病理系统观；一是以五脏为中心的脏腑整体观。苏晶[2]研究认为《内经》时代受气化说与阴阳五行说的影响，形成了五脏调控系统观，五脏调控系统观具有时空多维性、整体协同性、动态有序性、自稳调控性的特点。任峥华[3]认为模型性、层次性、关联性、时空性、全息性是藏象学说的五大特征。邱幸凡等[4]提出中医学藏象的本质是一个以系统功能为主体的多元化实体结构，其特征可概括为功能系统化、实体多元化、调控多途径、整体协同化、时脏一体化。张彬等[5]认为藏象学说具有系统的整体性、关联性、等级结构性、动态平衡性、时序性等基本特征。郭霞珍[6]认为中医学对脏腑的认识是基于解剖因素参与的功能结合体，用"藏象"来表述。它所具有的以象为素、内实外虚、动态时空、多维界面的

[1] 刘达瑞.论藏象学说的特点[J].甘肃中医学院学报，1986（1）：8-10，54.

[2] 苏晶.论《内经》五脏调控系统观[J].中国中医基础医学杂志，1996，1（4）：19-21.

[3] 任峥华."藏象"浅析[J].天津中医学院学报，1996，15（4）：41-42.

[4] 邱幸凡，陈刚，王平，等.中医学"藏象"本质特征探讨[J].湖北中医学院学报，2002，4（4）：5-8.

[5] 张彬，曹晓岚.论藏象学说之系统性[J].河南中医，2008，28（11）：19-20.

[6] 郭霞珍.对中医学藏象理论研究的思考[J].北京中医药大学学报，2008，31（8）：512-514.

主体特征，与天人相应整体论思想的影响是分不开的。李彦莹[1]研究认为中医藏象包含了脏器实体与功能组两方面内涵，通过比较时相下机体功能变化将有助于揭示藏象实质。

三、藏象学说的现代诠释

中医藏象学说的建构，以解剖学脏腑为基础，又赋予了超越解剖学脏腑的功能内涵，加之近代西医学传入中国以来，对西医学的翻译借用了中医脏腑等名词，但随着西医学的发展壮大，人们反而不了解中医学脏腑等概念，故从 20 世纪初始，就开始了对中医脏腑认识的讨论，延续至今。

（一）系统科学的诠释

系统科学是以系统及其机制为对象，研究系统的类型、一般性质和运动规律的科学。包括一般系统论、控制论、信息论、自组织理论等，而自组织理论又包含耗散结构论、协同论、突变论、超循环论、分形理论和混沌理论等。系统科学具有横断性、综合性以及元科学与方法论的性质，故现代学者也常从系统科学的角度探讨中医藏象理论的科学性及方法论价值。

张晓[2]提出脏腑为时间和空间的立体结构，是多器官、多功能的综合单位，脏象学说的活灵魂是系统整体大于孤立

[1] 李彦莹.从细胞功能昼夜节律变化探讨中医藏象实质 [D].北京：北京中医药大学，2015.

[2] 张晓.论脏象学说的整体观 [J].山东中医学院学报，1989，19（3）：5-6.

的各部分之和的系统质。肖烈钢[1]从分析五脏系统的整体性、联系性、有序性、自主性特征角度，提出藏象学说较全面地体现了人体功能、结构与疾病及其治疗的系统论思想，其本质与现代系统论是一致的。祝世讷[2]根据经典理论和现代研究，提出"五藏"不是解剖器官"五脏"，其结构是功能性的，是"功能－时间－空间"结构的人身功能子系统。任路等[3]认为中医藏象学说在其整体观的认识中处处体现出系统论的认识方法。李琦等[4]依据人体系统支配层次的特性，在一般系统结构理论的基础上，证明了在中医藏象学说中，人体的各完整脏腑均是处于系统的支配层次。在对细胞等结构不了解的情况下，中医通过对整体脏腑的分析研究也可以正确理解和控制各脏腑的系统状态和系统行为，达到防治的目的。并首次用数学表达式证实了中医藏象学说的科学性。

魏继周等[5]提出"气信息"的概念，认为在系统中每一脏既是"控制器"控制其他脏，同时也是"被控对象"被其他脏所控制；任意两脏相互调节形成"负反馈系统"；共10个负反馈系统构成了一个"五脏自控大系统"。各层次系统中有"气信息"传递调控、祛病

[1] 肖烈钢.试论藏象学说中的五脏系统特性[J].陕西中医，1994，15（5）：211-213.

[2] 祝世讷."五藏"是人身功能子系统[J].山东中医学院学报，1996，20（6）：360-364.

[3] 任路，张海萍.中医藏象学说研究中的系统论方法[J].辽宁中医杂志，2006，33（5）：550-551.

[4] 李琦，蒋宏岩.一般系统结构理论对中医藏象学说的证明[J].渤海大学学报（自然科学版），2014，35（1）：94-96.

[5] 魏继周，张黎，蒋春晓，等.五脏自控大系统——中医理论的科学性[J].中国中医基础医学杂志，1998，4（12）：10-12.

强身、维护身体健康的功能。钱丽[1]认为"藏象学说"理论既是通过黑箱方法建立起来的，同时又为中医黑箱识别与控制提供了理论基础。吴弥漫[2]通过分析中医藏象学说形成的历史背景，指出中医的藏象研究方法是在不打开人体黑箱的前提下，直接通过对输入、输出信息的动态观察和分析而建立起来的，这种"司外揣内，以象知藏"的藏象研究方法正是对信息的充分利用，包含有信息论、系统论方法的基本原理。凌耀星[3]提出中医学与现代控制论在方法论上有惊人的相似，认为控制论的认知方法是藏象学说形成的途径，中医藏象学研究方法与控制论具有相关性。阎沛海[4]从藏象学说中"藏象一体"观、"以象知藏"法同现代科学中信息论的信息动态性和信息方法两个方面分析，认为古老的科学中蕴藏着现代科学的雏形。

梁启军[5]认为传统中医的藏象学说是将人体组织器官分为4个层次的五脏中心论，命门是原动力，五脏是中心，经络代表调节系统，其他是五脏的连属系统，所以藏象理论又

［1］ 钱丽.黑箱方法与中医"藏象学说"［J］.南京中医药大学学报（社会科学版），2004，5（1）：14-17.

［2］ 吴弥漫.把握藏象研究方法，走出中医藏象研究误区［J］.广州中医药大学学报，2006，23（3）：183-185.

［3］ 凌耀星.中医藏象学说与控制论［J］.上海中医药大学学报，2011，25（4）：4-8.

［4］ 阎沛海.中医藏象学说理论体系中的信息方法浅探［J］.贵阳中医学院学报，1989（1）：12-13.

［5］ 梁启军.传统藏象理论的科学本义和现代藏象理论模型［J］.中国中医基础医学杂志，2008，14（8）：561-563.

是组织器官层次论。藏象理论的精华是其宏观态势论、系统论、组织器官层次论及其表述的部分西医不能表述的人体客观生命规律。从方法论的角度而言就是层次系统态势论。刘晓燕等[1]从系统调控观、自组织理论以及时间结构3个方面对中医藏象理论的应时特征进行了分析。认为中医的五脏是一个与时相应的、主体性开放的、高度自组织性并且具有时间结构特点的适应性整体调控系统。张敬文等[2、3]通过与现代复杂性科学的比较研究，探析了中医藏象学说深蕴的整体观、系统论、自组织和混沌学等现代复杂性科学机理，认为中医藏象学说与现代复杂性科学相通相契。人体是一个以心为主宰的极其复杂的有机整体。应根据天人相应的原理，充分发挥"心为君主"对生命的主宰作用，自觉地发挥人体藏象系统"自组织、自调整、自修复、自稳态"功能，恢复和提高生命系统的有序性。张树生[4]从阴阳、五行、经络、自稳调节视角，多方位阐发中医藏象的生理内涵与特色。提出藏象是阴阳的储藏器，阴阳制化的生成器，阴阳象数信息的传感器；藏象是五行的蕴藏器，五行象息的传感器；藏象乃经络之本，并以三阳、三阴六经表里之开、阖、枢协调对接，升降出入有序、有常，则吐故纳新、推陈致新，新陈代谢平稳有序；藏象是人生命体全方位、全能态的自稳调节器。

[1] 刘晓燕，郭霞珍.试论中医藏象理论中应时特征的内涵 [J].广州中医药大学学报，2012，29（3）：320-322.

[2] 张敬文，章文春.中医藏象学说复杂性科学机理探微 [J].辽宁中医杂志，2012，39（6）：1023-1024.

[3] 张敬文，章文春.中医藏象学说自组织原理探析 [J].中医学报，2012，27（1）：43-44.

[4] 张树生.中医藏象内涵与特色简议 [J].中医杂志，2017，58（23）：1985-1988.

（二）现代生物学的诠释

许多学者结合现代生物学知识对藏象的实质提出种种假说，并据此对中西医结合的切入点提出设想。郑敏麟[1、2]提出藏象实质的细胞生物学假说，认为五脏其实是细胞的五脏，即细胞的五个不同功能系统，其中线粒体是中医的脾，即细胞的能量系统；染色体是中医的肾，即细胞的先天遗传信息系统；"配体""受体""信号转导系统"是中医的肝，即细胞的信息交流、接受、反应系统；细胞膜是中医的肺，即内外物质的分隔和交换系统；而离子通道是中医的心。由此，可以设想中医藏象细胞生物学是中医现代化和中西医真正有机结合的最佳契合点。罗正威[3]从人体发生学角度对藏象的实质进行探讨，认为五脏的形态学基础来源于三胚层组织，即某脏是对某胚层分化的某类组织的归纳，其中肝与外胚层有关，心与外胚层及中胚层有关，脾与中胚层、内胚层有关，肺与内胚层有关，肾脏与中胚层有关。如果能通过实验研究得到足够的证据，则能揭示同胚层分化组织的共性及其相互关系，从横向补充解剖学系统划分的局限与不足，加强现代医学的整体观，对中西医结合有较大的现实意义。王米渠

---

[1] 郑敏麟.中医藏象实质细胞生物学假说[J].中医药学刊，2004，22（6）：1068-1070.

[2] 郑敏麟.中医藏象实质细胞生物学假说（下）[J].中医药学刊，2004，22（7）：1235-1237.

[3] 罗正威.中医五脏实质为三胚层说[J].中国中医基础医学杂志，2002，8（9）：3-6.

等[1]从分子生物学的角度来阐述藏象的内涵，提出建立一个在中医理论指导下的功能基因组（包括某藏象器官的相关基因，其功能的相关基因和神经内分泌网络的相关基因），这种功能基因组合从微观的角度对藏象的实质研究有所提示。张栋[2]通过对胚胎发生时期的卵黄囊、肾、心、肺、脑等内脏，口、鼻、眼、舌等器官的生成和衍变进行追踪，并与《黄帝内经》中脾、肾、心、脑的概念和功能、五脏的开窍等藏象学说的相关论述进行对照分析，认为因发生来源相同而形成同一脏腑体系，因发生时间相同或胚胎时期位置关系紧密而形成五脏与器官的开窍关系，这即是脏腑系统形成的发生学原理，藏象学说具有胚胎学依据。据此提出藏象经络发育追踪研究方法这一结合藏象和胚胎学的研究方法，即追踪脏腑经络的发生来源和脏腑之间在胚胎发育过程中建立的联系，并在此基础上研究个体出生以后的脏腑生理功能和病理变化，用以发现藏象学说的科学依据和内涵以及经络的实质。

赵宏杰等[3]认为藏象实质具有时空多重结构，气血是人体时间结构的物质载体，可以用指纹图谱"以时测象"获取气血信息。李瀚昊[4]围绕"脏器非藏象""藏象纯功能""藏象指标"与"白马非马"进行藏象本质研究的哲学反思，指出"脏器非藏象""藏象纯

[1] 王米渠，吴斌，严石林，等.从分子生物学的角度探讨中医藏象学说的内涵[J].广州中医药大学学报，2002，19（4）：314-315.

[2] 张栋.藏象学说的胚胎发生学依据[J].中医杂志，2018，59（10）：811-815.

[3] 赵宏杰，张笑波，戴松铭.应用指纹图谱"以时测象"研究藏象实质的思路[J].中国中医基础医学杂志，2007，13（1）：22.

[4] 李瀚昊."藏象本质"与"白马非马"[J].医学与哲学（人文社会医学版），2010，31（9）：62-64.

功能"类似"白马非马","藏象指标"类似"白色是马"。要做到整体、联系、动态地把握藏象本质，就必须既避免陷入"白马"或"白色"等于"马"（"藏象指标"等于"藏象"）的哲学误区，又必须依赖科学技术的进步，把握"藏象指标"与藏象本质的辩证关系。系统生物学可以将孤立在基因、蛋白质、代谢不同水平上的各种信息的相互作用，各种代谢、调控途径和网络之间，所有的功能模块和系统都耦联整合起来，用以说明生物整体。故从系统生物学角度揭示藏象本质不仅必要，而且可能。

（三）模型方法的诠释

模型是指人们按照某种特定的目的而对认识对象所做的一种简化的描述，用物质或者思想的形式对原型进行模拟所形成的特定样态，可分为物质模型和思维模型两种类型。现代学者逐渐认识到中医藏象是一种功能模型，并深入探讨了相关模式的形成问题等。

1. 藏象是一种思维模型

陈利国[1]从《素问·六节藏象论》的理论形式和其他有关篇章提供的内容，讨论了藏象理论认识与形成过程，认为藏象既不是解剖意义上的实际脏器，也不是单纯以阴阳五行理论为依据的组织规定，是气化过程中结构和功能的统一，是能够充分反映人体生命活动过程的结构功能模型。杨洪军

---

[1] 陈利国.藏象理论的形成过程及藏象实质分析［J］.中国医药学报，1991，6（5）：3-5.

等[1]提出"藏象"是中医认识人体复杂系统的思维模型，这一思维模型的构建以人体解剖为基础，从解剖实体向功能模拟的演化，"五行学说"的介入标志"藏象"思维模型的确立。"藏象"思维模型的特点为抽象性、整体性（结构上的网络性、功能上的整体性、形神的统一）和恒动性。张宇鹏等[2]认为藏象学是基于中国传统思维方式与认知方法，并结合中国文化中的某些核心观念而产生的，用于解释人体各种生命与健康现象的理论模型系统。

孟庆云[3]认为就《内经》藏象学理论模型研究而言，有八卦藏象、六节藏象、五脏六腑全息藏象三种模型，后者以"天六地五"为构架，具有多维和全息的特征。在构建藏象学说时，随着传统文化发展的不同时代，也就有不同的理论模型。王琦[4]认为中医藏象学有六个理论模型：一是解剖学模型，即实体观察描述模型；二是"四象"阴阳模型与阴阳属性模型；三是方位数学模型，赋予脏腑时空、升降功能特性的表述；四是时间节律模型；五是五行的全息关系模型；六是五神藏模型。整体协调的认识思维是藏象学的基本特点。中医藏象学的方法论突出表现在以"象"测"藏"，司外揣内的信息处理方法，整体联系的方法与实证的研究方法。另外，白云静

[1] 杨洪军，黄璐琦，吕冬梅.论中医"藏象"思维模型及其对系统复杂性研究的意义［J］.中国中医基础医学杂志，2003，9（5）：15-17.

[2] 张宇鹏，杨威，刘寨华.藏象学理论体系框架探讨［J］.中国中医基础医学杂志，2007，13（3）：168-170.

[3] 孟庆云.《周易》与《黄帝内经》中的藏象学说［J］.中国中医基础医学杂志，1995，1（1）：12-14.

[4] 王琦.论中医藏象学理论体系的构建［J］.中医杂志，2008，49（10）：869-872.

等[1]从五行互藏理论出发，提出"五藏互藏"理论模式。

2. 藏象思维模型的形成

张其成[2]认为藏象模型的建构基本符合功能模拟法类比性、代表性、外推性的条件。"象"即是通过四诊获取的输出于人体黑箱之外的"象变量"或"症状变量"；"藏"则是隐藏在人体黑箱内部用四诊不能直接获得的"藏变量"。藏变量是运用推导联系法由象变量推导出来的，是采用不打开黑箱的方法引进的一个变量系统，并据此来探求人体黑箱的内部结构和建立人体模型。周波等[3]研究认为《内经》里保存了中医学早期多种不同的藏象学说，而且与不同的象数模型有关。《内经》通过对各种象数模型进行取舍、糅合和统一，特别是将四方、六合、九宫八风等模型都整合到五行模型里，由此建立了一般的象数模型，并使得藏象的内容和结构逐渐完善和实用。王颖晓等[4]总括前人研究成果，提出藏象学说是由多种因素相互作用、多门学科相互影响下形成并不断发展、完善的。古代哲学思想的不断渗透和古文化的深刻影响，奠定了藏象学说的思维模型。古代解剖学观察是藏象学说形成的始基，既产生了脏腑的概念，又促进了对脏腑部分生理功

[1] 白云静，孟宪林.从五行互藏探讨五藏互藏理论[J].国医论坛，2002，17（1）：14-16.

[2] 张其成.中医理论模型的特征、意义与不足[J].医学与哲学，2000，21（2）：45-47.

[3] 周波，吴新明，陈奕，等.《黄帝内经》若干藏象学说初探[J].辽宁中医药大学学报，2014，16（1）：105-108.

[4] 王颖晓，李其忠.藏象学说形成研究述要[J].辽宁中医杂志，2007，34（12）：1703-1705.

能的认识。系统论与黑箱方法，是通过对人体外部生理、病理现象的整体观察，来认识人体的生理、病理规律，体现了藏象学说的整体性特点。以象测藏，是藏象学说形成的最重要的方法论基础。医疗实践的反证和现代科学技术的渗透使藏象学说不断得到修正与发展，渐趋完善。邢玉瑞[1]指出，《黄帝内经》以五行结构为模型建立藏象体系，五脏五腑分属五行，分别具有五行的属性和结构关系，以此为基础，对整个人体和有关的自然事物进行五行归类，构筑起以五脏为核心的人体整体功能动态模型，运用五行的属性分类及生克乘侮胜复的变化规律，说明脏腑、形体、环境间的关系，分析病理，归纳症状，指导诊断、辨证、立法、处方用药及预防，并用以推演预测疾病的转归预后。其中，心包络归入心，三焦与膀胱合为一行，表现出中医藏象理论对普遍性模型的屈从。谷浩荣[2]提出阴阳、四时、五行是构建藏象概念隐喻的三大基本模型，阴阳、四时、五行是一种理论构建型隐喻。其中五行五脏体系是一个基于经验体验构建的概念隐喻系统，"四时"是基于经验体验构建的认知模型，并以相似性为基础阐释时脏概念隐喻的构建。

第二节　藏象学说的发生学研究

近20余年，中医理论的发生学研究方兴未艾，人们从不同的角

[1]　邢玉瑞.《黄帝内经》研究十六讲 [M].北京：人民卫生出版社，2018.
[2]　谷浩荣.基于概念隐喻的中医藏象学说研究 [D].北京：北京中医药大学，
　　　2014.

度、层次、学科深入探讨中医理论发生演变的过程、规律及影响因素等，取得了一定的成果，其中藏象学说的发生学研究成绩尤为突出。

一、藏象学说形成的思维文化基础

陈小平等[1]认为通过研究中医藏象理论中存在的各种学说，并将其与其时主流的文化思想对应参照，可以明晰地感知到中国传统文化思想对藏象理论的影响力。其中，以易学为源头、儒学为主导的两汉经学以及以儒学为依据、吸纳融合佛道思想的宋明理学都是该阶段藏象理论形成和发展的文化基础和依据。鞠宝兆[2]采用发生学方法研究《内经》藏象理论的形成，认为古代解剖学奠定了藏象学说的始基；文字发生学确立了所指脏器的特定功能与形态，并体现其深刻的心理、文化蕴义；气一元论确立了藏象学说整体性、过程性的规律；阴阳学说建立了脏气阴阳的对立统一协调观念；五行学说最终建构藏象理论体系，形成庞大的五行五脏结构系统，并确立了重视动态功能的藏象方法；古代社会官制文化确立了藏象理论体系社会模式；观察方法、系统方法、数学方法、逻辑方法、医疗实践反证法等是形成《内经》藏象理论的主要方法。其团队并分别开展了肾、肝、心、肺、脾

[1] 陈小平，孙相如，何清湖. 中国传统文化思想对中医藏象理论的影响[J]. 中医药文化，2014，9（5）：4-6.

[2] 鞠宝兆.《内经》藏象理论的发生学研究[D]. 沈阳：辽宁中医药大学，2002.

藏象的发生学研究，但研究方法与结果并无创新[1、2、3、4、5]。赵博等[6]根据格式塔心理学原理，提出《内经》藏象理论的建构过程是来源于直接经验的描述，受制于社会环境和人文精神等行为环境，取决于知觉场的力量，包括传统理念、价值观念、道德选择等非智力因素的参与，符合人类知觉的组织原则；"天人相应"是映射心物同型关系的藏象理论的脚注；藏象理论的建构具有鲜明的现象学特征，主张整体观念，强调质化分析优于量化分析。

王平[7]认为儒家思想对《内经》藏象理论影响最大的是"三才观"和"中庸"思想。《内经》中大多数模型是"三才观"的体现，还运用中庸思想阐明了五脏系统之间的动态平衡，重视"执中而

[1] 刘黎明.《内经》脾藏象理论发生学研究［D］.沈阳：辽宁中医药大学，2004.

[2] 张晨.《内经》心藏象理论发生学研究［D］.沈阳：辽宁中医药大学，2006.

[3] 鞠诣然.《内经》肾藏象理论发生学研究［D］.沈阳：辽宁中医药大学，2007.

[4] 王稷.《黄帝内经》肺藏象理论发生学研究［D］.沈阳：辽宁中医药大学，2009.

[5] 王国英.《黄帝内经》肺藏象理论发生学研究［D］.沈阳：辽宁中医药大学，2009.

[6] 赵博，陈芳.从格式塔心理学原理分析藏象理论［J］.南京中医药大学学报（社会科学版），2006，7（3）：158-161.

[7] 王平.儒家思想对《内经》藏象理论的影响［J］.光明中医，2011，26（3）：431-432.

行",追求"中和",以和为贵。贾成祥[1、2]则认为儒家重视精神价值的仁学思想以及重用轻体、重道轻器的文化品格影响到中医,就表现为藏象学说的重视功能作用而轻视解剖实体、重象而轻藏的倾向。并认为源于《周易》的意象思维是藏象学说得以构建的文化根源,藏象学说是以外应自然现象联系来构建内在脏腑功能系统的学说,具有形象性、功能性、系统性的特点。孙广仁[3]讨论了《周易》阴阳气论思想对中医学藏象理论的影响,认为"精气为物"思想对中医学精气生命理论的建立具有重要的方法学意义;"一阴一阳之谓道"的以阴阳论气思想对中医学"脏腑精气阴阳"理论体系的构建,提供了重要的思维方法。张宇鹏[4]探讨了易学对中医藏象学发展的影响,认为在秦汉时期,易学中对"象"与"阴阳"观念的认识,以及"取象比类"的认知方法在中医藏象学理论体系形成过程在中有着不可替代的作用。至金元时期,刘完素等医家在宋代理学太极思想影响下创立了新的藏象学理论模型,并在明代促进了命门学说的发展成熟。明代以后,出现以《周易》卦象来解释藏象学理论的倾向。

[1] 贾成祥.儒家文化的价值取向与中医藏象学说的重用轻体[J].中国中医基础医学杂志,2008,14(增刊):9-11.

[2] 贾成祥.中医藏象学说的文化根源[J].中医学报,2019,34(3):453-456.

[3] 孙广仁.《周易》阴阳气论对中医学藏象理论的影响[J].南京中医药大学学报(社会科学版),2004,5(2):75-77.

[4] 张宇鹏.论易学对中医藏象学发展的影响[J].现代中医药,2010,30(4):68-71.

孙相如等[1、2、3、4] 较为系统地研究了中医藏象理论形成的文化基础，认为象数思维对于藏象理论形成的影响包括认识脏腑"物象"，比拟推导脏腑"意象"以使其生理表现、功能活动形象具体以及归纳总结脏腑相关规律三个方面。提出五行学说对藏象理论的影响有三个方面：确立人体脏腑组织器官的普遍联系，具象藏象与自然、社会的关系，完善藏象理论形成过程中的认识观、思维模式。阴阳学说对于藏象理论形成的影响，一是确立了认识、诠释藏象理论的根本原则，使得阴阳学说的理念深刻渗透于整个藏象理论形成过程的阐发；二是为以阴阳学说进行藏象理论研究及构建做出了类推范式。另外，还探讨了古代官制文化在藏象理论构建过程的影响问题，认为其主要是一种生动直观的阐述方法。何清湖等[5] 研究"气一元论"学说对藏象理论形成的影响，认为在观察和实践的过程中先贤把"气"作为世界本原，并认识到了"气"的不断运动变化以及"气"联系万事万物的作用，最终"气一元论"成了诸多学说理论的基础逻辑支撑学说。藏象理论在形成过程中受"气一元论"

[1] 孙相如，何清湖，陈小平，等.先秦、两汉时期象数思维的文化渊源及其对藏象理论的影响 [J].中医杂志，2016，57（23）：1981-1984.

[2] 孙相如，何清湖，陈小平，等.先秦两汉时期五行学说对中医藏象理论形成的影响 [J].中医杂志，2015，56（23）：1981-1984.

[3] 孙相如，何清湖，陈小平，等.先秦两汉时期阴阳学说的形成发展及其对藏象理论的影响 [J].中华中医药杂志，2017，32（8）：3367-3370.

[4] 孙相如，何清湖，陈小平，等.先秦两汉时期"官制文化"的渊源及其对藏象理论形成所带来的影响 [J].中华中医药杂志，2016，31（5）：1761-1763.

[5] 何清湖，孙相如，陈小平，等."气一元论"学说对藏象理论形成的影响 [J].中医杂志，2015，56（17）：1445-1448.

影响而以"气"描绘诸多脏腑功能表现、变化和联系，形成了唯物、恒动的认识观以及整体的思维方式。"气一元论"给藏象理论形成带来的这些影响始终贯穿在后来的发展演化之中。

王应[1]全面、系统地研究了《淮南子》对中医藏象学说构建的影响，认为书中天人合一、五脏一体、形神统一的整体观为藏象学说的构建提供方法论基础，精气理论为藏象学说的构建提供基本的思维模型，阴阳观指导脏腑精气阴阳理论体系的构建，五行观对五行藏象体系的构建具有促进作用。另外，杨威等[2]讨论了五运六气时绪观对藏象理论的影响，一是依四时五运六气运行而立五脏生克次第，二是按四时五运六气标本而明脏腑功能盛衰。

二、藏象学说的整体发生学研究

对藏象学说的整体发生学研究，涉及藏象学说发生的思想文化基础、方法论以及演变过程等。

（一）藏象学说形成的方法论探讨

鞠宝兆[3]采用文献发生学研究方法，分析《内经》藏象理论体系的建构过程，认为观察方法、系统方法、数学方法、

[1] 王应.《淮南子》对中医藏象学说构建的影响[D].郑州：河南中医学院，2015.

[2] 杨威，于峥.五运六气时绪观对藏象理论的影响[J].中国中医基础医学杂志，2010，16（1）：18-19.

[3] 鞠宝兆.《内经》藏象理论体系的建构方法[J].医学与哲学，2006，26（3）：51-52.

逻辑方法、医疗实践反证方法等是形成《内经》藏象理论的主要方法。揭示了《内经》藏象理论体系的整体性、功能性、辩证性等内在特征和本质规律。梁启军[1]从现代方法论角度总结了藏象学说的研究方法，主要应用了系统考察法和阴阳描述法、解剖认知法和五行归纳法、核心功能认知法、耗散论考察法、生态描述法和协同论描述法、彻底唯物论、实践验证法等方法。这是因为人体生命本质是复杂的，古人为了揭示人体生理、病理规律，追求表述更科学、更有利于指导临床而有意或无意采用的方法，这些方法可用宏观态势描述法概括，宏观态势描述法是藏象学说的方法论本质。

陈慧娟等[2]认为，通过解剖观察，古代医学家认识了体内脏器及部分生理功能和病理变化，而整体观察及逻辑思维方法的应用，无形之中扩展了中医脏腑概念的范畴，使它逐渐超越了最初的解剖学本质，成为解剖学属性、非解剖学属性兼具的混合体，五行学说的引入则促进了五行藏象体系的建立。李如辉等[3]认为"援物比类"方法对于中医藏象学说的构建具有重要的发生学意义，其中"比类"说理为中医藏象学说提供了实用、有效的表述工具；而"比类"推理又直接构建出诸多藏象理论。钟燕春等[4]认为藏象学说依据《周易》"拟诸其形容，象其物宜"的"立象以尽意"来揭示脏腑内在

[1] 梁启军.从现代方法论角度总结藏象学说中的方法[J].江苏中医药，2008，40（10）：6-8.

[2] 陈慧娟，童瑶.从发生学角度探讨中医脏腑理论的形成[J].中医研究，1999，12（1）：1-3.

[3] 李如辉，王荣平，郭淑芳."援物比类"在中医藏象学说构建过程中的发生学意义[J].中华中医药学刊，2013，31（2）：388-390.

[4] 钟燕春，章增加.《周易》对中医藏象学说的影响[J].中医药通报，2008，7（5）：29-31.

生理病理的本质，并且大量地运用《周易》这种取类比象的方法来阐明中医基础理论中许多疑难问题，如从藏象与卦象的结合论"乙癸同源"、肝肾同治，从"四象"析四时五脏阴阳，从坎离论心肾相交，从洛书看"左肝右肺"，从坤卦探脾"治中央"。

任秀玲[1]研究了先秦逻辑的"正形名"理论与藏象学说形成的关系，认为藏象概念的形成是受先秦"正形名"理论影响，使藏象的本质是一个名、形、实三位一体的概念，并且通过抓住内脏的外在形象来制定名称概念，实现对内脏实质的把握，即"以形务名"；概念确定后又起到了网罗、规范一定量的内脏生命存在方式的形象作用，为"以象测脏"的认知活动奠定了理论基础，即"以名正形"。此外，有名有形的具体概念和有名无形的抽象概念的区分，提供了理论"三焦"概念的方法。

（二）藏象学说发生演变过程的认识

近年来，关于藏象学说发生演变过程的认识逐渐深入，如李如辉[2]着眼于藏象学说的演进过程，将藏象学说的建构轨迹梳理为创生、实体到功能态的演化以及藏象学说整体系统观念的最后确立三个阶段：第一阶段，藏象学说的建构赖以解剖方法为始基，古代解剖学实践的奠基使之具有实践性和科学性；第二阶段，藏象学说的建构置于元气论思想基础

[1] 任秀玲.先秦逻辑的"正形名"理论与藏象概念藏象理论体系及藏象方法的形成 [J].中国中医基础医学杂志, 1998, 4（7）: 5-8.
[2] 李如辉.藏象学说的演进轨迹 [J].山东中医药大学学报, 1998, 22（1）: 46-49.

之上，实现实体到功能态的演化，"司外揣内"的方法迅猛崛起，机体作为整体所呈现出来的宏观的生理病理过程得以突出；第三阶段，五行学说的介入使藏象学说的观念内涵得以确立和成熟，使其已经具备的系统化，进一步具体化、明确化和条理化。并以肾藏象的演化为例，认为这一演化既可视为中医学向传统文化的全面求合和回归，又可视为传统文化对中医学的文化选择与认可。其具体的演化在方向上存在着本脏肾藏象、阴阳肾藏象、五行肾藏象不同的选择，演化的三大方向分别对应于气学理论、阴阳学说及五行学说，三者之间同中有异[1]。孙相如等[2]研究认为，中医学藏象理论历史演化历经了先秦到汉代藏象理论的形成与奠基——五行藏象体系的诞生，隋唐到金元时代藏象理论的补充与演变——阴阳藏象学说逐渐盛行，明代"命门学说"的演化、成熟到独立，清代至近现代对藏象理论的不断探讨。张宇鹏[3]结合库恩的科学范式革命理论，以社会历史的整体发展与变迁为研究背景，以整个藏象学理论体系的发展变化为研究对象，从宏观视野审视中医藏象学的学术范畴、理论框架与发展规律，提出藏象学的理论在历史发展的过程中，也曾出现过多次理论范式的转换。首先是汉代以《黄帝内经》《难经》为代表，形成了五行藏象理论体系；其次，是在宋明理学大背景下形成了太极阴阳藏象理论体系；再次，现代中医藏象学正是同时受到了上述两

［1］ 李如辉. 从实体到功能态演化的方向选择及评价［J］. 浙江中医学院学报，1999，23（5）：1-3.

［2］ 孙相如，何清湖. 中医学藏象理论历史演化［J］. 中华中医药杂志，2014，29（2）：365-367.

［3］ 张宇鹏. 藏象新论——中医藏象学的核心观念与理论范式研究［M］. 北京：中国中医药出版社，2014.

种模型的影响，即在理论的表现形式上主要继承了"五行藏象"的内容，而在其内在精神上，则深受"太极阴阳藏象"理论的影响，是二者综合的结果。另外，除了这两个主要理论体系外，藏象学中还有一些孤立的、不成系统的理论，如四海学说、脑髓学说、膜原学说等。李瀚旻[1]根据藏象概念的演变进程，分析得出三种演变形式：实体赋予功能——实体功能统一；功能脱离实体——实体功能分离；功能涵盖实体——实体功能重组。

傅延龄等[2、3]提出历史上，脏腑概念的含义经历过一次重要的演变：在脏腑概念提出的初期，它们指的是机体在组织结构上相对独立的解剖器官；后来，由于中医对机体生命活动的认识逐渐由直接观察方法转变为以直接观察结果为依据的推理方法，脏腑概念的含义也随之由解剖器官向机体整体功能单位发生演变。最迟到《内经》成书时期，脏腑便不再是解剖器官。但原有解剖器官的含义却长久地残留下来，两种含义错综糅杂，混乱不清。这是因为：其一，功能单位的脏腑是在解剖器官的基础上添加了一些新内容而形成；其二，脏腑概念含义的演变是在没有为古代医家清楚意识到的情况下发生的；其三，西方医学中译时脏腑名称被误用为解

[1] 李瀚旻.论藏象概念的三种演变形式[J].湖北中医杂志，2001，23（1）：7-8.

[2] 傅延龄，陈非.论脏腑实质的演变[J].医学与哲学，1998，19（1）：27-30.

[3] 傅延龄，丁晓刚，李德威.论脏腑概念及其命名[J].北京中医药大学学报，2000，23（3）：1-4.

剖器官名称。脏腑含义混乱的情况严重地阻碍着中医学与现代生命科学的交流，影响着中医理论医学和临床医学的发展和进步。

另外，王维广等[1]对现代中医藏象理论结构特点研究认为，现代中医藏象理论的结构为"体－用－象"。其特点有三：①生理功能的产生皆来源于实体或系统，这些实体或系统是形而下的概念。②脏腑功能为用是藏象学说研究的主要内容。③"象"是脏腑生理功能的结果，与脏腑生理功能联系密切。这种结构与古代的藏象理论存在明显的差异，主要体现在中国古代主流观点认为"体"为"道"，属于"形而上"，现代中医理论将其重新定义成"体"为实体或系统，属于"形而下"。将"象"的概念从原来的"体之象"重新定义为"生理功能的结果"。这种转变使古代中医藏象理论中的"象"及"象思维"被边缘化。王国英等[2]分别探讨了"脏""腑"概念的形成及"脏"与"腑"的异同，旨在实现对脏腑概念的认识的返璞归真。张俊龙[3]提出从"脑主元神"论建立中医藏象学说新体系的构想，其总体特征有：①在脏腑组成上，其要素有五脏、六腑、奇恒之脏的脑、奇恒之腑的胆以及奇恒之脏腑的女子胞；②十二正经中，手厥阴经改归脑经；③五脏开窍、在体、在液、在志和表里关系仍据传统认识，脑通过五脏与官窍发生密切联系，并影响五液、五体，脑统御五志；④精神意识思维活动由脑主宰，五

[1] 王维广，陈子杰，王慧如，等.现代中医藏象理论结构特点分析 [J].中医杂志，2017，58（3）：185–188.

[2] 王国英，鞠宝兆.《内经》脏腑概念形成的发生学研究 [J].辽宁中医药大学报，2009，11（7）：24–25.

[3] 张俊龙.从"脑主元神"论建立中医藏象学说新体系的构想 [J].中国医药学报，2001，16（4）：67–68.

脏与之配合，脑神统御五脏神；⑤人体生命活动由脑统领下的以五脏为中心的整体功能来完成；⑥出现了含脑或脑神的名词术语去解释和论治神志疾病；⑦病机分析中，有脑功能失常的机理认识，出现了专门定位在脑的疾病；⑧脏腑辨证中有脑病辨证体系；⑨有针对脑病的方药，药物归经中有归脑经的药物。

王颖晓等[1]认为，运用发生学方法，将藏象理论回置于其发生发展的具体历史条件，探析藏象之形质之象、生理之象、病理之象、外应之象的发生学依据，揭示藏象理论的发生由来、形成原委，以进一步加深对藏象理论的认识与理解。要正确理解藏象理论的确切内涵，必须充分考虑司外揣内、取象比类、推演络绎等思维方式对其构建的作用，充分尊重同步发展的传统人文知识对其创立的影响，充分重视医疗实践对其形成的验证。

三、具体藏象理论的发生学研究

对藏象学说的发生学研究，是从将藏象学说视为整体，到分别对各个脏腑及其关系等研究不断深化的，现将对各相关脏腑及其关系的发生学研究情况概述如下。

（一）心藏象理论的发生学研究

张晨[2]对心藏象理论的发生进行了较为系统的研究，认

---

[1] 王颖晓，李其忠.藏象之发生学研究［J］.上海中医药大学学报，2008，22（5）：19-23.

[2] 张晨.《内经》心藏象理论发生学研究［D］.沈阳：辽宁中医药大学，2006.

为心概念的创生始于古代解剖学，心主血脉的形成主要归于解剖观察。其次，与心相关的古文字的创制完成，使心的功能、结构得以确认。心主神明功能的形成受多种因素影响。首先，解剖观察发现心有七窍，古人据此认为心与思维相关。其次，心主神明论是《内经》以藏象学说一元化阐述人体复杂生命活动规律的假说，受到古代哲学、社会官职文化的影响，《内经》将心比拟一国之君主，为全身之主宰，"神明出焉"。最后，五志之喜、热邪致病均引起情志改变，临床实践证明了心主神明的客观性、合理性及科学性。心与形、窍、志、液的关系，主要反映于临床实践。刘寨华等[1]探讨心藏象理论的发生，认为：①心脏解剖学是心藏象发生的基础。心的部位、形态、结构认识起于解剖。解剖不仅仅发现了脉，还发现了血液在脉管中的流动，全身血脉都与心连通的解剖事实，"心主血脉"功能的认识取决于解剖而发现。从战争、祭祀活动中，古人发现人体大量出血后，心脏停止跳动，人体发生昏迷，甚至死亡，意识到心主之血脉是心神的物质基础。②古代哲学及社会文化的渗透促进了心藏象理论发生，"心为君主"理论是古代官职文化和尚中思想的文化产物。③古代临床实践反证是藏象理论的来源之一。临床观察中发现的症状信息为藏象学说的形成打下基础，心藏象理论需要以临床实践所得作为验证和补充。鞠宝兆等[2]对心藏象理论发生的文字文化基础研究认为，心的主血脉、君主之能、神思之功的发生均有一定文字学基础，"心为君主之官，神明出焉"理论的产生，有其一

[1] 刘寨华.《内经》时期中医心藏象理论的发生学探讨 [A].中华中医药学会.中华中医药学会第十二届全国内经学术研讨会学术论文集 [C].2012.

[2] 鞠宝兆，周新灵，李吉彦.《内经》有关心藏象理论发生的文字文化基础 [J].中华中医药学刊，2007，25（12）：2464-2465.

定的社会文化背景，似为藏象理论的社会模式。心与小肠相表里的确立存在着一定的字源学特点和太阳崇拜的文化特征。李思闻等[1]认为心的发生学可以分为四个阶段：解剖学的认识，是心理论形成的起点；古人的意象思维与想象，将观点深化；对临床生理病理的观察，是理论及内容的主要来源；古代哲学思想，为心的理论的最终确立起了重要的完善补充和指导作用。

王颖晓[2]从发生学角度探析了"心主神明"的理论由来，指出"神明之心"应为功能之心，"心主神明"这一认识的获取是在古代哲学"心灵论"和取象思维影响下，以文字学为依据，经由表及里观察与医疗验证而来。王宪正[3]在先秦至晋唐"气论"视角下探讨"心藏神"理论形成与演变，认为"心藏神"理论亦是在元气论下被构建出来的。心为实体解剖心脏，功能是储藏天地太阳、火之气，心所藏脉与神皆为气，神更精微，"心藏神"理论形成。晋唐时期佛教逐渐兴盛，"形神之争"后中国本土思想中的形神关系发生改变，不再强调神是气。《太素》中心所藏之神不再是气，而是以脉

［1］ 李思闻，杨凤珍.从中医"心"的发生学看"心主藏神"［J］.世界睡眠医学杂志，2015，2（2）：70-72.

［2］ 王颖晓."心主神明"的发生学思考［J］.时珍国医国药，2008，19（9）：2174-2175.

［3］ 王宪正."先秦至晋唐气论"视角下"心藏神"理论形成与演变的历史考察［D］.北京：北京中医药大学，2018.

（气）为物质基础，"心藏神"理论发生演变。杨丽娜等[1]认为"心"的最初含义仅仅代表心脏的外形，"神"最初主要指外在神灵。西周以后，逐渐将二者从哲学层面上与精神、思维相联系，从而形成了"心神一体论"：心不但能统帅九窍，而且能思虑，主宰情绪和欲望，为人体精神之统帅。先秦诸子百家分别从不同角度对"心神一体论"进行阐发，这为中医学提出"心者，君主之官，神明出焉"奠定了基础。姜涛等[2]认为"心主神明"产生本质在于中医将"心"君主化及主宰化，这一理论受到古代哲学及文化风俗的影响，以古代解剖学的观察为基石，结合心脏独特的生理病理学特点以及丰富的医疗实践的反馈，最终参与构建并发展为"心主神明"学说。

王丽丹等[3]提出心主血脉理论是在古代解剖学的基础之上，借助于五行推演而建立起来的，并积极借鉴、吸收西医学的优秀成果，得到了进一步的发展与完善；进而形成现代意义上的心主血脉理论。然而，张效霞等[4]通过多方面、多角度的历史考察，认为中国古代科技发展水平决定了中医学不可能从解剖学上认识到心脏具有主持血液循环的功能，将心主血脉解释为心脏具有主持血液循环的功能是将西医学理论比附于中医学而得出的错误结论。"心主血脉"只是出于五行归类的需要而有的一种说法而已，那种认为其是通过解剖

［1］杨丽娜，尚力，朱邦贤."心神一体论"与"心主神明说"——以《周易》《老子》《管子》为例［J］.中医药文化，2015，10（5）：19-23.

［2］姜涛，张光霁."心主神明"发生学思考［J］.中华中医药杂志，2019，34（5）：1855-1858.

［3］王丽丹，李文杰.心主血脉理论考析［J］.辽宁中医杂志，2018，45（6）：1173-1176.

［4］张效霞，王振国."心主血脉"是解剖学发现吗？［J］.江西中医学院学报，2005，17（2）：8-11+18.

而发现的说法是违背历史与逻辑的。

此外，王颖晓等[1]从发生学角度探析心之生理特性，提出心性热的发生源于天人相应思想，心恶热的认识多源于病理反证，心气降则是阴阳学说直接渗透的结果。

（二）肝藏象理论的发生学研究

王颖晓等[2]从发生学角度探析了肝藏"形质之象"的认识源流与内涵，指出借解剖观察认识肝之结构、重量、质地、居位，基于经络循行的推理与生理病理的观察认识肝居两胁及分属中焦下焦，由哲学思辨推演出肝"色青""生于左""刚脏"，经五行思辨推演出"肝色青"，五行思辨结合取象思维推演出"肝生于左"，五行思辨结合由表及里的观察认识到肝为"刚脏"。王静波等[3]通过对"肝主疏泄"的构建要素进行梳理，认为有以下4个方面：①"以表知里"对肝脏病机的把握，并概括出"诸风掉眩"这一特点；②以中国古代的气论自然观为应用前提的类比构建出肝-风对应关系；③五行学说介入，以风为中介，应用"同气相求"原理，确立起肝与木的对应关系，进而执木行特性类比推衍出"肝主疏泄"；④临床选择。沈瑞雪等[4]认为"肝体阴用阳"学说的

［1］ 王颖晓，李其忠.中医论心生理特性的发生学探析［J］.辽宁中医杂志，2014，41（9）：1848-1849.

［2］ 王颖晓，李其忠.肝藏"形质之象"的发生学思考［J］.中华中医药学刊，2010，28（12）：2576-2577.

［3］ 王静波，李如辉."肝主疏泄"理论的发生学原理探讨［J］.中国中医基础医学杂志，2011，17（1）：46-47.

［4］ 沈瑞雪，李如辉."肝体阴用阳"学说的发生学原理［J］.江西中医学院学报，2009，21（4）：12-13.

发生是中国古代哲学"体用"范畴的移植应用，以及与阴阳学说相结合的产物。肝的五行配属、肝内寄相火以及对肝藏血与主疏泄功能的把握等肝脏理论的发展，以及肝病的治疗实践，共同为"肝体阴用阳"学说的发生奠定了基础。

（三）脾藏象理论的发生学研究

对于脾及脾胃理论的发生学研究，相对他脏而言较少。纪立金[1]运用中医发生学方法，从脾脏的初始内涵、属性规定、藏象结构三个方面，审视"脾脏"概念的嬗变过程，认为脾脏古代解剖的初始认识是"脾脏"概念形成的基石与先导，五脏阴阳五行的属性规定是"脾脏"概念嬗变的依据与主因，脾脏的藏象结构体系的形成标明了"脾脏"概念的最后确立。桑希生等[2]应用发生学的方法进行文献研究，认为脾运化水谷的生理功能与现代医学对肝脏在消化、代谢、排泄等方面的生理功能认识非常相似；脾脏运化水液的功能与肝脏的淋巴系统及肝内某些激素的调节有关。李如辉[3]对"脾为后天本"理论的发生研究认为，脾在脏腑中的特殊重要地位的确立，与应用"土生万物"这一哲学命题进行类比推理密切相关，"土生万物"说演化发展为"浑天说"，后者认为地球位于宇宙的中心不动，所有天体绕之运转的宇宙结构理论，属于"地心说"主张。脾属土，为人身后天之"地"，影响所及，"小宇宙"人体观自然而

[1] 纪立金.中医学"脾脏"概念的探讨［J］.山东中医药大学学报，2000，24（3）：168-171.

[2] 桑希生，吕凤娟，王雪华.从中医理论发生学认识中医的脾脏［J］.河南中医，2008，28（4）：4-6.

[3] 李如辉."脾为后天本"理论的发生学探讨［J］.中医研究，2007，20（1）：1-2.

然地以脾为后天本。邢玉瑞[1]对胃气概念及其理论的发生学研究认为，胃气概念的形成源于哲学之气与中医实践经验的结合，是脏腑之气进一步具体化的产物，其内涵当指胃腑之气，是胃功能活动的物质基础；重视胃气思想的产生，则源于对饮食活动与生命及健康关系的认识，也与古代诊疗手段的局限有密切关系；脉以胃气为本观念的形成，则源于对胃为气血生成之源及其循环中心的认识，并认为胃气是心脏与脉搏搏动的动力来源。进而规范了胃气概念的内涵，提出胃气概念在不同情况下的应用，具有其内在的统一性，不可分割理解。

邹万成[2]对脾阴之溯源认为，《内经》奠其基、丹溪发其端、王纶立其说、仲淳征其用于养肝、景岳明其用于补肾、嘉言阐其用为润肺、天士完其璧于益胃、容川返其真于补脾。章莹等[3]指出由于受到李东垣重补脾阳思想的影响，脾阴理论屡被忽视。就脾阴学说的建立与发展而言，脾阴学说奠基于先秦，发展于汉代，充实于元明，形成于清代，完善于近代。隋华等[4]对脾阴学说的源流考察认为，脾阴理论奠基于《黄帝内经》和《伤寒论》，唐宋始发其端，金元时期得到进

［1］邢玉瑞.胃气概念及其理论的发生学研究［J］.中国中医基础医学杂志，2006，12（6）：409-411.

［2］邹万成.脾阴溯源求真［J］.中国中医基础医学杂志，2006，12（10）：727，738.

［3］章莹，吴承玉.脾阴学说之探讨［J］.江苏中医药，2011，43（11）：8-9.

［4］隋华，战丽彬，黄一卓.脾阴学说发展中医文献源流探析［J］.中华中医药杂志，2016，31（1）：39-42.

一步充实，在明清时期逐步完善形成成熟的理论体系。于漫等[1]对脾阴概念的源流研究认为，脾阴导源于《黄帝内经》，张仲景开创脾阴之先河，雏形衍于金元，补偏救弊于明清，求同存异于近代。

（四）肺藏象理论的发生学研究

肺藏象理论的发生学研究相对较少，李如辉[2]从发生学角度对肺气"宣发""肃降"理论进行诠解，认为"宣发"主要是借"以表知里"这一研究方法而非哲学理论渗透的结果，"肃降"是以"金"行特性类比推导出来的结果。"宣发肃降"具有较高的抽象性，是肺脏最基本的生理功能。赵永凯[3]从发生学的角度分析了肺如何靠其金性发挥宣发肃降的功能及宣发肃降的地位和在治疗中的体现。首先，从金性直接推演出的肃降。肺属金，引申出肺的肃杀、敛降之性，也有质硬且可改变的脆性。其次，从肺肃降间接推演出肺宣发功能。气有升降开合才能流动变化，肺为金，以降为顺，有降必有升，肺气才能平衡，这就是宣发之气的理论来源。阴小爱等[4]分析了肺的解剖在构建肺相关理论时发挥的作用：肺位最高，与心同居胸中，如"华盖"一样覆盖心君之上，使"肺为华盖""肺为相傅之官"的理论成为当然；肺"两叶白莹，为清虚之脏"，概括出"肺为娇脏"；肺位最高，以降为主，与"肺主宣降""肺为水之上源"有

[1] 于漫，王彩霞，崔家鹏，等."脾阴"之探源[J].中华中医药杂志，2017，32（3）：1203-1205.

[2] 李如辉.肺气宣发肃降的发生学诠解[J].上海中医药大学学报，2000，14（3）：9-11.

[3] 赵永凯.从肺属金分析肺宣发肃降本质[J].河南中医，2012，32（1）：8-9.

[4] 阴小爱，李翠娟，张登本.试论解剖学在肺理论建构中的意义[J].中医药学刊，2006，24（9）：1694-1695.

关；"肺气通于天"，是因为古人通过解剖发现肺是通过喉与外界相通的充盈的器官，这一认识也为"肺主气，司呼吸""肺主表"等理论的形成奠定了解剖学基础；"肺朝百脉""肺辅心行血"理论，是古人在进行肺的局解时发现了肺与心之间有大血管连通的形态观察基础上提出的。杨文思等[1]认为五行学说是"肺主皮毛"理论产生的主要哲学基础。古人结合生活常识，通过理性思维归纳出五行与四时的关系，进而将五行学说运用于日常生活和人的生命活动之中。在运用取象比类的方法时，五行作为"中介"实现了事物间的类比推理。以金之坚密，类皮毛，将肺与皮毛联系起来。王颖晓等[2]从发生学角度阐述了肺主皮毛理论的产生主要是借"取象比类""以表知里"的研究方法，根据肺与皮毛在形质居位上的相似性、生理功能上的相生相应、发病学上的相互传变及治疗效果的分析与反证而得出的，但这种联系并不具有特异性。王稷[3]则认为肺主皮毛理论的发生是在一定的解剖基础之上，将哲学的阴阳五行学说运用于医学之中，在整体观念指导下，动态观察人体生理病理，并从实践到理论再到实践反复不断

[1] 杨文思，蒋燕，刘红艳，等.《内经》"肺主皮毛"的理论探奥 [A]. 中华中医药学会，中华中医药学会第九届内经学术研讨会论文集 [C].2008，58-62.

[2] 王颖晓，李其忠.肺主皮毛理论的发生学思考 [J].四川中医，2007，25（3）：32-34.

[3] 王稷.《黄帝内经》"肺主皮毛"理论发生学小议 [J].辽宁中医药大学学报，2009，11（4）：16-17.

验证而得出的结论。权五赫等[1]运用隐喻的方法考察肺藏象某些理论的发生过程，认为人们借由概念清晰的金属知识来认识概念相对模糊的五行之金、脏腑之肺。其一，从自然界之金的功能到人体之金（肺）生理功能的类比推理：由金能变更（改原更新）类比得出肺能气体交换（吐故纳新）；从金的延展性和熔化（熔注）类比肺的宣发和肃降（下注）；从金的通水沟洫之用认识肺的通调水道。其二，从自然之金的制作法与人体之金（肺）的治理之类比推理：通过泥型补铸、回火补锻、淬火键金、镀金护器等过程，推理得出补脾养肺（培土生金）、温肺宣发、清凉肃肺、滋阴敛肺等治法。

（五）肾藏象理论的发生学研究

肾藏象理论的发生学研究是藏象理论发生学研究的热点，研究内容涉及肾藏象理论发生的过程、概念以及功能的发生等诸多方面。

1. 肾藏象理论发生过程研究

李如辉[2]曾对肾藏象理论从发生学的角度进行了较为系统的探寻，他认为肾藏象学说的建构过程可以划分为性质完全不同的两个阶段：①肾器官解剖及其危机，与原子论自然观相适应；②危机的化解与肾藏象学说的新生，与元气论自然观相适应。他认为异质方法先后参与共同建构肾藏象学说所形成的同体异构现象导致了肾藏象学说的如下逻辑矛盾：①非解剖方法用以获取解剖知识；②解剖形态学发现作了非解剖解释；③非解剖概念比附于解剖；④解剖实

[1] 权五赫，贾春华.一个以"金"为始源域的中医概念隐喻认知系统[J].世界中医药，2014，9（11）：1443-1446.

[2] 李如辉.危机、危机的化解与新生——肾藏象学说的发生学概论[J].浙江中医学院学报，1999，23（4）：1-2.

体用治非解剖实体的实践[1]。

2. 肾藏象相关概念的发生学研究

李如辉[2]对肾藏象相关概念的研究认为，肾脏概念有"藏"（肾气及其流布）和"象"（内景之象、征象）两方面的规定，肾精系气的凝聚运动，肾气为肾脏的功能活动，肾阴为肾气中具滋润濡养作用的部分，肾阳为肾气中具熏蒸、温煦、激发作用的部分，在肾脏生理活动中具有主导地位。邢玉瑞[3]对元阴、元阳概念的研究认为，元阴、元阳的概念虽然由明代医家张介宾首先提出，但从发生学的角度而言，则与中国古代哲学的元气阴阳学说和传统文化中的生殖崇拜有密切的关系。元阴、元阳不能单纯理解为功能性概念，而应该是物质与功能的统一体。何振中等[4]认为命门之"火"渊源于《难经》肾间动气之论，是历代医家、炼养家经过内外体察所得出的关于人体生命原动力的合理论断。自唐代始，内丹炼养家对命门有了创新性的发展，即明确地把心火的部分功能下移到两肾之间，促成了唐末五代及其后的命门寓火思想；炼养家、医家还运用图解方式表达了肾命门寓火观点。因此，五代至南宋时期，实际上已经形成了成熟的命门学说

[1] 李如辉.肾藏象学说的若干逻辑矛盾及其认识[J].浙江中医学院学报，1999，23（6）：1-2.

[2] 李如辉.肾脏若干基本概念的发生学思考[J].浙江中医学院学报，2000，24（4）：8-11.

[3] 邢玉瑞.元阴、元阳概念的发生学研究[J].中国医药学报，2003，18（1）：4-6.

[4] 何振中，柳长华.命门之"火"考原[J].北京中医药大学学报，2011，34（10）：662-664，667.

（包括双肾命门观点），并被同时代医家所接受。

魏凤琴[1]对"肾为先天之本"理论进行了发生学剖析，提出水崇拜为基础的"水生万物"思想是"肾为先天之本"理论的认识根源。在当时人类思维中以"互渗律"为主导的认知方式实现了从"水生万物"到"水生人""肾主水"，到"肾为先天之本"的认识过渡。在此认知方式的基础上，结合人体的生理病理实际，后世"肾为先天之本"的理论观点具有了内涵上的演变。李奕祺[2]则从发生学角度提出"精水合一"是肾藏象的认识基础，是确立肾为生命之本的关键。孟庆岩[3]认为"肾为先天之本"与斗极信仰有着直接关系。在象思维的指导下，将北极星贮藏元气与肾主先天的功能相类比，并根据北斗"天门"思想，阐释了人体元气的输布施泄。

3. 肾生理功能的发生学研究

李如辉[4]研究认为：①肾主水理论的具体发生学途径是以膀胱的解剖生理为基础，以肾合膀胱理论为中介，由腑及脏推衍出肾主水功能。②"精气溢泻"—"阴阳和"—"有子"之间因果关系的观察及其判断，是该"精气"生殖功能得以认识的依据；生长、发育与机体生殖机能发展的同步性，使《内经》将主生长、发育归结于生殖之精；"精气溢泻"之道与尿液排泄之道的"合一"，可能是将

[1] 魏凤琴."肾为先天之本"的认识发生学根源[J].山东中医药大学学报，2002，26（6）：411-413.

[2] 李奕祺.肾主外的理论研究[D].济南：山东中医药大学，2002.

[3] 孟庆岩，隋雨言，常兴，等.论古天文学斗极对"肾为先天之本"理论构建的启发[J].中华中医药杂志，2017，32（5）：1915-1917.

[4] 李如辉.肾脏生理功能的发生学诠解[J].浙江中医学院学报，2000，24（5）：12-14.

生殖之精归藏于肾的根本原因；肾藏诸脏腑之精理论的发生是和肾藏生殖之精理论相联系的，且以后者为基础，以翔实的经验事实为前提。③肾主纳气理论是在把握肺肾联系的经验事实基础上，应用"肾者主蛰"理论合理外推的结果。另有人认为肾主纳气理论的形成主要是临床观察、治疗经验的提炼和总结，并可能受到古代导引术的启发[1]。"作强之官"系援引社会关系模式类比说明肾脏生理功能的结果，尽管由于人体和社会两者之间的差异导致了这种运用在系统性、完整性上某种程度的缺如，但不能因此否定"十二官"之"官"为"官职"的结论；生殖伎巧、思维伎巧、行为伎巧无不由肾而出，故称肾为"伎巧出焉"[2]。肾主骨、生髓、通于脑理论的发生学依据有：①解剖方法；②肾藏精理论；③对骨（齿）与生殖机能发展的同步性、骨与肾的病理联系及治疗反证的观察；④五行学说的介入。肾"其华在发"的发生学依据主要有对发与生殖机能发展同步性的观察及五行学说的介入两个方面[3]。肾开窍于耳主要依据在于五行学说的介入，观察及治疗反证虽然为这种归纳提供了一定的依据，但这种依据并不充分。肾开窍于前阴实际上是肾主水及肾藏精理论的"衍生物"，应用类比是肾开窍于后阴理论可能的发生学途

[1] 陈慧娟，李载明.肾主纳气的内涵及其发生学思考［J］.山东中医杂志，2006，25（2）：79-81.

[2] 李如辉."肾者，作强之官，伎巧出焉"的发生学原理［J］.浙江中医学院学报，2001，25（2）：6-7.

[3] 李如辉.肾"主骨、生髓、通于脑，其华在发"理论的发生［J］.浙江中医学院学报，2001，25（4）：7-8.

径。李如辉[1]认为肾在液为唾这一理论宜修正为"涎唾同为口津，并主于脾肾"。肾藏志之"志"所指系狭义之志，即意志及记忆，肾藏志理论的发生以肾藏精理论为基础，有赖于"主体思维"方法对意志与行为关系的把握，同时，对健忘的治疗反证亦是归纳肾藏志的依据之一；对惊恐太过致病征象的观察，以及情志相胜法实践对肾－恐（惊）配式合理性、科学性的证实，是肾应惊恐理论赖以发生的主要途径[2]。对肾脏生理特性的发生学研究认为，肾主蛰理论的发生缘于：①脏气法时理论；②肾应冬的类比推理，同时有实践作用的检验及选择。"肾主虚无实"乃是着眼于五脏的病理传变过程，久病多虚，所谓"无实"，乃为强调早晚不同病理阶段之间的区别而已。并认为"肾苦燥"乃"肾苦寒"之讹[3]。

另外，付东升等[4]研究认为，在肾藏象理论的发生过程中，解剖观察使人们发现了肾和膀胱等脏腑并赋予它们最初的解剖概念，使人们认识到膀胱的主要生理功能，促进了肾与膀胱脏腑相合理论的创立，在很大程度上帮助人们进一步认识到肾脏本身的某些生理功能，尤其是肾主水液和主骨生髓通于脑的功能。刘鹏[5]认为随着

[1] 李如辉.肾"开窍于耳及二阴""在液为唾"理论的发生学探析 [J].浙江中医学院学报，2001，25（3）：9-11.

[2] 李如辉，张光霁."肾藏志、应惊恐"理论的发生学剖析 [J].浙江中医学院学报，2001，25（1）：5-10.

[3] 李如辉.肾脏生理特性的发生学诠释 [J].浙江中医学院学报，2000，24（4）：3-5.

[4] 付东升，鞠诣然.《内经》肾藏象理论发生的解剖基础概述 [J].吉林中医药，2007，27（3）：51-54.

[5] 刘鹏.对肾合膀胱理论构建的探讨 [J].南京中医药大学学报（社会科学版），2012，13（2）：77-79.

"水"在传统文化中被逐步赋予了类似于"道"的本原内涵，肾所主之"水"的内涵具有了更多抽象意义，几乎一切与水形态相似或性质相类的事物都为肾所统。肾与膀胱脏腑表里关系得以确立的根本原因，或者说决定性因素，并不在于肾与膀胱围绕尿液而发生的解剖学上的关联，而是源于以津液为中转而发生的。叶海丰等[1]认为膀胱贮藏津液，肾与膀胱居于下焦，位置相近，因此肾主水理论的发生学途径，是以肾和膀胱的解剖生理为基础，以"肾合膀胱"理论为中介。王文蔚等[2]认为"肾主水"理论是在古代简单解剖学知识背景下，在传统文化天人相应、取象比类、五行学说等认知方法的基础上，结合古代哲学的思维方式形成的。肖振卫[3]从精水合一论肾主水。水为万物生成之源是中国古代哲学思想之一。这一思想在发展过程中出现了由"水生万物"向"精生万物"的嬗变，精、水在中医学阐述人体生命起源方面得到了统一。肾主水的理论演化受到了中国古代哲学思想的影响，引申出主生殖的内涵；用类比思维的方法学作指导，通过五行学说的参与，则有肾主水而归属于五行水，即肾配五行属水，而"水曰润下"，有滋润、下行、寒凉、闭藏的特

[1]　叶海丰，莫芳芳，张国霞."肾主水"理论及临床研究进展［J］.时珍国医国药，2010，21（7）：1842-1843.
[2]　王文蔚，冯晶晶，王用书，等."肾为先天之本"的文化渊源［J］.中医学报，2017，32（3）：390-393.
[3]　肖振卫.肾主水理论及相关临床和实验研究［D］.济南：山东中医药大学，2006.

性，由此推演出肾应冬、肾主蛰的理论。蒋紫嫣等[1]认为肾主水与藏精两方面的含义皆包含在"肾主水"中。其内涵有三方面：①肾主水即主水液。包括肾主五液，肾与膀胱俱主水以及肾为水脏，肾气行则水行。②肾主水即肾藏精。③精水合一，精即水也。

对肾藏精理论的发生学研究，张登本[2]认为肾藏精理论的发生，一是以"肾合膀胱""茎垂"是肾系统结构一部分的解剖事实；二是通过"肾合膀胱"气化排尿对水液代谢的影响；三是"近取诸身"性交活动的体验和观察；四是临床病理实例的反证；五是"精生万物""精气为人"哲学理念的影响和参与等综合因素共同作用下，完成了"肾主藏精"理论的构建。"主藏精"理论构建的完成，使"肾主骨"结论的实现水到渠成。吕爱萍[3]从肾应冬理解肾藏精理论的发生，认为水性沉潜、润下，水旺于冬，冬季严寒，生机蛰伏，万物闭藏，故肾在机体生长化收藏的发展过程中就属藏的一环，由此归纳出肾主封藏的特性，用来描述肾的贮存、闭藏、摄纳的生理特性。

（六）命门学说的发生学研究

命门学说的发生学研究，可谓继肾藏象理论发生学研究之后的第二热点，邢玉瑞[4]曾做过较为系统的研究，对于命门学说的创立

［1］蒋紫嫣，王颖."肾主水"理论探源及今析［J］.浙江中医杂志，2017，52（9）：630-631.

［2］张登本."肾主骨"理论的发生及其意义［J］.河南中医学院学报，2007，22（3）：5-9，11.

［3］吕爱平，谷峰，张冰冰，等.肾藏精的中国古代哲学基础［J］.中华中医药学刊，2012，30（5）：945-946.

［4］邢玉瑞.水生万物说与命门学说的创立［J］.陕西中医学院学报，2004，27（1）：8-9.

是受到了哲学界水火之争的影响而形成的观点进行了辩驳，提出中国古代哲学中水生万物说与命门学说的创立有着密切关系。命门学说自《难经》提出后，并未引起魏、晋、隋、唐医家的关注，而在此阶段，道教医学内丹术对命门理论的发展却做出了重要贡献，其中铅汞心肾交互作用的思想，促进了中医心肾相交理论的形成；宋代内丹术中主铅论占据优势地位，相关论述已经确立了命门学说，命门学说是道家养生理论与医学实践逐步结合的产物[1]。太极作为中国古代哲学宇宙生成论和本体论的终极本原及其无限性的哲学范畴，用以说明太极—阴阳—五行—万物的宇宙演化模式。中医学受其影响，推原人体生命发生发育之本，而提出命门为人体太极之说；而且太极无形生有形的思想，也影响于命门学说，使命门的形质空化，而有命门无形之说[2]。从中医理论逻辑发展的角度而言，一方面对人体生命发生发育的认识不断深化，提出了命门主宰人体发生发育的功能，确立了命门是人体起源及演化的发生学概念，避免了肾为先天之本说中的相关悖论；另一方面，从中医学对人体脏腑机能调节控制的认识而言，命门作为独立和高于五行脏腑系统的调节枢纽的认识，进一步完善和丰富了中医学有关人体生命机能调节的理

[1] 邢玉瑞.道教医学与命门学说的形成 [J].陕西中医学院学报，2004，27（2）：7-9.
[2] 邢玉瑞.太极范畴与命门学说的形成 [J].陕西中医学院学报，2004，27（3）：4-6.

论[1]。胡素敏[2]也有类似的论述。李如辉[3]认为命门学说的发生原理，一是解剖学对"肾有两枚"的准确把握，二是秦王朝主水德这一特定的社会背景，中医命门学说历经魏晋隋唐的沉寂、宋金元的复苏及明季的蓬勃发展而得以定型，促成其复苏及蓬勃发展的力量来自医学的外部——道家内丹术。张敬文等[4]认为医家的命门学说脱胎于道家的"玄牝学说"，而道家的"玄牝学说"则肇始于春秋《老子》，命门学说是道家养生理论与医学实践逐步结合的产物。并指出《内经》"眼目命门说"反映了道家及《内经》重视心神的思想，《难经》"肾元三焦命门说"则集中反映了先秦道家及《内经》《难经》"天人同构""阴阳一体"的思想。从命门学说的发生学原理来看，《内经》"眼目命门说"与《难经》"肾元三焦命门说"是密切联系的整体[5]。

另外，朱荣华[6]就命门（太极）理论与发生遗传学的联系进行了探讨，认为命门（太极）的概念是系统的集中、功能物质的统一、信息生机的表现、发生遗传学生殖遗传、调控机制统一于命门（太

[1] 邢玉瑞.中医理论的逻辑发展与命门学说的形成［J］.陕西中医学院学报，2004，27（4）：7-8.

[2] 胡素敏.命门学说发生学探究［J］.江西中医学院学报，2005，17（2）：16-18.

[3] 李如辉.中医命门学说的发生学原理［J］.浙江中医学院学报，2000，24（3）：3-5.

[4] 张敬文，鲁兆麟.命门探源［J］.辽宁中医杂志，2007，34（1）：31-32.

[5] 张敬文，鲁兆麟.从命门学说的发生学原理论《内经》《难经》命门的统一［J］.北京中医杂志，2007，26（1）：28-30.

[6] 朱荣华.命门（太极）理论与发生遗传学［J］.南京中医药大学学报，1997，13（6）：329-331.

极）模型之中，符合生命科学的复杂性、统一性，符合科学理论的发展趋势。贾耿[1]则提出命门脑的概念，认为脑髓（元精）是元神的物质基础，二者与生俱来，同属先天，本为一体，所以"精成而脑髓生"的实质自然是其元神的主宰调控机制，其实质就是先天遗传基因的调控机制。命门脑先生时首获先天遗传基因样本的调控机制（元神）而具有主宰五脏的功能作用，这就是命门脑先生为主的实质。毕鸿雁[2]认为命门概念产生于人类对生命现象和生命本质的求索过程。从现象到本质，从有形到无形，依次演生出有形命门说、无形命门说、命门演化原则。命门在形态上是演化生命的基因，在功能上是基因表达出的生命活动，在信息上是生命产生的现象。它是结构、功能、信息三位一体的生命演化原生质。

（七）脏腑关系理论的发生学研究

唐健嫩等[3]认为，脏腑相合理论的形成以解剖居位远近为萌芽，以"象"测"藏"方法而拓展，阴阳配属思维以充实，经脉互为络属为基石。周波等[4]通过研究《内经》中有关的人体系统解剖的记载，模拟远古医学家解剖人体的过程，

[1] 贾耿.从人体发生学审视脑和命门先生为主的实质[J].中医药学刊，2003，21（7）：1139-1140.

[2] 毕鸿雁.用发生学方法探讨命门的演生轨迹[J].中医药学刊，2006，24（8）：1521-1522.

[3] 唐健嫩，李其忠.脏腑相合理论的发生学初探[J].上海中医药大学学报，2008，22（6）：16-18.

[4] 周波，曾启全，彭卓崙，等.《内经》脏腑经脉条文与现代系统解剖学实体关系的探讨[J].辽宁中医药大学学报，2010，12（5）：85-87.

从解剖学的角度解释了肺与大肠相表里、心与小肠相表里、脾和胃相表里、肝开窍于目、心开窍于舌等理论认识。李如辉[1]认为肾合膀胱理论的建构，有解剖方法、司外揣内的观察方法、阴阳学说、五行学说及经络学说的共同参与，这一过程始于解剖，终于经络学说的建立，解剖方法占主导地位。倪新强等[2]从肺肠字义分析，古代文献对肺肠的解剖、形态及位置的认识，司外揣内的表里观，阴阳学说的表里观，五行学说的属性观，肺与大肠经络循行的表里联系，肺肠气化相通的表里观等七个方面探讨"肺与大肠相表里"的发生学问题，认为该理论的建构过程是一个多因素、多方法共同参与的过程，其中解剖是其奠基与先导，阴阳五行学说的影响和渗透，使肺与大肠从实体解剖名称向综合功能概念发生质的转变和飞跃，经络学说的形成、发展和完善使得较为完善的肺合大肠理论最终得以确立。吴小明等[3]"肝肾同寄相火"的发生学研究认为，君火、相火概念的发生，是移植了政治结构中的君主与辅相的概念与"火"的概念嫁接而成的。在漫长的封建社会政治结构中，君主只有一个，而辅相可以是一个，也可以由多个分担，君主对辅相进行节制，辅相权力较大，守正则可辅助君主，政令得以畅通；妄为亦可为佞臣贼子。由此推论则"君火"只有一个，"相火"可有多个；相火守正则为"常火"（生理之火），相火妄动则为"贼火"（病理之火）。这

[1] 李如辉."肾合膀胱"的发生学探寻[J].浙江中医学院学报，2000，24（6）：4-6.

[2] 倪新强，韩新民."肺与大肠相表里"发生学研究[J].安徽中医学院学报，2010，29（5）：1-3.

[3] 吴小明，李如辉."肝肾同寄相火"的发生学考察[J].福建中医药，2004，35（6）：42-44.

一发生学认识可以解决相火概念的"常火"与"贼火"之争。临床观察和治疗验证发现相火为害的病证多发于肝肾，宋代理学太极阴阳及"心性论"等思想的影响，使"肝肾同寄相火"逐渐成为共识，并对"肝肾同源"理论的创生有着重要的影响。对肝肾同处下焦的研究认为，肾、肝、三焦概念功能脱离实体的演变，是肝肾同处下焦之说的发生学前提。虽然肝肾结构形态不同，但功能上有许多共通之处，而三焦的通道功能成为疾病的传变通道，吴鞠通创立了温病学的三焦辨证，把肝与肾并列归于下焦，由此形成"肝肾同处下焦"之说[1]。对"肝肾阴同源"的发生学考察，认为"肝肾阴同源"认识的发生，主要缘于古代医家对肝肾阴虚证的临床观察和治疗验证，尤以温病学派为代表，五行学说"肾水生肝木"的归纳演绎、命门学说"肾阴肾阳为一身阴阳之本"的认识，促进了"肝肾阴同源"认识的发生[2]。而肝肾阳同源认识的发生，主要借助于病理的观察和治疗反证，即司外揣内的观察方法[3]。吴小明[4]并从发生学角度，考察中医学上"同源"现象出现的原因，认为文化土壤是中国传统思维的"尚同""求一"意识，哲学背景是元气论自然观，医学渊源

[1] 吴小明.肝肾同处下焦的发生学认识[J].现代中西医结合杂志，2005，14（3）：310-311.

[2] 朱美香，吴小明."肝肾阴同源"的发生学考察[J].时珍国医国药，2005，16（10）：946-947.

[3] 王先芳，吴小明.肝肾阳同源的发生学认识[J].现代中西医结合杂志，2005，14（13）：1696-1697.

[4] 吴小明."同源"现象的发生学考察[J].吉林中医药，2004，24（4）：2-3.

是"察同"取向与"类比"方法。徐静等[1]研究心肾交通的理论形成与发展，认为可简略归纳为三个阶段，三种观点，即心肾交通的理论萌芽、心肾交通的理论形成、心肾交通的理论发展。并认为中医学心肾相交理论和肾命学说的产生，是借鉴了古代丹术炼养思想作为其基础之一，而在医疗实践中得以运用[2]。

四、精气血神理论的发生学研究

丁原植[3]探讨了精气说与精神、精诚两观念的起源，认为"精气说"是稷下道家创造性提出的论说，而在其后的道家发展中，逐渐衍生了界定人之本质的"精神"观念。在显现的境遇之中，"象""物"与"精"得以呈现为"道"的本质性界定。"象"指出以设想的方式而可言说者，"物"指出以形界的方式而可言说者，"精"指出以质素的方式而可言说者。李如辉[4]从发生学角度，对《内经》气血津液生成理论进行考察认为，气血津液在生成上具有共性环节——肺脾合气，"肺脾合气生成论"导源于"天地合气而万物化生"这一关于自然界演化原理的"援物比类"。鞠诣然等[5]研究了先

[1] 徐静，孙英霞，张俊龙.心肾交通的理论研究[J].中国中医基础医学杂志，2008，14（1）：27-28.

[2] 徐静，段学忠，孙英霞.心肾相交理论和肾命学说的发生学研究[J].成都中医药大学学报，2011，34（1）：94-96.

[3] 丁原植.精气说与精神、精诚两观念的起源[J].安徽大学学报（哲学社会科学版），1998，22（3）：11-18.

[4] 李如辉.《内经》的气血津液生成理论及其发生学原理[J].上海中医药大学学报，2001，15（3）：11-12.

[5] 鞠诣然，鞠宝兆.先秦哲学的精气观念与《内经》肾藏象理论的发生[J].长春中医药大学学报，2007，23（3）：1-3.

秦哲学中的精气观念与《内经》肾藏象理论发生的关系，认为精气观念是肾藏象理论发生的重要因素之一，有不可替代的重要意义，它促成了"肾藏精"这一重要命题的产生，又通过"司外揣内"的方法促成了其他结论的产生。吴小明[1]从发生学的角度对肝藏血、肾藏精、肝肾同源进行探析，揭示出精血并属于水，取汁于水谷，精血互化，为临床许多疾病的治疗提供了理论依据与新的思路。

孙冬梅[2]从发生学观点研究认为，营卫二气均同源于水谷之气的精华部分，化演于中、下焦，上达上焦心肺以输布。营卫二气均行于脉中，但卫气可行于脉中，亦可散在于脉外，亦可随营气而运行至全身各处。在脉中营卫二气不独立存在，而是以混合之清气存在。只有当卫气逸出脉外，才能有真正意义上独立的营、卫二气存在。

金丽[3]系统研究了先秦诸子与《黄帝内经》中"神气"及其相关术语，探究其所蕴含的心理学思想，突显中国传统文化中"神气"相关术语在心理学中的重要意义，认为先秦诸子与《黄帝内经》"神气"及其相关术语所蕴含的思想是建立在中国古典哲学气本原基础上的，以儒家、道家、医家理论为核心的，通过在思想意识、价值观念上的修养与提升，进而实现理想人格模式建构的理论体系及行为模式。与西方

[1] 吴小明."精血同源"的发生学认识[J].吉林中医药，2005，25（1）：3-4.

[2] 孙冬梅.从发生学观点探讨营卫之气产生的演进轨迹[J].江西中医药，2006，37（7）：10-12.

[3] 金丽.先秦诸子与《黄帝内经》"神气"术语的研究[D].北京：北京中医药大学，2006.

心理学而言，更关注于心灵、心性境界的提升从而保持身心的健康状态。其内涵有以下几方面：①自然本性的心理状态；②道德伦理的精神境界；③血性气质的心理差异；④气强与气弱的性格特征；⑤群体意识状态；⑥心主神明的功能体现；⑦移精变气是切实有效的心理治疗手段。莫飞智等[1]从发生学角度，结合《内经》、道家学说探讨中医五脏神识系统建立的理论与实践问题，认为五脏神识系统是在胚胎时期的脑髓中，元神与脑髓共同作用、发生分化而形成的。元神分化出心神，再由心神分化出五神等各种神识元素；脑髓分化出心肾等五脏，五神、五脏分化完成后，五神入藏于五脏，从而形成了五脏神识系统。脑为元神化生神识元素、脏腑之处所，心神为五脏神识系统的主宰。张光霁等[2]从发生学角度，详细阐述了七情中性、情、欲的文字起源、含义以及相互关系，并指出"心"与外界的"物"在情的发生中所起到的作用，认为七情的发生是以性、情、欲为轴心进行动态演化的过程：性禀于先天，是人的本质、本性，藏于体内；情本隐没于性之中，与性同质。当接受外物的刺激后，情气流动，心有所感，再经过心志的所取，性便外显为情，或为喜怒，或为忧悲。同时，欲为情所应，由性情生发出的欲望亦是生物性的自然规律，它既是人的本能，也是生存的需要。

潘大为[3]通过对《内经》"神"及"形""神"关系的研究认为，影响并决定了《内经》形神理论最终面貌的是以下几个因素：气的

[1] 莫飞智，邓铁涛.五脏神识系统的形成[J].世界科学技术——中医药现代化，2010，12（4）：545-549.

[2] 张光霁，张燕.七情中性、情、欲概念的发生[J].中华中医药杂志，2010，25（4）：493-497.

[3] 潘大为.《内经》形神理论的多重结构[D].广州：广州中医药大学，2008.

观念、经脉学说、阴阳的观念和五行学说。这些因素先后作用，共同造成了《内经》形神理论的丰富层次和多重结构。《内经》形神理论包括以下 5 个层次：①《内经》对人的生命现象和精神现象的探索，是以对"形"的关注，即人体形态学研究作为逻辑上和事实上的起点的。②对"形"的研究和气的观念的结合，可以视为《内经》形神理论形成的预备阶段，使中医很早就脱离了还原论人体观，走上了注重从整体角度研究人及其状态变化的道路；经脉学说作为气论的具体化精确化发展，在《内经》神志疾病病理解释的发展过程中也起了重要的作用。③"神"作为解释要素的出现，标志着《内经》形神理论初步形成，标志着《内经》形神理论的第一个层次。④阴阳观念的运用，使得《内经》对精神现象的生理影响以及神志疾病的病理本质的解释水平都出现了飞跃，使得《内经》形神理论在深度上大大前进，标志着《内经》形神理论的第二个层次。⑤五行学说的渗透和改造，一是使抽象的"神"具象化，在抽象的"神"和实在的"形"之间建立起了一种具体而密切的联系；二是提供了新的和更确切的神志疾病病理解释模式和对精神活动发生机制的解释。从而使《内经》形神理论在体系化方面实现飞跃，标志着《内经》形神理论发展的第三个层次。《内经》形神理论的这五个层次，也可以视为是《内经》形神理论由浅到深发展过程的五个阶段。气的观念、经脉学说、阴阳的观念和五行学说这些因素先后作用，推动早期中医形神理论由浅到深、由粗到精、由零散到系统的逐渐发展，并共同造成了《内经》形神理论的丰富层次和多重结构。

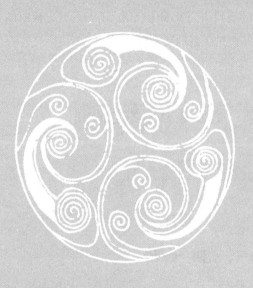

第二章　心藏象理论研究进展

20 世纪 50 年代，姜春华首次研究中医心藏象与现代医学脑的关系，自此展开了中医学界对心藏象的多层次、多系统的现代研究。至 80 年代末期进入专题研究阶段，至今发表学术论文 800 多篇，其中国家级课题相关论文 183 篇，研究内容主要涉及心藏象的发生学研究、心主神明的理论研究、心主血脉的现代研究及临床应用、心与形窍志液时的关系研究、心与小肠表里关系的研究等方面。

第一节　心藏象基本概念研究

有关心藏象基本概念的研究，主要涉及心气、心阴、心阳以及神、神明、心神、神志，血脉、经脉、络脉，心包、心包络、膻中、心主等概念及其相互关系的问题。

一、心气、心阴、心阳

陈利国等[1]认为，心气含心阴、心阳两个方面。心阳是心气之具温煦动力作用的部分，心阴是心气之具濡润滋养作用的部分。心阳促进心阴的化生，并卫护于外，使心阴不致耗散。心阴充足，以为心阳生化之源，并安谧于内，牵制心阳，使阴制阳动，阳胜阴亢，阳固阴静，阴阳平衡，共同维

---

[1] 陈利国，张珍玉.论心阳［J］.山东中医学院学报，1986，10（2）：33-36，8.

持心的正常活动。张金玺[1]的"气分为三"假说认为：广义脏气分为脏阴、脏阳、脏气（狭义）三部分。脏气（狭义）属于广义脏气中的中性部分，具有推动和固摄作用；脏阳属于广义脏气中的阳性部分，具有温煦、兴奋、升发作用，脏阴属于广义脏气中的阴性部分，具有凉润、宁静、潜降作用。脏气（狭义）、脏阴、脏阳处于同一物质层次，内涵彼此独立，互不包容，但在五脏生理功能发挥上，又相互协调密切配合。三者分则为三，合则为一，三位一体，和谐配合，共同完成五脏的生理功能，体现为广义脏气的综合功能。故心主血脉的功能主要是由心气（狭义，下同）完成的。心气具有推动和固摄功能，一方面推动血液运行，另一方面又固摄血液循于常道。心阳的温煦、兴奋功能激发并参与心气的推动作用，心阴的凉润、宁静功能增强并参与心气的固摄作用。心阳和心阴的协调平衡，保证了心脏搏动的正常节律和血管的舒缩有度。云玉芬[2]总结"心气"的特点：第一，"心气"运行于"心形"中，但又不局限于"心形"之内。第二，"心气"在心经中正常运行，是人生命的关键。"心"的生理功能都是通过"心气"在其经脉中的正常运行来实现的。第三，"心气"与其他四脏之气彼此相通，其功能有相互重叠的部分。第四，"心气"的运行不正常，导致"心形"以及其他"心气"所影响部位的疾病。第五，"心形"不能脱离"心气"，心无气则死。第六，"心气"不可不通，不通则死。吕艳[3]辨析心阳与肾阳，认为心

[1] 张金玺.广义"脏气"的"气分为三"假说及其相关问题研究［D］.武汉：湖北中医药大学，2014.

[2] 云玉芬.《黄帝内经》中"心"的形气神研究［D］.北京：北京中医药大学，2007.

[3] 吕艳.心阳与肾阳的理论与文献研究［D］.北京：北京中医药大学，2016.

阳为全身阳气之主，具有温煦全身、温通血脉、主神使神机焕发等功能；肾阳为阳气之根，具有蒸化水液、促进生殖功能，温助其他脏腑等功能。心阳对肾阳具有统帅、温煦作用，肾阳对心阳具有化生资助作用。

二、神、神明、心神、神志

（一）神的含义

周杰等[1]对《灵枢·本神》中有关"神"的论述进一步研究指出，广义的神包括内在动力和外在表现，内在动力是生命活动的主宰，是阴阳双方对立统一的结果，是通过气的升降出入运动来实现的，神的外在表现通过人的各种生命活动体现出来，可以通过四诊获得，成为临床观察的依据；狭义的神是形的产物，对形有巨大的反作用，可以分为精神意识活动、意识思维活动、精神情志活动，统称为精神意识思维活动，其中精神意识活动包括神、魂、魄、意、志五神，意识思维活动包括意、志、思、虑、智等认识活动，精神情志活动包括喜、怒、忧、思、悲、恐、惊等七种情志变化。沈济人[2]对"神"的含义进行阐释，认为广义的神是生命活动过程中所产生的各种各样信息的总称，而狭义的神是指人

[1] 周杰，段延萍.初析《灵枢·本神》中的神［J］.光明中医，1998，13（78）：2-5.
[2] 沈济人，赵会芹.精、气、神新说［J］.甘肃中医学院学报，1999，16（2）：7-9.

脑思维过程中所产生的信息。赵国求[1]认为神就是现代医学所述的神经系统，广义的神为"脑神"，即中枢神经系统（大脑皮层），是知觉、意识、思维产生的地方，包括心神、肝魂、肺魄、肾志、脾意等内容，其中心神是狭义的神。心神、肝魂、肺魄、肾志、脾意、关节的活动、皮肤的感觉、五官的功用都受外周神经的调节与支配。李生财等[2]总结认为神的含义大致可以划分为三种。其一功能论，强调神是以心（脑）为中心的五脏功能活动的体现；其二信息论，强调神是生命活动中产生的各种各样的信息；其三物质论，强调神就是脑神经系统。邢玉瑞[3]提出广义之神指人的整体生命活动及其外在表现，包括生理与心理活动两个方面。心主神指心有主宰人体生理活动与心理活动的功能。人的心理活动包括认知活动、情感活动与意志活动三个方面。张登本[4]认为就《内经》及其所造就的医学理论体系而言，"神"指人类社会的发展规律，指自然界一切事物的变化规律，指人类的生命运动规律，指人类生命活动与外界（社会的和自然界的）万事万物相通相应的规律等。就人类生命运动规律而言，"神"也指"心"对生命活动的支配、心理活动，以及五脏、六腑、奇恒之府、形体官窍、经络，乃至精、气、血、津液等物质参与生命活动过程中的相关规律等等，均以"神"概之。云玉

[1] 赵国求.中医精、气、神的现代科学基础[J].武汉水利电力大学学报，1999，19（4）：13-15.
[2] 李生财，梁永林，贾育新.中医"神"的含义物质基础及其特性[J].中医药学刊，2002，20（5）：650-651.
[3] 邢玉瑞.中医基础理论[M].2版，西安：陕西科学技术出版社，2005.
[4] 张登本.论《黄帝内经》"神"的内涵及其意义[J].中华中医药学刊，2008，26（8）：1636-1638.

芬[1]认为"神"主要藏于人的"心"中，"神气"运行于人的全身内外；"神"有可感知性和可调节性。"神"的作用可归纳为以下四个方面："神"与人体的生成和生命的存在密切相关；"神"的作用能维持人体健康；"神"的作用能使人的身体发生变化；"神气"控制人的眼睛和舌的运动。卢健棋等[2]认为神是基本生命活动和五脏活动的表现，神的功能正常与否和心脑有密切关系：心为神志的正常提供物质基础，从物质上保障神志的正常；脑是神志的起源，从根源上保障神志的正常。贾春华等[3]基于概念隐喻视阈讨论中医之"神"，认为《内经》的神概念是基于物质层面的神，通常意义上的精神是物质神的功能之一。形神合一是以物质为前提的对神的产生、运动以及功能、结果等一系列复杂过程的高度概括。

（二）神明的含义

孙广仁主编的六版《中医基础理论》教材认为"神明"范畴主要有3个方面：①万物运动的变化及其内在规律。②人体内在生命活动的外在综合表现，并对全部心身机能活动有着协调控制之功。③泛指人的所有精神心理活动[4]。李

［1］ 云玉芬.《黄帝内经》中"心"的形气神研究［D］.北京：北京中医药大学，2007.

［2］ 卢健棋，韩景波.对中医"神"的浅识［J］.环球中医药，2012，5（9）：673-674.

［3］ 李春雨，黄慧雯，贾春华.概念隐喻视阈下的中医之"神"［J］.辽宁中医杂志，2017，44（2）：278-280.

［4］ 孙广仁.中医基础理论［M］.北京：中国中医药出版社，2002.

斌等[1]认为"神明"是人生命活动的最高主宰，调节脏腑器官功能，维持机体生命活动。然"神明所属"问题实为一个系统概念，心为神明之主，肾（髓）为神明之根，脑为神明之所，目为神明之使，即"通于心，根于肾，藏于脑，见于目"。"脑－心－肾－目"四者合而为一构成中医"神明"系统。刘延青[2]认为"神明"可概括为"神"的总体表现，"心藏神"即神是生命活动的主宰，而脑主后天的"识神"。孙文军[3]总结张锡纯的心脑相通理论，认为神明有元神与识神之分，神明之体在脑、神明之用在心，心脑之间相通，这个通路就是神明运行、神机升降的道路。他还提出，思考和记忆是神明运行的2种不同方式，是神机升降的两种相对的过程。思考是神机发散的过程，神由脑及心而发挥作用；而记忆是神机收敛的过程，神由心及脑而贮藏积蓄。贾耿[4]认为神有元神、识神之分，脑髓有间脑、大脑之分。间脑位于脑髓的中心，称之为"脑芯"，脑芯主导着五脏六腑的生理活动，体现着元神的作用；大脑主导着躯体视听言行的心理活动，体现着识神的作用。后又提出，大脑的识神作用，称之为神明之心，这个"心"只是大脑的代称。心主血脉而舍神，所以神明之心隶属于血脉之心，两心息息相通，体阴用阳，藏象一体，总称为心，但这个心只是医学与哲学的产物。位于脑髓中

[1] 李斌，谢淑玲，王振兴，等.《黄帝内经》"神明"钩玄[J].成都中医药大学学报，2016，39（4）：79-80，83.

[2] 刘延青.中国文化与"心藏神"[J].世界中西医结合杂志，2017，12（2）：272-275.

[3] 孙文军，唐启盛.张锡纯思想中的心脑相通理论[J].中华中医药杂志，2011，26（3）：427-429.

[4] 贾耿.识神与督脉任脉、元神与足太阳足少阴关系再探讨[J].辽宁中医药大学学报，2019，21（1）：31-39.

心的脑芯才是本原本义本体的心，是人体的"真心""真主"，故曰"心主"，与血脉之心和神明之心相比，故曰"小心"[1]。陈小野[2]辨析"识神""元神"，认为识神是脑（以额叶、大脑皮层为代表）最高级部分的功能，元神是脑较低级部分的功能；识神主要相关于后天，元神主要相关于先天；识神为阳，元神为阴，识神显现多见于应激，多在白天；元神显现多见于睡眠、入静，多在夜晚，能量代谢多降低。

（三）心神的含义

张庆祥等[3]提出心神是指人的精神意识思维活动，包括大脑的部分功能，却不仅限于大脑的功能。心神为人体生命活动的主宰，它不仅统帅脏腑生理活动，而且主司精神思维、认知情志活动。章薇[4]认为神是在全部生命活动的基础上产生出来的最为高级的机能，心理活动是整个机能活动的综合表现。心神、脑神、五脏神关系密切，脑神是保证机体高度有序性的中枢，脑藏元神，心藏识神；脑神为体，心神为用；五脏神从属于心神，脑之元神统帅五脏诸神；脑神与心神的关系为脑神统帅心神而共同协调控制诸脏器，在心脑的控制

［1］贾耿.命门、元神脑神、识神心神关系再探讨（三）识神心神［J］.中国中医药现代远程教育，2019，17（9）：24-28.

［2］陈小野.从"识神"、"元神"看阴、阳的关系是上、下关系［J］.世界科学技术-中医药现代化，2013，15（8）：1821-1824.

［3］张庆祥，刘承才.论心神［J］.山东中医学院学报，1992，16（4）：9-12.

［4］章薇.试论心神、脑神、五脏神及其关系［J］.湖南中医药大学学报，2003，23（3）：28-29.

调节下，维持着人体心理活动的整体性。王巍[1]认为心神、五脏神、脑神关系密切，心神统帅五脏诸神为一整体；脑神是心神统帅五脏神协调工作产生的整合机能。章增加[2]认为心神为狭义之神，是五神之一，虽与其他四神并列，但在人的精神活动中，其作用极其重要，与其他四神相比，心神的实质是一种人的主观能动性的自觉意识，所以为其他四神之首而统率诸神，是人区别和高于其他动物的显著标志。故心神是人类独有的、在精神活动中属于最高层次的自觉意识，在神志活动中发挥着主宰作用。魄是最先发生、也是最基础的动物本能感知意识。魂是在人进化和发育过程中在魄之后形成、先于心神形成的本体意识，是心神发育的基础。三者在进化过程中逐次演化而成，在生命活动中低级的魄和魂是高级的心神发育的基础，高级的心神有主宰之能，因而能控制魂魄。

（四）神志的含义

张超群[3]认为一般教科书将神志解释为精神、意识和思维活动，在词义上有所重叠和混乱。如精神即包括了意识和思维，意识又是感觉和思维等心理过程的总和。再者，心主神志应含有两方面的内容：即人体对客观事物的认知和情志（情感）反应，我们将它们分别称为"神"和"志"。赵健雄[4]指出，神志主要指人的意识，即人对环境和自身的认知状态或识别能力。它仅是人的精神活动的一个

[1] 王巍.脑神与心神、五脏神关系及整合机能探析[J].中国中医基础医学杂志，2008，14（7）：481-482.
[2] 章增加.论"心神"为狭义之神——兼与七版教材《中医基础理论》商榷[J].中医药通报，2011，10（1）：26-27.
[3] 张超群.心主神志若干问题之我见[J].中医药信息，1990，7（1）：3-5.
[4] 赵健雄."心主神"辨[J].上海中医药杂志，1990，24（10）：36.

方面。除了意识之外，人的精神活动还包括感觉、知觉、思维、情感、记忆、意志、智能等。《内经》所述的神，就人体而言，有广义和狭义之分。广义的神，指整个人体的生命活动及其外在表现，狭义的神，指人的精神活动。显而易见，神志与神的概念有别，神志与狭义的神的概念也不同。鲁明源[1]分析比较神、神明与神志的概念内涵。神为生命活动的内在规律；神显现为各种复杂的生命活动则为神明；神志的概念依然有分歧，或认为等同于神明，即用以概括人体所有生命活动的外在表现，或局限为神明活动的重要组成部分——精神活动。神志概念的引入不仅不能更清晰地阐释中医理论，反而造成无谓的争议，阻碍了对理论的准确解读。

三、心系

尚明华[2]认为心除了通过经脉、经别与脏腑间建立联系外，还通过"心系"进一步加强与脏腑间的沟通、联络。手少阴经"出属心系"，而心系乃心与其他脏腑间沟通联系的系带。通过"心系"，心与肺、肝、脾、肾等脏器建立了联系，故而心系也成为心与其他脏腑间联系的重要组成部分。史红

[1] 鲁明源."神明"相关概念的研究现状[A].中华中医药学会.中华中医药学会第十六次内经学术研讨会论文集[C].山东中医药大学基础医学院，2016.

[2] 尚明华，周俊青.试论君主之官——心的经络基础[J].针灸临床杂志，1997，13（8）：12-14.

霞等[1]明确提出，心系是指心脏及其连属之血管而言，与络脉密切相关。孙刚[2]认为《内经》中"心系"包括心、心包络、血脉和经络。丁以艳[3]则认为心系主要包括心脏及与之相关联的小肠、脑、心包、舌、脉、面等。吴承玉等[4]提出心系主要包括心及与之相关联的血脉、舌、脑络、小肠等，"心系"指心系统，应区别于传统中医理论中"心系"。

四、血脉、经脉、络脉

许龙泉[5]根据《内经》理论体系以及中医理论的形成过程，认为血脉与经络有明显不同，血脉是心脏系统的形体组织，而经络则是整个人体生理功能的一个系统，因此不能用经络循行来代替血液循环。李晓君[6]提出经络与血脉在中医学理论中有着密切的渊源与联系，从功能上看经络具有类似血脉通行气血的作用，并且在《内经》等古医籍中也有部分经脉与血脉互义或混用的现象。但仔细研读古代医家的论述发现他们之间有着本质的区别，即经脉与血脉是

[1] 史红霞，辛玲.络脉与心系关系初探[J].浙江中医杂志，2003，38（11）：465-467.

[2] 孙刚，烟建华.《内经》"心主血脉"学术解读[J].中华中医药学刊，2008，26（6）：1313-1314.

[3] 丁以艳.心系病位特征及基础证的研究[D].南京：南京中医药大学，2012.

[4] 吴承玉，丁以艳，吴承艳，等.心系病位特征与基础证的研究[J].南京中医药大学学报，2012，28（1）：1-2，19.

[5] 许龙泉.血脉有别于经络[J].江苏中医，2000，21（12）：5-7.

[6] 李晓君.论经络与血脉的源流异同[J].中国中医基础医学杂志，2003，9（6）：6-9.

分属于完全不同的两个功能体系，血脉归属于血液循环系统，以运行血液为主，而经络则是人体联系系统，以联络沟通为主。徐云生[1]认为经络是气的运行通道，血脉是血的运行通道，经络之大者为经脉，经络之小者为络脉；血脉之大者就称血脉，血脉之小者为血络。经络总归于肺，血脉总归于心。王进[2]从心藏象论络脉的生理基础，认为心为阳脏（火脏），主温通，为神之舍、血之主、脉之宗。生理情况下，心阳温煦，外合脉管生络、化赤生血养络、血气调达通络、五神通泰维络，形成了络体及络神，促进脉络正常生长、分布和络中血气流行通利，血气乃灌溉、温养各脏腑组织器官。

毛良[3]指出古医书《脉书》的主要内容是论述人体的功能和脉的分布，病脉所致的疾病及其治疗。病脉的诊断是循脉与相脉，认为本"脉"指的是血脉。古医书中有关血脉学的内容，均成为后来《内经》和《难经》的医学理论基础及其核心。支持此观点的还有"经脉动脉"说，卓廉士[4]提出古人在很大程度上是以"动脉"为据点并将其加以连缀来认识经脉的，这样就使得他们在观念上将经穴作为"脉气所发"之处。同时，参考中国古代哲学关于运动往复方面的观念，

[1]　徐云生.试论经络与血脉的区别[J].中国针灸，2004，24（9）：629-630.

[2]　王进，邱幸凡.从心藏象论络脉的生理基础及其应用[J].湖北中医杂志，2008，30（9）：15-16.

[3]　毛良.古医书的"脉"是血脉，非"灸疗感传"[J].中华医史杂志，2002，32（2）：125-127.

[4]　卓廉士.经脉动脉说[J].中国针灸，2006，26（11）：793-795.

经脉循环体系极可能建立在"回环往复"的观念上。另外，林其盛[1]认为根据马王堆汉墓中的医书可以看出中医学的最初经脉观：①与经脉效应有关；②为肉眼可见的表浅动、静脉血管；③为可触及的浅层与深层的动脉管（寸口、人迎等）。随着历史的发展，源自公元前5世纪（扁鹊医疗活动时期）的不系统经脉理论，在春秋战国时期的阴阳五行学说融会下，采用取类比象的说理法，完备和补充了经络新内容，至此形成十二经脉，并描述其循行为如环无端、周流不息。

五、心包、心包络、膻中、心主

一般认为心包络简称心包，又称膻中。杨力[2]提出膻中与心包络并非一物。膻中位于胸腔中部，胸骨之后，正值人体胸腔纵隔部位，内纳心、心包膜、气管、食道等重要器官，是气血交会的要枢，也是心主之宫城。其生理作用：①是心之宫城，有心外围作用；②为心君之辅佐，有贮运气血之能；③指气海，有贮布气运之功。心包络是心之外膜，络是膜上的脉络，为心之外围，气血之通道，故合称为心包络。其生理功能：①是心之脉络，有滋养心之功能；②心包络为心之第一外围，负担着心的卫外作用，即"代心受邪"。王玉兴[3]提出心包络、心包和膻中三者的概念不同。心包是包在心脏外面的包膜，具有保护心脏的作用，避免周围的津液过多渗入心包。心包络是指附于心包以及心脏表面上的脉络，具有运行气

[1] 林其盛.读解经脉[J].中国针灸，2004，24（2）：139-141.

[2] 杨力.膻中与心包络并非一物[J].中医杂志，1986，27（3）：79.

[3] 王玉兴.心包、心包络、膻中概念之辨析[J].天津中医学院学报，1995（3）：35，32.

血、沟通内外和代心受邪等的作用。膻中则是指两肺之间，咽喉以下，横膈以上的位置，包括除心、肺两脏以外的所有纵隔组织。其在体表的标志是胸部的中央，两乳之间，具有聚集宗气、调畅呼吸、助心行血、辅助发声、有助吞咽等作用。膻中是指纵隔而言，其生理功能是疏通气道以行呼吸、贯通心脉以助血运、畅达食道以利进食。孙刚[1]赞同其说，认为心包、心包络、膻中三者由于其功能上总体上为心之臣使，并有体用之不同。膻中为城廓，是其外卫，其内为心、心包、肺等重要脏器，为气之海。而心包是解剖的实体，心包络是心包的血络。闫昱江等[2]亦认为，膻中位于胸中，心肺同居其内，膻中、心包、心包络同为心之外卫。另外，柴瑞震[3]通过对《内经》有关篇章中的记载考证，认为心包络是经典中固有的全称概念，心包络即包心之络脉，不是包心之外膜，心包是心包络的省称或简称，在理论的表述中心包络与心包普遍互用、并用。现代以心包取代心包络使用，并误解中医"心包"为现代医学的心包，中医的心包已经演变为现代医学心包膜的简称，两个心包含义不同。

[1] 孙刚，烟建华.《内经》"心主血脉"学术解读[J].中华中医药学刊，2008，26（6）：1313-1314.

[2] 闫昱江，柯尊华，雷根平，等.心包、心包络、膻中生理功能及病证异同考辨[J].国医论坛，2014，29（5）：55-56.

[3] 柴瑞震，陈业兴.从《黄帝内经》看"心包络"与"心包"[J].河南中医，2014，34（2）：197-198.

刘峰等[1、2]基于中医基础理论的长期发展，明确心包逐渐成为十二官中的一员，而"心主"比"心包"更适合作为第六脏的名称出现。心主是第六脏，由膻中与心包共同构成；心包络是"心之包络"简称，原本即属于"心主"之脉；胸中泛指胸腔。心包体现心主"阴"的功能，心包界定了心的功能范围与神的状态，是胸腔与颈颅部的功能联系，因而能够清楚辨析"心"的功能状态；膻中为气海，是宗气汇聚、生成、敷布的源泉，为"心主"阳的功能，以宗气为媒介，在体腔内敷布，膻中与心包共同完成五脏之间气机和情志活动的协调功能，维持五脏内部之间的协调平衡。

六、君主之官

尚明华[3]认为心的君主地位体现在：借助经络的沟通联络与其他脏腑间建立的密切联系，并通过经络的传导、调整、协调作用而支配和调节它们的功能活动。张胜忠[4]认为"心者君主之官"实为"心者主守之官"。虽然"君主之官"对心的脏象功能有着普世公认的、较为形象的比拟，但人体脏腑与州郡城池的管理十分相似，"心"的地位是主司"郡守"之职，十二官的统领者。"主守之官"清晰表述了"郡守"的统领职责和守护职能，更符合《素问》文本

[1] 刘峰，黄晓红，龚小钢，等.心主刍议[J].医学与哲学（A），2016，37（12）：84-86，97.
[2] 刘峰，黄晓红，吴凡.心主、心包、膻中内涵及关系辨析[J].上海中医药杂志，2017，51（3）：35-37.
[3] 尚明华，周俊青.试论君主之官——心的经络基础[J].针灸临床杂志，1997，13（8）：12-14.
[4] 张胜忠，闫铮."君主之官"与"主守之官"考辨[J].中华中医药杂志，2016，31（1）：49-51.

的叙述语境、初始文态，也更准确描述了心的生理功能状态。高雅等[1]从天文学的角度诠释"君主之官"与"中正之官"的含义，认为心、胆的位置、功能是北斗授时和立中测影活动在人体的投射，而心、胆的关系也是两种授时方法关系的体现，从而称之为"君主之官"与"中正之官"，进一步阐述其深层含义——无为与有为。此外，张德祥[2]因大脑指挥发号施令，统管全身，主宰人体整个功能活动和生理病理变化，提出"脑者，君主之官，神明出焉"，属阳，主腑；"心者，泵力之官，血液出焉"，属阴，主脏。夏丽娜等[3]基于"君主"一词的内涵及赵献可、张景岳对命门的理解，认为"心为君主之官"这一观点欠妥，并提出"命门为君主之官"之说。

第二节 心的生理功能研究

心的生理功能的研究，主要围绕心主血脉、心主神明、心与大肠相表里等问题展开，特别是在近代有关心主神明与脑主神明的问题，引起了较大的争议。

---

[1] 高雅，安宏，徐世杰."君主之官"与"中正之官"新解[J].中国医药导报，2018，15（36）：129-131，143.

[2] 张德祥.试论脑为君主之官神明出焉[J].甘肃中医学院学报，1996，13（2）：3-4.

[3] 夏丽娜，陈西平，泽翁拥忠.论命门为君主之官[J].国医论坛，2007，22（6）：41-42.

一、心主血脉的研究

孙刚[1]认为"心主血脉"的含义涉及以下几方面：①心与血。心生血，血的生化靠脾运化精微，经心化赤而成。心行血，血的正常运行有赖于脉管的完整和脉气的旺健，其动力主要是宗气。②心与脉。心脏连脉，心脏中运行血液，心与血脉组成解剖与功能整体，而心为之主。马淑然等[2]认为心除主血脉外，还主"血络"，提出了"心主血络"论。通过血络的连接和渗灌，使心、脉、血络和血构成一个相对独立的封闭系统，从而使血液输注环流，濡养周身。章薇[3]结合中西医理论探讨了"心主血脉"的合理内核，心脏不仅是泵血器官，也是调节生命代谢的内分泌器官，它以心血管系统结构和功能单位作为信息交换、能量互动及功能活动场所，即通过"心系"的主泵、载体和本体作用，发挥血液及生命活性物质的生理效应，提出"脉为心体，血为心用"的观点，心脉、心血互为体用，二者是"心主血脉"行使正常功能的决定因素。张恒[4]认为，心连脉，血液运行于脉中，如环无端，组成了心、血、脉一个解剖与功能上不可分割的整体。高兰辙等[5]亦持相同的观点。同时指出心并非完全指解剖之心，血也并非完全指血液，脉也并非完全指血管，

[1] 孙刚，烟建华.《内经》"心主血脉"学术解读［J］.中华中医药学刊，2008，26（6）：1313-1314.

[2] 马淑然，刘燕池.心主血络论［J］.中国医药学报，2000，15（4）：14-16.

[3] 章薇.心主血脉的内涵考释［J］.中医药学刊，2004，22（2）：253-254.

[4] 张恒."心主血脉"之辨析［J］.中西医结合心脑血管病杂志，2009，7（2）：212-213.

[5] 高兰辙，孙文奇，陈海铭.心主血脉［J］.实用中医内科杂志，2013，27（18）：9-11.

不可将心主血脉理论等同于现代医学的血液循环（心脏、血液和血管组成）。

刘雪强[1]从肺阳行津与心阳行血之间的相互为用关系，探讨肺主行水与心主血脉的生理病理相关性及其临床意义。肺气与心气关系密切，两者通过宗气，生理上相互资助，病理情况下相互累及。肺气行津与心气行血的功能通过心肺之气间的密切关系连接起来。心肺之阳是心肺之气中具有温煦、推动等作用的部分，同居上焦，生理状态下有相助之理，病理状态下又可相互累及。而肺主行水、心主行血又分别与肺阳、心阳的作用紧密相关，故心肺之阳在联结肺主行水与心主血脉的关系中起着重要的作用。刘渊[2]依据文献记载，认为"心生血"除"化赤"的作用之外，还有"血精生血"和"协助其他脏腑生血"两个方面的生血机制。汪震[3]通过研究发现心主血脉与阳明在生理和病理上存在密切相关性。其生理相关性主要包括：心和胃在位置、经络、五行、气机的相关。心主血脉对阳明的生理状态有主宰和调控的作用；胃的气血生化对心有濡养作用；阳明气机下行的一致性对心主血脉运行具有一定影响。其病理相关性主要包括：心的病理状态中，阳明对其发生、发展、预后具有重要作用；心与阳明

[1] 刘雪强.肺主行水与心主血脉相关性的研究［D］.济南：山东中医药大学，2002.

[2] 浏渊，黄秀深，周训伦.中医"心生血"理论初探［J］.中医杂志，2005，46（3）：163-165.

[3] 汪震.心与阳明相关性的理论研究［D］.北京：北京中医药大学，2007.

同病中，它们具有共同的症状表现，并且能够互相影响。现代医学研究发现：在神经、激素以及致病微生物方面，都具有心与胃肠相关性的依据。李晓[1]认为营卫和调是"心主血脉"和"心主神志"的前提，一方面强调营卫之气充盛方可布散渗灌气血，濡养心脉心体，另一方面强调营卫之气必须维持亢害承制的动态平衡关系，以达到阴平阳秘的状态。因此，在当今心血管疾病难点的治疗中，除滋阴养营、温阳补气外，还应调和营卫以纠正营卫失和的病理状态，以使阴阳自和，恢复机体稳态平衡。

同时，有学者认为心生血的说法不妥。牛兴旺[2]认为，营气和津液是血液生成的主要物质，由于营气和津液都来源于水谷精气，所以说脾胃为气血生化之源，或脾主生血。但心主生血则牵强附会，而心主血脉的正确表述是指心脏推动血液在脉管内运行而营养全身，而不是心有生血之功。柴守范等[3]赞同此说，提出虽然《素问·阴阳应象大论》和《素问·五运行大论》中都有"心生血"的记载，但联系上下文可知，"生"字相当于"主"字。亦有学者对"心主血脉"理论提出质疑。罗桂清等[4]认为中医教材对"心主血脉"的解释是根据西医解剖和生理学的概念推导产生，不符合传统中医理论。中医的"心"并不是一个单纯解剖学的形态器官，而是一个以整体

[1] 李晓.从营卫和调论述当今心血管疾病难点的防治[J].中华中医药杂志，2018，33（3）：824-828.

[2] 牛兴旺.小议"心主生血"[J].陕西中医，2004，25（11）：1017-1017.

[3] 柴守范，杨进."心生血"辨析[J].光明中医，2008，23（10）：1466-1467.

[4] 罗桂青，李磊.试论"心主血脉"[J].河南中医，2011，31（5）：452-454.

性原则确定的功能概念，是一系列有密切联系的生理病理功能的综合概括，"心"与"血""脉"之间的关系是藏象学说中的应象关系。并认为《内经》中十二经脉是气血运行的主要通道，冲脉更被称为"血海"，但十二经脉起于肺经而不是起于心经，气血在十二经脉的循环周流同样不是心气的推动作用，营气才是推动血液在经脉内运行的动力。故认为中医的藏象理论远远超越了现代西医的思维逻辑，"心主血脉"是形而上的"象"的观念，中医的"心"并不生"血"，也没有和"血脉"或"经脉"彼此相连而构成一个相对独立的管道系统，更不主宰"脉象"。赵坤等[1]则基于《内经》形气观分析心与血脉的关系，认为心与血脉皆为解剖所见的实体结构，是天地火气化生；心为库藏，储藏太阳、火气，心与血脉的关系是心所储藏的太阳、火气对血脉具有化生与充养的作用，即形与气的作用。故《内经》时代的心主血脉没有心脏推动血液在经脉内运行的含义。

二、心主神明的研究

心藏神，又称"心主神志"或"心主神明"，是指心为君主之官，统帅脏腑、形体、官窍的生理活动和人体精神、意识、思维及心理活动的功能[2]。现代医学证实，脑是精神、意识和思维活动的器官。故中医学出现了"心主神明"与

[1] 赵坤，李成卫，王庆国．基于《黄帝内经》形气观分析心与血脉的关系［J］．中医杂志，2018，59（5）：361-364.

[2] 孙广仁．中医藏象生理学［M］．北京：中国医药科学技术出版社，2002.

"脑主神明"的争论。拥护"心主神明"学说的学者试图从各种角度来理解这一学说，寻找"心主神明"的支持证据；倡导"脑主神明"者，认为应将"主神明"从心藏象中剥离出来，使五脏各有所主，脑主神明，心主血脉，或心脑共主神明[1]。

（一）心主神明说

林雷等[2]认为中医之"心"可分为两部分：心Ⅰ（五脏之心）和心Ⅱ（君主之心），主宰神明的是心Ⅱ，它调控五脏系统，进而通过五脏系统控制全身之四肢百骸、五官九窍。孙鑫等[3]将心分为血肉之心和神明之心，血肉之心是指心脏功能，神明之心是指脑的功能，二者关系密切，并提出"脑为神之用，心为神之基"的理论。吴迪等[4]认为"心主神明"之"心"是功能集合体，其对应的实体是心脏、血管、大脑的组合，主神明的功能活动是以心脏、大脑、血管的正常生理为基础的，其中任何一方处于或呈现病理状态都将影响"主神明"功能的正常发挥。张挺[5]从中医学对心、脑的界定上阐释这一问题，认为"心主神明"与"脑主神明"争论的关键在于对心藏象概念的误解。不否认脑对人的精神、意识和思维活

［1］王志飞."心应夏"理论及其受体调控机制研究［D］.北京：北京中医药大学，2010.

［2］林雷，倪健伟."神明之主"理论问题探讨［J］.北京中医学院学报，1990，5（1）：18.

［3］孙鑫，李睿，郑洪新.从"心"入手调整亚健康状态［J］.中华中医药学刊，2008，26（9）：2042-204

［4］吴迪，杨萍，敖杰男.试论"心主神明"中"心"的实体定位［J］.时珍国医国药，2006，17（12）：2423-2424.

［5］张挺，李其忠."心主神明"考辨［J］.中国中医基础医学杂志，1999，5（11）：15-17.

动的作用，但认为这也是"心主神明"的表现。中医学所论之"心"在结构层次上，除了解剖学上心脏这一要素外，还包括了血脉、小肠、面、舌等；在功能方面，表现为主血脉、主藏神、通于夏气等，这些内容远远无法由解剖之心来承载，因此不能将藏象之心与解剖之心直接对应，这样也就不能排除藏象之心可以概括解剖学上脑的部分功能的可能性。

于鸿玲[1]认为心主神明，应从广义概念出发，突出"心"在生命活动中的主宰作用和居于脏腑之首的地位，才能比较准确地反映出中医藏象学说的原貌和特色。并提出出现"脑主神明"原因：一是将中医学中"心"的概念与西医"心脏"完全等同起来，忽视了中医藏象学说的特点；二是将心所主神明狭隘地解释为精神意识思维活动。晋文[2]从"君主之官"的论断来分析"心主神明"的含义，认为君主是一个国家的最高统治者，是政令发布者，《内经》取此比喻，强调了心主持、控制生命活动的重要作用，即广义之神。冯业贺[3]认为"心藏神"不单指心主神志这一生理功能，还包括心具有机巧灵动的生理特性和病情多危重、传变神速、变化多端的临床特点。吴慧心[4]认为，心主神明的理论是对人体生理和心理

[1] 于鸿玲.析"心主神明"[J].河北中医，1986（6）：3-4.

[2] 晋文.《内经》心神再识[J].云南中医学院学报，1997，20（3）：8-30.

[3] 冯业贺.从"心藏神"看心系疾病的临床特点[J].河南中医，2004，24（1）：7.

[4] 吴慧心.关于心主神明的理论研究评述[J].江西中医学院学报，2005，17（6）：9.

活动的高度概括。在生理上，心是脏腑功能协调统一的调控中枢，是一切生命活动的主管；在心理上，心主神明则包含进行思维、贮存记忆、产生情感、统赅意志、主观感知、关系梦寐等心理活动的基本内容。李舒健[1]从4个方面阐述了"心主神明"的科学内涵：科学研究成果为证实心脏通过某种机制参与了思维活动提供了宝贵的线索；心主神明所强调的不仅仅是心对意识活动的调摄，而且更是整个人生命活动，即"神"通过心主血脉功能加以体现；中医学的心是以心为基础的综合功能单元；心主神明的实质是心脏以调控全身血液循环功能为基础，以心神为中介，通过神经 - 内分泌 - 免疫网络，进行信息处理整合。庄富强[2]认为在人体，"神"就是主宰生命活动的中心要素，即生命活动的内在机制。"神"的外在表现，如面色、语言、举止、身体形态及精神活动等可被观测和感知的外在表现称之为"明"。"神"藏于内，"明"显于外，合称"神明"。故认为心主神明的含义应为：心藏调控人体生命活动的内在机制（神），并主持这种机制表现于外的形征（明）。徐雅等[3]认为"脑主神明"值得商榷，提出"心主神明"的临床科学依据："心主神明"的观点渗透于整个中医理论体系，体现于理、法、方、药各个方面；对心脑关系的现代研究为"心主神明"提供了有力支持；心脏病后神志异常改变为"心主神明"的论断提供了佐证；"心主神明"

[1] 庄富强.心与小肠脏腑经络证治初探［D］.哈尔滨：黑龙江中医药大学，2009.

[2] 李舒健.浅析"心主神明"的科学内涵［J］.长春中医学院学报，2006，22（1）：7-8.

[3] 徐雅，李澎涛，李卫红，等.再论"心主神明"与"脑主神明"［J］.中医杂志，2009，50（3）：268-270.

与"脑为元神之府"是精神神志活动的辩证统一,"心主神志"是指神志活动依存的本源,"脑为元神之府"是神志活动的功能体现。唐瑛等[1]认为"心藏神"体现了神以心作为生命的根本,实现其对于形体、生理功能、心理活动的调控作用,使其顺应自然阴阳二气的运动变化。陈小平等[2]认为心主神明的真正含义是心为人体脏腑经络气血和精神思维活动正常运行提供最基础的物质保障,它的功能正常是生命活动正常进行的先决条件。纪宇等[3]认为《内经》构建了心主神明论的理论框架,可总括为:从形态看,心者神之舍;从功能看,心者神之主;从生理看,心得神则生;从病理看,心失神则死。罗川晋等[4]从心脏内分泌物质、情绪障碍与冠心病的相关性、实验研究等方面对"心主神明"的科学内涵予以诠释。张晓梅等[5]认为肠道菌群代谢物质可能是肠道微环境与神明密切相关的物质基础,神经系统可能是肠道微环境与神明密切相关的网络系统。

[1] 唐瑛,沈宏春,王科闯.基于古词义的角度理解心藏神[J].中医杂志,2011,52(21):1881-1882.

[2] 陈小平,孙相如,周兴.从"心主神明"内涵阐释的视角谈如何正确认识中医学的基础理论[J].中医药导报,2014,20(8):5-6,9.

[3] 纪宇,颜红,沈莉."心主神明"的内涵与外延浅析[J].中医杂志,2016,57(10):819-821,837.

[4] 罗川晋,黄进,方俊峰,等.再论"心主神明"经典立论[J].中西医结合心脑血管病杂志,2018,16(9):1297-1299.

[5] 张晓梅,刘天浩,卫娜,等.基于肠道微环境探讨"心主神明"的内涵与外延[J].中医杂志,2017,58(19):1629-1632.

（二）脑主神明说

心主神明为传统中医所肯定，在现代则受到质疑。姜惟[1]明确提出"心主神明"名不副实，其实质是用心来概括脑的功能，不能再以整体观念的理论相互取代，而应明确脑的作用。王新华[2]指出："《内经》只说了'心者，君主之官也，神明出焉'，并无'心主神明'一说，后世提出'心主神明'是对《内经》原文的曲解"。烟建华[3]认为《素问·灵兰秘典论》里神明的内涵作主宰解，并含有作用神妙彰明之义。今人以本篇为据，将神明解释为精神活动、以心为精神活动之主，值得商榷。神属于精神活动之神，有大小概念之分。精神活动乃大概念之神，《内经》分而为五，五神之中的神属小概念，专指心藏之神。无论教科书还是各种学术论著多将此神与心主全神混为一谈，误导至今。

部分学者力倡"脑主神明"，认为五脏各有所主，脑主神明，心主血脉[4]；脑可以作为辨证定位[5]；脑应立为独立之脏[6]等。陈士奎[7]认为基于脑科学研究的深化发展，中医学理论应把"心主神明"改为"脑主神明"，才能与实相符、与时俱进，科学开展脑的研

［1］ 姜惟.略论脑主神明［J］.陕西中医，1991，16（10）：452–453.

［2］ 王新华.中医基础理论［M］.北京：人民卫生出版社，2001：162.

［3］ 烟建华.《内经》"神"概念研究［J］.河南中医，2006，26（1）：4–7.

［4］ 李育章.试论脑主神明说［J］.湖南中医杂志，1986（2）：24–25.

［5］ 刘从明.略论脑为元神之府的理论及临床意义［J］.广西中医药，1984（2）：8–9.

［6］ 朱文锋.略论脑当另立为脏［J］.湖南中医学院学报，1990（3）：113.

［7］ 陈士奎.变革"心主神明"为"脑主神明"——中医脑科学理性发展的前提条件［J］.中国中医基础医学杂志，2002，8（7）：14–15.

究，建构中医学"脑主神明"论。周永红[1]认为确立和发展"脑主神明"说是正本清源，也是藏象学说发展的必然。王新陆[2]认为，确立和发展"脑主神明"学说，对中医学理论体系发展有举足轻重的作用。一是可以通过正确阐释脏腑功能和补充五行学说阐释脏腑关系之不足，以重构完善的藏象学说。二是可以促进中医临床发展，并提出在"脑主神明"理论指导下，应该完善脑统领、主宰脏腑，脑定位、管理经络系统，脑、脏腑、经络相互影响等假说。谭璐璐等[3]认为脑主神明基本含义有二：一是脑主神志，人的精神、意识、思维活动皆由脑所主；二是脑为一身之主宰。曲丽芳等[4]提出"府精神明"是李时珍"脑为元神之府"和现代脑主神明说之源。陈星[5]结合文献研究认为，脑为髓海，脑髓来源于肾中先天精气和后天脏腑精气，是脑主神明的物质基础，脑主神明体现于主宰生命活动、主管精神活动、主感觉运动等功能

[1] 周永红，王新陆.确立"脑主神明"是藏象学说发展的必然——兼论藏象学说的利与弊[J].云南中医学院学报，2003，26（3）：35-38.

[2] 王新陆."脑主神明"对中医理论发展的重要性[J].天津中医药，2007，24（6）：441-444.

[3] 谭璐璐，秦若飞，刘泰，等.试论"脑主神明"理论在脑病诊治中的主导作用[J].时珍国医国药，2007，18（6）：1360-1361.

[4] 曲丽芳，蔡晶，冯蓓蕾.府精神明与脑主神明[J].辽宁中医药大学学报，2015，17（2）：15-16.

[5] 陈星.脑主神明及其现代诠释[J].陕西中医药大学学报，2016，39（6）：17-19.

方面。郑玉娇等[1]经过经典考证和文献研究，认为督脉、足太阳膀胱经、足阳明胃经、足厥阴肝经以及足少阴肾经这5条经脉能直接影响到"脑主神明"的功能，除了直接和间接与脑沟通外，督脉总领阳气和足太阳膀胱经输布阳气以充养脑神，足阳明胃经汇聚气血作为神之物质基础，足厥阴肝经行肝血以上濡脑神，同时督脉、足太阳膀胱经与足少阴肾经3条经脉与肾和髓之联系，构成了经络－肾－髓－脑－神之网络，确立了"脑主神明"的合理性。

但也有学者认为"脑主神明"理论根据不足，应为"脑主神"，而血液是神明活动的物质基础，且"心主血脉"，故神明之主，非心莫属[2]。张效霞[3]认为"心主神明"观念的形成是由心之于身，犹君主之于社稷国家的观念推论而来；在中医学中，脑连属于脏腑的"资格"都不具备，也就更谈不上将"主神明"的功能赋予脑了，故"脑主神明"纵然能说，必不能行；"心脑共主神明"既无必要，也不可行。李今庸[4]基于"大脑是人体的信息处理中心""大脑自身并不会自由地处理信息，它只不过是体现整体意志的一个容器""大脑虽然是'高'居于整体之上的，但它不可能超越于整体的控制""大脑不过是整体意志的一种体现，它也不可能像通常我们所想象的那样凌驾在整体之上"等脑的现代研究，认为脑是受"五神藏"在"心"

[1] 郑玉娇，许安萍.论"脑主神明"与经络的相关性[J].世界中西医结合杂志，2017，12（5）：725-728.

[2] 唐宋，陈明."脑主神明"辨析[J].河南中医，1993，13（1）：4-6.

[3] 张效霞，王振国.关于"孰主神明"的争鸣与反思[J].天津中医药，2006，23（5）：360-364.

[4] 李今庸.就"脑主神明"与王新陆先生商榷[J].天津中医药，2008，25（5）：353-357.

的主导下整体支配的。

（三）心脑共主神明说

大多学者认同"心脑共主神明"。潘文奎[1]提出"脑为神之用，心为神之基"。朴顺天[2]提出"心神为体，脑神为用"的命题。认为脑在功能上是阴阳气血精明流注的通道，是五脏功能的通道，而且又贮藏精髓，是神汇注之处。心是五脏六腑之大主，而主神明，神有主导形的作用。心是神明所出之根，脑是神明流注之所。因此，所有的五脏功能表现于"神明之体藏于心，神明之用发于脑。"张登本[3]认为，纵观中国传统文化发展中有关神的观点，以及《内经》以降中医理论中有关神及何脏主神的历代有代表性的论述后不难发现，心脑共主神是中国人所持的一贯看法。吴承玉[4]认为在主神明上心与脑的关系密切。精神活动是一种生理功能，必有其物质基础，脑通七窍，为精气汇聚之处，脑髓是精神活动重要的物质基础，人体正常的精神意识活动必有赖于髓海之充盈。故脑的病变，可归属于五脏之心；心的功能异常也会导致脑的功能异常。肖倩[5]

［1］ 潘文奎.试论"脑为神之用，心为神之基"［J］.甘肃中医，1991，4（1）：29-31.

［2］ 朴顺天.心神为体，脑神为用［J］.中国医药学报，2002，17（7）：395-398，447.

［3］ 张登本，孙理军.心主神脑主神心脑共主神诠释［J］.中医药学刊，2004，22（11）：1985-1986.

［4］ 吴承玉，高宇.心系病位特征的研究［J］.中医药学刊，2006，24（6）：992-993.

［5］ 肖倩.从"心脑共主神明"论老年失眠症的病因病机［D］.杭州：浙江中医药大学，2016.

认为"心脑共主神明"理论是在中国古代人文背景、中医解剖学、中医临床经验总结的基础上产生，其内涵包括：人体之神为生命的主宰，"神"与"明"是人体生命活动本质与现象的概括，重点是人体之神内涵的挖掘；心、脑分工，共司神明，人体之神以脑－心为轴，元神与识神为人体之神的指导性分类方法。张晓梅等[1]指出"形"与"神"是人体最重要的两大机能活动，"心主神明"是"形神合一"的高度体现，心对形神机能的主宰和整合作用，其实体现了"心"包含脑功能之意蕴。陈思馨等[2]认为心脑共主人之神明，但所主神明有所不同，心之所主神明偏向于感情及长期建立起来的爱好习惯性神明，而脑之所主神明偏向于思维，记忆等后天学习性神明。二者各司其职又相互影响，共主一身神明。

另外，朱向东等[3]提出，"心主神明说""脑主神明说""心脑共主神明说"三种观点之争其实质都是表面的，相互之间并无内在矛盾，甚至未形成争论的焦点。他根据《内经》心与神关系的论述，提出神非心所固有，而是外舍于心的。"神"藏于心便为"心神"。"心神"的主宰作用有两层含义，它由"神"的两个层次的不同作用所构成。第一层次是"心藏神"之"神"，它是全身的最高主宰，即"元神"；第二层是第一层次"神"的表现形式"明"之一的"精神"，它是次高级的主宰，为"识神"。"元神"是生命活动的根本气

[1] 张晓梅，刘天浩，卫娜，等.基于肠道微环境探讨"心主神明"的内涵与外延[J].中医杂志，2017，58（19）：1629-1632.

[2] 陈思馨，纪立金."心神"与"脑神"之辨析[J].时珍国医国药，2019，30（1）：151-152.

[3] 朱向东，田文景，李兰珍."心主神明"与"脑主神明"的再认识[J].中国中医基础医学杂志，2003，9（6）：15-17.

机，称"神机""玄机"。"精神意识"为"识神"，"识神"的产生器官是脑，但却不归脑主宰。"元神"是先天的根本，"识神"是后天的果实。"识神"在"元神"的支配下产生于脑，"识神"产生以后反馈（作用）于"元神"，通过"元神"支配"脏神"，如支配神、魂、意、志、喜、思、悲、恐等。

（四）心藏神与五神的关系

朴顺天[1]认为"心主神（神明）"命题是指"心"主管人的生命活动，特别强调主宰人的思维意识活动。"五脏藏神"命题是指"心"和肝、脾、肺、肾共同贮藏人的精神意识。两者关系为：心神统管五脏神，五脏神归属于心神。心既可贮藏最高层次的神，又可主管五脏共藏的神。"心主神"的"神"是广义之"神"，既包括神魂魄意志，又包括其他生命活动动力；"五脏藏神"中"心藏神"的"神"是狭义的"神"，在五神中居于最高层次。孙刚[2]认为五脏藏神，而心藏神，此神即自觉意识。自觉意识是人类所独有，居五神之首，总统魂魄，兼赅志意并统治七情五志。杜渐等[3]认为"心主神明"是中医学运用藏象学说一元化地阐述人体复杂生命活动规律的假说，人的生命活动最高主宰是"心神"。人类的精神活动根据五行可归纳为神、魂、魄、意、志"五神"。这是对人身之神活动不同层次、不同内涵、不同阶段的概括，其中

[1] 朴顺天.心神理论研究［D］.北京：北京中医药大学，2002.

[2] 孙刚，烟建华.《内经》"心主血脉"学术解读［J］.中华中医药学刊，2008，26（6）：1313-1314.

[3] 杜渐，王昊，邵祺腾，等.心主神明"内涵探析——"总统魂魄，兼赅意志"［J］.中国中医基础医学杂志，2014，20（1）：11-13.

心神为最高统帅。这些活动虽有分工，但在心神的主导下又相互联系、制约，魂魄、意志都是在心神统领之下进行的各有分工的精神活动，都属于"心主神明"的范畴。纪宇等[1]认为：五脏藏神之说运用五行理论将"神"一分为五，亦将"志"一分为五，又将人的精神活动统一归属，故又有心主神明之说，即五神皆为心所藏，五志皆为心所主。古代医家多未对心主神明论和五脏藏神论作明确区分，从而形成一种较为折中的观点。

三、心与小肠相表里的研究

鞠宝兆[2]认为，心与小肠相表里存在着一定的字源学特点和太阳崇拜的文化特征。"肠"声符为"昜"，从日，从昜，与阳光、热相关，因此，肠之深层意蕴为人体的太阳，即形成人体精力、生命元气的太阳，与心君相类，故表里相合，同属于火。郭宗耀[3]认为中医藏象理论特点是重功能而轻形态，其所包含的"心与小肠"与现代解剖学的"心与小肠"不可等同；并从"心与小肠相表里"理论的文字起源、经络基础、生理基础、病理基础、临床运用及现代研究方面系统阐释该理论。徐天成等[4]认为"心与小肠相表里"是传统中医理论对神智与胃肠道联系的高度概括，小肠主水液吸收，

[1] 纪宇，颜红，沈莉."心主神明"的内涵与外延浅析[J].中医杂志，2016，57（10）：819-821，837.

[2] 鞠宝兆，周新灵，李吉彦，等.《内经》有关心藏象理论发生的文字文化基础[J].中华中医药学刊，2007，25（12）：2464-2465.

[3] 郭宗耀，刘芸，高玉萍，等."心与小肠相表里"理论的源流与发展[J].中医杂志，2017，58（2）：96-99.

[4] 徐天成，裴丽霞，陈璐，等.心与小肠相表里的微生态学基础——兼论IBS的发病要素[J].中国微生态学杂志，2019，31（5）：601-604.

心主神明，心与小肠联系的内容与中医的脑、肾等概念密切相关，而又与 HPA 轴、脑－肠轴等现代医学理论契合。吴焕淦等[1]从经络、腧穴、神经科学等方面着手，发现脑与小肠存在着许多相似之处，脑内许多神经递质在小肠内能找到，肠道内许多神经丛和脑一样，有血脑屏障；由小肠 S 细胞分泌的促胰液素，可促使心排出量增高，这是研究"心与小肠相表里"理论的新思路。

然而，马维骐[2]认为传统理论在论证病理状态下心火为什么下移小肠时，通常将之归因于心与小肠经络上相互络属，即"心与小肠相表里"。反过来，在论证为什么心与小肠相表里时，又往往根据小肠实热证的临床表现，说"心有实火，可移热于小肠"。由此可见，这种将论题作为论据来证明原来论据的论证方式犯了"循环论证"的逻辑学错误。王志红等[3]则认为心与小肠生理上的联系没有特异的对应性，病理上"心热下移小肠"表现出的尿少、尿痛、尿热赤等症，病位更多表现在膀胱，故提出与其说"心与小肠病理上相互影响"，不如说"心与膀胱病理相互影响"。刘声等[4]认为生理上小肠的"分清泌浊"和"小肠主液"理论代表了小肠在水

[1] 吴焕淦，陈汉平.从经络腧穴神经科学角度探讨心与小肠相表里[J].辽宁中医杂志，1995，22（8）：346-348.

[2] 马维骐."心火下移小肠"说质疑[J].成都中医药大学学报，1995，18（3）：11-12.

[3] 王志红，何裕民.简论心与小肠相表里[J].中国中医基础医学杂志，2007，13（3）：178，200.

[4] 刘声，杨国旺，王笑民.基于病证相关的"心与小肠相表里"实验研究[J].中医学报，2017，32（1）：78-82.

液吸收过程中发挥了主要作用，而肾则主导了整个水液代谢过程，所以还有"利小便以实大便"临床事实，也是在助肾利尿后促使小肠吸收过多水分的结果。所谓小肠实热之证，其实概是因膀胱移热于小肠所致。但是继续推之，膀胱有热，开合不利的小便黄赤、尿道灼痛，应同时还兼有尿频、尿急但无"心热"症状。所以无论归于"小肠"还是"膀胱"似乎皆有不妥。据典籍论及肾实热证时，可见肾实热不但有"心热"之症状，而且其中小便黄赤、尿道灼痛也与经典中论及的"心火下移小肠"实热证相似。因此"心火下移"之处可能与中医之"肾"的关系更为密切。其次，相表里脏腑可能来源于同一胚层，其中心与肾均来源于中胚层，而小肠发生于内胚层。因此，在中医相关证候状态下，心与肾功能变化及其联系，较之小肠似乎更为紧密，"心与小肠相表里"之实质大致应该更多地从现代解剖学心与肾之间的关联去探讨。

第三节　心的生理特性与应时研究

一、心的生理特性研究

关于心的生理特性，在传统心为阳脏认识的基础上，现代又有学者提出心主通明、心气下行等观点。

（一）心主通明的研究

王琦等[1]认为心主通明，是指心脉以通畅为本，心神以清明为

---

[1] 王琦，吴承玉. 中医藏象学［M］. 3 版. 北京：人民卫生出版社，2012.

要。心脉畅通，既需心阳的温煦和推动作用，也须有心阴的凉润和宁静作用。阴阳的作用协调，心脏搏动有力，节律一致，速率适中，脉管舒缓有度，心血才能循脉运行通畅。心神清明，需要心阳的鼓动和兴奋作用，及心阴的宁静和抑制作用。心阳能推动和鼓舞人的精神活动，使人精神振奋，神采奕奕，思维敏捷；心阴的宁静作用，能制约和防止精神躁动。阴阳的作用协调，则精神内守，既无亢奋，也无抑郁。孙广仁等[1]提出心之所以喻为阳脏、火脏，其意义在于说明心之阳气有温通明著的生理特性。君火在心，主发神明，以明著为要；相火在肝肾，禀命行令，以潜藏守位为要。

（二）心气下行的研究

古人将人身类比一个小天地，将人身之气与天地之气的升降运行规律相类比，认为在上之气当降，位下之气当升，以合天气下降，地气上升之理。心位于胸中，居上焦，故心之阳气当降。具体机理乃依据阴阳互藏互寓之理，阴中有阳，阳中藏阴，心火之中藏有真阴。故心之阳气在其所藏阴气的制约和牵制下，化为冲和之心气下行降于肾，以助肾之阳气，制约肾阴，同时肾之阴气在其所藏阳气的作用下，上升至心，以助心之阴气，制约心阳，使心火不亢，心肾气机一降一升，使人体上部不热，下部不寒，则机体寒温平衡与动静协调，达到心肾相交的生理状态[2]。

[1] 孙广仁.中医藏象生理学［M］.北京：中国医药科学技术出版社，2002.

[2] 王颖晓，李其忠.中医论心生理特性的发生学探析［J］.辽宁中医杂志，2014，41（9）：1848-1849.

李伟南对[1]探讨心肾相关的具体内涵，心与肾之间在生理上的密切联系，归纳起来主要有经络通联，阴阳相生互用（包括了精血互化、阳气互用、神志互现）和君相安位等三个方面；在病机上包括心肾之间病邪的传变，阴阳互损（包括精血互损、阳气互损、神志病变）及君相失位。李晓芸等[2]从功能互用制约，物质互相化生，物质与功能的互根互用三个方面探析心肾相交的实质，其内涵包括了心肾阴阳之间的互相济助、制约，心血肾精间的同源互化以及心神肾精间的互相为用。何振中等[3]认为心肾相交思想是内丹医学对《内经》心肾水火思想的继承与发展。内丹心肾相交理论体现了心肾气液升降和合、精气神交融合一及体质改善的层次递进等特征，促进了中医学心肾相交理论的确立及其在临床上的运用，从而确立了心肾相交作为人体正常生理活动以及体质改善模式的内涵。"心肾相交"是心肾阴阳水火升降功能正常的概括，其病理改变"心肾不交"主要有上热下寒、阴虚阳亢、心肾两虚和火热伤阴4种证型[4]。曲舒涵等[5]认为心肾不交的内涵并不局限于"心肾阴虚所表现出的证候"，而是涉及心肾阴阳的偏胜偏衰，与肝胆脾胃亦有密切关系。

[1] 李伟南.中医心肾相关理论源流梳理及其临床应用探讨［D］.广州：广州中医药大学，2011.

[2] 李晓芸，杨柏灿.心肾相交实质探析［J］.上海中医药杂志，2014，48（9）：31-34.

[3] 何振中，王体，柳长华.心肾相交生化机制的发生学探讨［J］.山东中医药大学学报，2014，38（6）：517-520.

[4] 祝建材.从交泰丸谈"心肾相交理论"［J］.中国中医基础医学杂志，2017，23（1）：117-118.

[5] 曲舒涵，刘云霞.对心肾不交理论及临床治法的辨析总结［J］.中国中医基础医学杂志，2015，21（10）：1222-1223.

二、心气通于夏的研究

人体的阳气随着自然界阴阳之升降而发生周期性变化，夏季人体阳气隆盛，从五脏来说，心属火，为阳中之阳，为人体阳气之最盛，同气相求，夏季温热之气对心可起到相长之作用，使心阳常处于振奋状态，故曰"心通于夏气"[1]。袁卫玲[2]探讨"心应夏"的机理，认为在夏季当令之时，心脏对外界感应性升高，总体上以心阳充盛为其生理基础，发挥着积极主动的调节作用，以保持生命体旺盛的活力。王志飞[3]从"心主血脉"的角度来理解"心应夏"，认为人体春生、夏长、秋收、冬藏的气化变化，也只有通过心对血脉的调控才能实现。心部于表，心气旺于夏季，故夏季时心气开达，调控血脉，以使阳气外达，与自然界的时令变化相通应。张华[4]对"心应夏"的中医理论内涵进行探讨，认为"心应夏"的含义有以下两点：①夏季易发心血管病；②心血管病的病情冬季为重。罗颂明[5]研究发现，"心应夏"理论主要阐

［1］印会河，童瑶.中医基础理论［M］.北京：人民卫生出版社，2009.

［2］袁卫玲，郭霞珍.论"心应夏"的适应性调节机理.中华中医药学刊，2007，25（7）：1437-1438.

［3］王志飞."心应夏"理论及其受体调控机制研究［D］.北京：北京中医药大学，2010.

［4］张华.基于中医"心应夏"理论的冬夏变化对血管内皮功能物质影响的实验研究［D］.北京：北京中医药大学，2010.

［5］罗颂明.基于"心应夏"理论探讨气温骤变对胸痹发病影响理论及实验研究［D］.北京：北京中医药大学，2012.

述了"心气"顺应自然之气，在夏季达到顶峰，心病发于夏季而重于冬季。宋观礼等[1]认为，心在上属阳而性热恶热，系心的生理特性之一，在临床上常表现为心对火热邪气、暑邪的特殊易感性，以及对于火热病症、暑病的易发性，故治疗用药常宜注意顺应心的生理特性以清心泻火、清暑以安神。杨阳等[2]认为四季变化是气机升降的表象，人与万物皆随此气机变化调节自身活动，使自身之气机变化与季节的气机变化相适应。"心应夏"的本质内涵，即心是机体应时而变在夏季起主要调节作用的时间调节系统。心在当旺的夏季，通过加强对血脉的调控，从而加强机体与外界环境的气化沟通，引入负熵以维持机体的有序性。

第四节　心与形窍志液关系的研究

心与形窍志液时关系的研究，主要围绕心与官窍的联系、心在液为汗以及心脑相关等问题进行了研讨。

一、心与官窍之关系

一般认为心开窍于舌，然《素问·金匮真言论》曰："南方赤色，

[1] 宋观礼，张启明，郭伟星.基于医案数据库的中医心藏象研究[J].中华中医药学刊，2011，29（2）：419-422.
[2] 杨阳，马淑然，张明泉，等.中医"心应夏"理论内涵探讨[J].中医杂志，2012，53（18）：1534-1537.

入通于心，开窍于耳。"黎云[1]认为"心开窍于舌"和"心开窍于耳"两种认识都有其存在的合理性，因为窍脏各自的功能均较复杂，某一体窍或内脏功能的发挥同时需要多个甚至全部内脏或体窍的协调参与，因而存在着一窍与多脏相关或多窍与一脏相关的表现形式。贾德蓉[2]认为"心窍于耳"之论对临床实践有指导意义，强调在重视肾开窍于耳的同时，不可忽视"心开窍于耳"。陈晓杰等[3]认为"心开窍于耳"较"肾开窍于耳"更具有说服力。心开窍于耳的证据有：心通过主血脉和神明以荣耳，助耳司听觉、位觉和助平衡；耳功能能影响心主神明的功能；心的形态功能和耳的形态功能密切相关，耳可反应心的生理功能、病理变化，且可以此推测、判断心的活动状态。王永钦[4]结合心与耳之间的生理病理联系、临床用药规律与实践，就心与耳窍的关系做了深入的剖析，并提出了"心主舌，开窍于耳；肾主耳，开窍于二阴"的心肾与五官九窍的主、开窍的观点。秦毅等[5]认同心开窍于耳，系指心血、心气、心神通于耳，耳得心血、心气、心神之助，始能保持平静听敏，发挥闻声辨音功能。这并非排

[1] 黎云.关于"心开窍于耳"的讨论[J].北京中医药大学学报，1997，20（5）：16-17.

[2] 贾德蓉.略论"心开窍于耳"[J].成都中医学院学报，1991，14（4）：38-39，45.

[3] 陈晓杰，甄杰武."心寄窍于耳"研究进展[J].中华中医药学刊，2007，25（4）：769-771.

[4] 王永钦.论"心开窍于耳"[J].中医药通报，2006，5（4）：16-18.

[5] 秦毅，孟农.试论"心开窍于耳"[J].新疆中医药，2008，26（4）：5-6.

除其他脏器与耳的关系，只是弄清主次轻重，应改"心开窍于舌"为"心开窍于耳"。舌为心之外候，但多脏的经脉都通于舌，所以经称"舌为心之苗"。至于"肾开窍于耳及二阴"，但可言"肾开窍于二阴"与"肾气通于耳"并存。李涵等[1]从文化与中医两方面解读心与耳的关系，乐由耳感心，知音者，心相契也。另一方面，认为心肾窍于耳，乃道与器之不同已矣。

依据五脏五行理论，一般认为肝开窍于目。但《素问·解精微论》曰："夫心者，五脏之专精也，目者其窍也。"肖家翔[2]探讨心与目的内在联系，认为：①心生化血，血养目珠；②心气司动，其调目明；③心合血脉，脉通目利；④心舍神明，神爽目清；⑤心属火脏，火发神光。陈小娟[3]认为目为心窍，首先是由经络为之沟通。其次心主血脉，诸脉属目，目得血养，则目光精彩，方能明视万物。其三心主藏神，目为心使。心主神志，而神栖于两目。刘潮标等[4]认为中医望诊常常很直观地看出对方的"神"足与否，而最能反映"神"的窗口就是眼睛，"心神"与"眼睛"的关系最为密切。而肝藏血，肝主筋，肝主疏泄，肝助消化；从功能上看，舌的主要作用是辨滋味、调声音、拌食物；从病的证候表现上看，肝风上扰，风中经络者，常出现木舌、舌强不语等，说明"肝"与"舌"的对应关系更密切。故提出"心开窍于目""肝开窍于舌"的观点。

[1] 李涵，修宗昌.从乐论心开窍于耳[J].中国中医基础医学杂志，2016，22（5）：628-629.

[2] 肖家翔.论心在眼科中的作用[J].吉林中医药，1991，11（1）：4-6.

[3] 陈小娟.试论目为心窍[J].江西中医药，1994，25（S2）：18.

[4] 刘潮标，周怀."心开窍于舌"与"肝开窍于目"之异议[J].中医杂志，2010，51（S1）：60-61.

张登本[1]认为《内经》将心之窍分别为"舌""耳""目"，完全是以"心藏神"这一重要功能为其背景和出发点的。心为狭义的神发生的器官，心在"任物"的前提下才发生相应的心理活动。无论是"任物"还是"处物"，皆由心神主宰。目之视、耳之听是"任物"的主要途径。"舌者音声之机"，语言表达也是"处物"的主要途径之一。此外，吴松华[2]基于心脑关系，结合临床及现代医学理论，提出"心开窍于脑"说。

二、心在液为汗

汗液是五液之一，是津液通过阳气的蒸化后经汗孔排于体表的液体。汗液的生成、排泄与心、血、神三者关系十分密切。心血充足、汗化有源，既可滋润皮肤，又可排出体内代谢后的废水。心主神志正常，对体内外信息反应灵敏正常，汗液的生成与排泄，就会随体内生理情况和外界气候的变化而变化。汗液是机体水液代谢、排除废水的主要途径之一，心以主血脉、主神志功能为基础，主司汗液的生成与排泄，从而维持了人体内外环境的协调平衡[3]。陈宝贵[4]总结

---

[1] 张登本.诠释心之窍与心藏神[J].河南中医，2005，25（1）：11-12.

[2] 吴松华.试论"心开窍于脑"[J].中医临床研究，2011，3（18）：114-115.

[3] 孙广仁.中医藏象生理学[M].北京：中国医药科学技术出版社，2002.

[4] 寇子祥.陈宝贵教授"汗为心之液"新解及辨治体会[J].天津中医药，2017，34（6）：364-366.

4种心血管系统急症发作"病汗"特点，心绞痛临证以自汗或盗汗为主，上半身明显，周身汗出者少见，常伴有间断胸痛，胸闷憋气，心悸气短，动则尤甚等症状；心肌梗死临证以大汗或冷汗多见，甚者全身汗出，多伴有剧烈的心前区疼痛，怔忡，恐惧或有濒死感等症状；心力衰竭临证以全身汗出，甚至冷汗为主，动则汗多而喘，常伴心悸，乏力，气短，畏寒肢冷，面白舌淡，脉虚弱等；心源性休克临证以大汗及周身汗出，冷汗者多见，常伴有烦躁不安，面色苍白，甚者四肢厥冷，重症患者有不同程度的意识改变，如神志欠清，或不清等。

基于"心在液为汗"理论，可见心在人体水液代谢过程中的调节作用。张安玲等[1]认为生理上，心中阳旺，蒸腾气化，布散水津；心血津液，同源互渗，相倚而行；心神为生命之主，协调诸脏，调节津液代谢。病理上，心阳虚衰，水津不布；心血瘀阻，津行不畅；心神失调，津液代谢失常。故治疗津液失常的病变，从心论治亦为重要途径之一。张弘[2]认为心具有协调津液代谢过程中各脏腑密切协同的作用。在津液生成过程中，心主血合脉，在液为汗，津血同源，汗血同源，心与小肠表里，心直接参与、主导汗液生成，津血互生互化；在津液运行上，心行血亦能行津；在泄浊中，心在液为汗，肺主腠理开合，在尿液的排泄中，心行君主之令，肾司开合。

[1] 张安玲，张珍玉，韩成仁.论心与津液代谢[J].山东中医药大学学报，1990，14（2）：13-17.
[2] 张弘.论心与津液代谢的关系[D].成都：成都中医药大学，2005.

三、心脑相关

庄欣[1]认为人的精神意识思维活动统归于心、脑主司。脑功能的正常与否与心主血脉亦密切相关，只有当心气充沛，心血充足，鼓动有力，血运通畅，上荣于脑，脑窍得养，脑方能发挥其正常的生理功能；否则必会出现各种脑窍失养的病理表现。娄金丽等[2]提出，以整体观念为特征的中医学认为心脑密切相关，二者在人体的精神活动调节及发病中具有同等重要的地位，这一观点可为中医基础及临床理论所证实。基于中医学经典理论，联系西医学理论学说，融合现代生物医学的研究方法，提出心脑相关的科学内涵，包括心脑的生理功能相互联系、病理上相互影响以及临床上同时发病，调神心脑同治等方面。张彬等[3]在藏象体系范畴中，以整体观念为指导思想，将分属于五脏与奇恒之腑的心与脑看作一个整体，对二者的结构与功能及其相关关系进行系统性剖析，探讨心脑相关性，认为心与脑在结构与功能诸多方面密切相关，血脉是心脑相关的内在物质基础，神是心脑相关的外在表现，脉络是心脑相关的结构基础。张艳等[4]提出，心主血

[1]　庄欣.论心脑同治[J].中医药学刊，2005，23（10）：1895-1896.

[2]　娄金丽，张允岭，路广林，等.心脑相关理论初探[J].北京中医药大学学报，2008，31（11）：727-729.

[3]　张彬，曹晓岚.论心脑相关[J].辽宁中医杂志，2010，37（4）：652-653.

[4]　张艳，任建歌，廖佳丹，等.基于"心主血脉"谈心脑同治[J].中西医结合心脑血管病杂志，2012，10（11）：1378-1379.

脉包括心主血和主脉，心主血脉是心脑动脉粥样硬化的病理基础；脑为奇恒之府，充养脑髓，脑得心血则功能正常，调节全身各个系统的功能。心脑疾病常同时发展，心脑血管疾病的发生发展也伴随着心主脉的功能失调。动脉粥样硬化是心脑疾病的共同"证"，也就是常讲异病同治，为心脑同治提供了理论依据。庞树朝等[1]认为，心脑共主神明，心脑功能的正常发挥有赖于络脉的通畅流利，后天气血的充分濡养。络脉损伤是心脑血管疾病的病理基础，络病经久不愈，可致心血瘀阻、失养，出现"神伤"。基于心、脑二者生理病理的密切联系，针对心脑血管疾病，可运用中医整体观念，以心脑同治理论为指导。孔明望[2]认为心与脑在物质基础、功能表现方面密切相关，并五行属性皆属火，在经络循行上有着直接和间接的联系，二者在病理上亦相互影响。根据心脑相关理论，可从益气和血、养心安神，活血化瘀、开窍醒脑，化痰开窍、醒脑益智，清心开窍、安神定智等治疗法则，分证论治老年痴呆。可见，基于"心脑共主神明"提出"心脑相关"理论，确定的"心脑共治"大法，不仅对神志病的治疗有指导作用，更广泛应用于各种心脑血管相关疾病。

[1] 庞树朝，张军平.浅谈心脑同治理论及其应用[J].中医杂志,2012,53(7)：555-557.

[2] 孔明望.基于心脑相关理论从心论治老年痴呆[J].时珍国医国药,2016,27(12)：2953-2954.

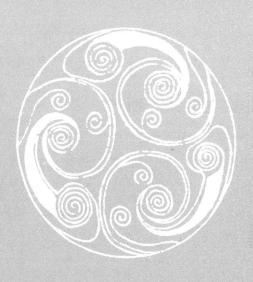

第三章　肝藏象理论研究进展

肝藏象的理论研究，主要集中于肝藏象的基本概念、生理功能、生理特性以及肝系证候、肝应春等方面。

第一节 肝藏象基本概念研究

肝藏象的基本概念研究，主要围绕"肝者，罢极之本"，肝为将军之官、肝生于左等《黄帝内经》所提命题展开。

一、"肝者，罢极之本"的研究

从《素问·六节藏象论》提出"肝者，罢极之本"以来，古今医家对其解释争议不断，以"罢极"为主题词在 CNKI 可检索到论文达 100 篇以上，其中还有专门研究的学位论文，但至今尚没有共识性的认识。对肝为罢极之本的认识，核心是对"罢极"一词的解读。总括现代对"罢极"的诠释，大致可概括为以下几个方面。

（一）运动说

唐·王冰《补注黄帝内经素问》注云："夫人之运动者，皆筋力之所为也，肝主筋……故曰肝为罢极之本。"从肝–筋–运动相关联的角度，开创了以运动诠释罢极之先河，并为许多医家所遵从。成肇智[1]认为"罢"有疲困、衰竭之义，也有疲软、松弛之意；极，通"亟"，有急迫、紧急之意。"罢"和"极"二字在古代可分别描述弛缓和紧急这两种相反

---

[1] 成肇智."罢极之本"正义 [J].河南中医，1988，8（5）：10.

的动态。"肝者,罢极之本",谓肝脏具有司筋膜舒缩而主肢体运动的功能。王洪图[1]主编《内经学》也认为肝藏血,主筋,人动则血运于诸经,以营养筋膜、肌肉及骨骼,从而产生人体的运动功能,故"罢极之本"称为人体肢体运动的根本。具体而言,此说又可分为以下三种观点。

1. 疲劳、困倦说

古代医家多将"罢极"解释为疲劳、困倦。罢,音义同"疲";极,谓"劳"。如吴崑、姚止庵、马莳、张介宾、李中梓、张志聪、森立之等均持此说。现代任宏丽等[2]从训诂学角度、《素问》原文分析和肝的藏象功能特点等三个方面,考释认为"罢极"即疲困、疲劳的意思,属同义词复用,并引用《汉书》中3处"罢极"的书证资料进行论证。潘秋平[3]也认为"肝者,罢极之本"指肝是人体疲倦的根本,而这与肝"生血气"的作用密切相关。但纵观《素问·六节藏象论》论心为"生之本",肺为"气之本",肾为"封藏之本",脾胃为"仓廪之本",均着眼于各脏的主要生理功能而言,将"罢极"解释为疲劳、困倦,则明显与其他四脏的文理、医理不合,故后世医家一般不再采纳此说。

2. 耐受疲劳说

为了体现五脏为本论述的一致性,后世医家多持耐受疲劳说。但对其文意、机理的解释并不完全一致。清代高世栻《素问直解》云:"肝者,将军之官,如熊罴之任劳,故为罢极之本。"罴是熊的一

[1] 王洪图.中医药学高级丛书·内经学[M].北京:人民卫生出版社,2000.
[2] 任宏丽,段逸山,孙文钟."罢极"音义考释[J].中华中医药学刊,2012,30(3):476-477.
[3] 潘秋平."肝者,罢极之本"新解[J].四川中医,2008,26(2):37.

种，罢极是刚勇多力的象征，认为肝是人体力量的源泉，隐含耐受疲劳之意。倪法冲[1]遵从高氏之说，认为"罢"音义应同"羆"，《说文解字·木部》："極，栋也。"故"罢极"之义，则寓有刚勇多力之象征，《素问·灵兰秘典论》喻肝脏为"将军之官"，其命名盖取于此。但他认为肝主筋，职司运动；肝性条达，主升发疏泄；肝寄相火，资生血气；肝藏血，舍魂，主谋虑四方面的生理，乃"罢极"一词的真正内涵，则有过度诠释之嫌。李今庸[2]提出："'罢极'的'罢'当为'能'字，而读为'耐'，其'极'字训为'疲困'。所谓'能极'就是'耐受疲劳'。"但文字学依据不充分。傅贞亮[3]主编《内经讲义》注："罢，免去、停止之义。极，劳也，困惫之义。""罢极"，即免除疲劳之义。贾延利[4、5]等亦认为肝脏是解除疲劳的根本。

关于肝为耐受疲劳之本的机理，现代学者多从肝藏血与主疏泄的功能上加以解释。如娄永和[6]认为肝耐受疲劳与肝主疏泄、肝主藏血的功用密切相关。因此，罢极失常所致的

［1］倪法冲."罢极"考——兼论"肝者，罢极之本"的生理概念［J］.福建中医药，1981，12（1）：57-58.

［2］李今庸.读古医书随笔［M］.北京：人民卫生出版社，1984.

［3］傅贞亮.内经讲义［M］.长沙：湖南科学技术出版社，1986.

［4］贾延利."罢极"异说辨正［J］.中医药文化，1992（4）：35.

［5］林绍志."罢极之本"浅议［J］.山东中医药大学学报，2006，30（6）：444.

［6］娄永和.略论"肝者，罢极之本"的生理意义［J］.天津中医学院学报，1985（1）：1-2.

肢体瘫痪可从肝论治。张德新[1]等也认为肝之气血是"肝者，罢极之本"的物质基础。肝病时人体活动及活动时耐受和消除疲劳的能力下降，治疗当用"补、柔、养、清、疏、泻"等法，调肝之气血，重建"肝者，罢极之本"的功能。高文柱[2]认为"罢极之本"犹言"劳用之本"，肝藏血，主筋，凡人体运动，莫不由肝筋之劳，肝血之用。现代医学认为肝脏为能量储存之所，正合此义。

3. 综合运动说

现代一些学者综合上述两种对立的解释，认为分别从生理与病机的角度都表达了肝与人体运动有关。如刘晓兰等[3]认为"罢极"可训释为"疲困"，又可训释为"停止"，均与运动有关，故"肝者，罢极之本"当可训为"肝者，运动之本"。马玉兰[4]认为"肝者，罢极之本"指肝与人体活动及活动时耐受和消除疲劳的能力之间关系密切。肝主藏血为人体耐受疲劳提供物质基础和功能保障，肝主筋是人体耐受运动性疲劳的组织基础，肝藏魂对人体耐受疲劳具有调节作用，肝主疏泄为人体耐受疲劳营造有利的内环境。"肝者，罢极之本"理论可为从肝论治疲劳提供依据。并从骨骼肌主要能源物质的贮备和代谢角度研究发现，"养肝柔筋方"抗运动性疲劳的可能机制是：增加体内糖贮备量，提高骨骼肌组织糖的有氧代谢率，改善

[1] 张德新，潘丰满."肝者，罢极之本"理论与气血关系探析 [J].浙江中医学院学报，2006，30（1）：14-15.

[2] 高文柱.《素问》校读随笔 [J].天津中医，1989，6（5）：32.

[3] 刘晓兰，余自汉，程自勉，等.也释"罢极之本"[J].河南中医，1992，12（6）：258.

[4] 马玉兰."肝者，罢极之本"的理论探讨与实验研究 [D].天津：天津中医学院，2001.

骨骼肌的能量代谢，保护肌肉蛋白质，促进骨骼肌细胞的兴奋收缩耦联，增强机体运动能力，延缓运动性疲劳的产生。唐朋利等[1]、马佐英等[2]也持相同观点。黄海波[3]从文字学考释，认为"罢"既具疲弱无能之义，亦有补充能量之义。从病机角度而言，"罢极"是耗损能量，疲劳困乏；从正常功能而言"罢极"则是充实能量，修复疲劳。"罢极"当理解为修复疲劳、恢复体能的含义，因为肝脏"以生血气"，是其重要的生理功能。

由此，一些学者提出慢性疲劳综合征与肝相关，如王火传[4]综合古今研究结果认为，慢性运动性疲劳虽与五脏均有相关性，但从根本而言，是从肝始发，而且以肝为关键。肝在慢性运动性疲劳的发生、发展、演变过程中起着重要的作用，具有一定的特异性。实验研究发现补肝汤可以有效缓解模型大鼠的疲劳症状，对慢性疲劳综合征有很好的疗效，说明慢性运动性疲劳与肝藏象的相对特异性。凌家杰[5]认为肝主筋、藏血和主疏泄的功能从不同的方面对运动能力产生重

[1] 唐朋利，陈钢，崔笛."肝者，罢极之本"初探[J].黑龙江中医药，2010，39（1）：3.

[2] 马佐英，史丽萍，何山，等.论"肝者罢极之本"[J].辽宁中医杂志，2007，34（8）：1051-1052.

[3] 黄海波."罢极之本"阐释与中医防治观[J].中国中医基础医学杂志，2010，16（7）：545-546.

[4] 王火传.慢性运动性疲劳与肝藏象相关性的理论与实验研究[D].武汉：湖北中医药大学，2011.

[5] 凌家杰.肝与运动性疲劳关系浅探[J].湖南中医学院学报，2003，23（6）：31-32.

要影响，提出以"理气扶正"或"理血扶正"为治则，以疏为补治疗运动性疲劳思路。郭文娟[1]提出肝为罢极之本，说明肝有奉养心身劳作的作用，因此肝失其能是亚健康状态的核心病机，亚健康的防治应以调肝为主，调整人体功能恢复健康。

（二）疏泄说

肝主疏泄最早由元代朱震亨在《格致余论》中提出，但其思想渊源可追溯至《素问·五常政大论》之"木曰敷和"的论述。"木曰敷和"是对木运正常状态下基本性质和功用的概括，指敷布某种物质，使其不协调状态趋于和谐。朱邦贤[2]提出"木曰敷和"就人体而论即为肝胆敷和，肝主敷和是指肝敷布少阳生发之气，燮理阴阳气血，促进生化代谢，并随神往来以主持协调人体诸脏功能活动。王鑫杏等[3]也认为《黄帝内经》肝主敷和是指肝通过敷布条达人体脏腑气血阴阳，使人体各种功能状态趋于和谐平衡，是对肝的重要生理功能的全面阐释和高度概括。其中肝胆敷和，木气生发；肝敷卫气，达表抗邪；肝木敷和，气血通调；肝气敷散，畅达情志；肝枢气机，敷布津液；同时又可助脾散精、助肾封藏、助行心君、助肺宣降。

基于上述理解，一些学者提出肝为罢极之本即指肝主疏泄或敷

［1］ 郭文娟.肝为"罢极之本"与亚健康状态的防治［J］.山西中医，2007，23（1）：75-76.

［2］ 朱邦贤.溯源穷本论敷和——六经制化决乎肝胆［J］.上海中医药杂志，1983，（9）：32-34.

［3］ 王鑫杏，陈家旭，刘燕.《黄帝内经》肝曰敷和理论探微［J］.中医杂志，2015，56（5）：366-368.

和的作用。如杜廷贵等[1]认为"罢极"为同义词连用，寓有中正之意。《黄帝内经》正是以不偏不倚来形象描述肝的协调诸脏，调节气机功能的。因此，"罢极之本"，应释为"敷和之本"，肝主疏泄、肝主藏血均可概括于肝主敷和之中。马晓春[2]认为"罢"可理解为"疏通，布散"之意，"极"可理解为"适中，正常"之意。"肝者，罢极之本"可解释为肝脏疏通调理全身气机，使各通路处于流畅状态，以保证气的升降出入，维持机体的正常功能。而潘文奎[3]将"罢"字解为"遣散"，"极"在医学中可喻为人身躯体周身。从肝的生理功能来讲，肝主疏泄与藏血，气机畅达则人体气血调节有度，与遣散之义相合，明确指出肝主疏泄乃"罢极"之本义。房克英[4]也持相同观点。杨伟鹏[5]认为"肝者，罢极之本"表明肝是向外发散的中心，在医理上体现肝对气血有疏泄作用，是对血气疏泄机制归属的抽象。陆丽明[6]则认为"罢极"二字均有发放发射之义，与肾为封藏之本中的封藏二字相对应；

[1] 杜廷贵，朱心红，张康生."罢极之本"实义考辨[J].河南中医，1990，10（1）：10-13.

[2] 马晓春."肝者，罢极之本"析疑[J].中医函授通讯，1992，10（5）：10-11.

[3] 潘文奎.肝主疏泄乃"罢极"之本意[J].中医函授通讯，1990，8（3）：10-11.

[4] 房克英."肝藏血主疏泄"的现代文献研究[D].北京：北京中医药大学，2013.

[5] 杨伟鹏."肝者，罢极之本"新探[J].中医药学报，2000，28（1）：7-8.

[6] 陆丽明."肝者罢极之本"考义及新解[J].中医药学刊，2006，24（12）：2308-2310.

在意思上，发放可引申为疏泄，也与肾的封藏相对应。考虑到"敷和"一词比"疏泄"合适的实际，"罢极之本"应作"敷和之本"解。樊雅梦[1]认为从文字本义上讲，"肝者，罢极之本"指肝木之脏是停止与遣散的本源；从上下文义来讲，"肝者，罢极之本"指肝是人体疏泄的本源；从整个《素问》对肝的认识上说，"肝者，罢极之本"指肝为疏达、疏泄的根本，三者殊途同归，共指一义，即肝为疏泄之本。并通过临床医案的统计分析，结合历代医家论述，提出"疲劳之本"当为脾。因此，无论是从理论还是临床的角度，把"疲劳之本"理解为肝都十分牵强。

（三）刚柔说

肝在五行属木，木性曲直，兼具刚柔之特征。张登本等[2]主编《内经词典》云："罢，通疲；软弱，松弛。极，通急；刚强，紧张。罢极，软弱刚强，松弛紧张……罢极之本犹刚柔之本。"刚柔、弛张，可以形容肝主筋、为将军之官以及肝主疏泄的功能特点。如陈常富等[3]认为"罢"是指筋脉关节舒张、肌肉弛缓而灵活自如的状态；"极"是指因筋脉关节收缩、肌肉紧束而刚健有力的状态。"罢极"就是对肝主筋、诸筋"束骨而利机关"的生理功能和病理特性的高度概括。肝通过其气血阴阳对筋膜的滋润与温养，调节着肢体关节的舒张和收缩，表现出"罢""极"相济，协调自如的运动状

［1］ 樊雅梦. "肝者，罢极之本"的本义探讨［D］. 北京：北京中医药大学，2010.

［2］ 张登本，武长春. 内经词典［M］. 北京：人民卫生出版社，1990.

［3］ 陈常富，唐瑜之. 以"肝者，罢极之本"指导临床验案2则［J］. 环球中医药，2014，7（3）：225-226.

态。杨维益等[1]认为"罢"指安静或抑制,"极"指紧张或兴奋,故将"肝者,罢极之本"解释为肝具有调节动与静、兴奋与抑制的生理功能。李成华等[2、3]也认为"罢极之本"是对肝生理功能的概括,是"木曰曲直"的反映。罢,即曲,松弛之义;极,即直,拘急之义。"罢极之本"是对肝相反相成的整体生理功能的概括,即通过肝的调节作用,人体各脏腑组织在气血运行、功能调节等方面,都维持着弛张有度、无太过也无不及的状态,是维持人体正常生命活动的内在机制。肝为罢极之本,能够调畅精神情志、气机升降、脏腑功能,以及男子精液、妇女月事等活动,使之维持中和无偏状态。肝为罢极之本,可以说明肝在整体视角下对全身的调节作用,病理上肝病常可导致五脏病变,临床上诸病调肝常获良效。

（四）调节说

调节说近年来被多数学者所认同。关凤玲等[4]较早将"罢极"训释为调节,"罢极之本"即是肝为藏血和调节血量

［1］ 杨维益,陈家旭,王天芳,等.运动性疲劳与中医肝脏的关系［J］.北京中医药大学学报,1996,19（1）:17–18.

［2］ 李成华,张庆祥."木曰曲直"视域下的肝为"罢极之本"［J］.长春中医药大学学报,2015,31（4）:666–668.

［3］ 张庆祥.论肝为罢极之本的理论及临床意义［J］.山东中医杂志,2019,38（3）:205–208.

［4］ 关凤玲,关凤山."罢极"别解［J］.北京中医学院学报,1989,12（2）:28.

的根本，指肝对阴阳气血的调节功能。高峰[1]认为"肝者，罢极之本"，即肝为调节、制止脏腑气血功能紊乱，使之恢复正常生理功能的根本。熊传榘[2]认为肝为罢极之本是对肝在人体一系列生理功能中双向调节作用深入研究后得到的必然结论。罢极的生理意义在于保持肝相对稳定的功能阈，生气通天是肝司罢极的前提条件，体阴用阳是肝司罢极的生理基础，"疏泄"与"藏血"之间及其各自内部都存在罢极机制，筋的屈伸、魂的出入、谋虑决断、开窍于目等功能活动为肝司罢极的具体体现。马月香[3]认为"罢极"二字同时具有动词、副词之特征，能够表示"发放"和"极点"的双重含义，"肝者，罢极之本"的内涵，即肝是机体发散的根本，"散""动"是肝的本性，但这种发散作用要有程度的限定。肝气的这一作用可以引申为"调节"。因此，"肝者，罢极之本"也可以进一步解释为，肝是调节人体生命活动的根本。梁治学等[4]认为"罢"应解释为"遣散""发放"，即向四处布散，包含肝主疏泄和藏血调血的功能在内，有布散调节之意。"极"本义为屋之正中至高处，体现了调节适中、正常之义。"肝者，罢极之本"包含肝的主要生理功能但又不是具体功能，并通过肝的主要功能予以体现，应理解为调节人体生命活动之根本。其中以藏血为基础，以调血为用，以疏泄为体现，调

[1] 高峰."肝者，罢极之本"之我释[J].山东中医杂志，1990，9（1）：10.

[2] 熊传榘.肝为罢极之本的研究[D].济南：山东中医药大学，1997.

[3] 马月香.肝主疏泄调节人体功能的理论与实验研究[D].济南：山东中医药大学，2005.

[4] 梁治学，胡燕，何裕民.从"罢极之本"诠释肝的主要功能[J].中华中医药杂志，2010，25（3）：340-342.

节着脏腑气血津液以及人顺应天地的变化。王琦[1]《中医藏象学》认为，疏泄、调节本之于肝，此是肝为罢极之本的正确含义。因肝藏血而具长养生发之机，对人之气血有疏泄、调节的作用，说肝之疏泄本含有疏通气机、排泄废物之义，与"遣散""排除"之义合。

另外，刘力红等[2]认为"极"是宇宙运动变化过程中的一个周期时限；罢极，就是使极变终了，从而开始"万物复始"的新岁循环。肝为"罢极之本"的作用是在发生复变的层次上协调天人关系的重要保障。吕艳芝等[3]认为"罢"，归也，止也；"极"，古人认为是生数皆终和万物复始时的交替现象。因此"罢极"即是万物归止于终始的新陈代谢的矛盾现象，亦即是静与动的平衡和统一。"肝者，罢极之本，魂之居也"就是指肝气在心神指挥下对人身气血及功能的兴奋与抑制有双向调节作用。彭达池[4]提出《黄帝内经》肝系统有应对人体内外环境变化，反向调节气血运行，确保体内环境相对平衡的生理特点。在这一观点的指导下，对经典理解作了统一的说明，认为"罢极之本"，即用开启对冲的方法，终止

[1] 王琦，吴承玉.中医藏象学[M].3版.北京：人民卫生出版社，2012.

[2] 刘力红，赵琳."天人相应"的藏象学基础[J].中国中医基础医学杂志，1996，2（5）：23-24.

[3] 吕艳芝，李文生.浅论肝为"罢极之本"[J].黑龙江中医药，1997，26（1）：4-5.

[4] 彭达池."罢极""枢"与反向调节[A].中华中医药学会，中华中医药学会内经学分会.中华中医药学会第十五次内经研讨会论文集[C]，2015.

气血阴阳极端发展态势，回归中正平和的调节之本；"将军之官"，即替天行道，重塑平衡之官；"开阖枢"即是"关阖枢"，"开"是针对发放人体气血调节而言，"关"是针对抗拒外邪入侵而言，开与关是着眼点殊异的同一调节的不同表述；肝系厥阴、少阳为"枢"，是"先天本能的罢极之本"，心系少阴为"枢"，是"后天自主有为的罢极之本"。

（五）功能总括说

功能总括说从《素问·六节藏象论》五脏为人体之本的角度出发，提出"罢极之本"应是高度概括肝脏最重要功能的生理概念。如张朝录等[1]将"罢极"训为"能（néng）极"，认为肝能广泛参与人体精、神、气、血、津液重要生命物质的生成与转化，为人身最重要的栋梁之脏。邓家刚[2]认为从文字上看，"罢极"即"归止于终始"，是指肝集厥阴少阳于一身，阴尽于厥阴而阳始于少阳，血归藏于肝而始行于肝，以及应春气而主生发等特性，故"罢极之本"即"藏血生发之本"，而非"疲困之本""耐受疲劳之本"等。孙钧[3]也认为肝之生化生发气血之功能才是"罢极"的原因所在，而非主筋主运动所为。陈明[4]同意此说，认为肝为"罢极之本"是肝主敷和的具体表现，其关键在于肝有藏血、升发之功。肝藏血，能掌管脏腑血液，以供人体活动之需；肝升发，能鼓舞脏腑气化，以

[1] 张朝录，邵斗春."肝者罢极之本"之我见[J].北京中医学院学报，1986，9（3）：41.

[2] 邓家刚."罢极之本"实义辨析[J].广西中医药，1987，10（1）：42-44.

[3] 孙钧.试论肝者罢极之本[J].甘肃中医学院学报，2000，17（1）：13.

[4] 陈明.肝为"罢极之本"纵横谈[J].中医函授通讯，1993，11（5）：4-5.

为气机升降之枢。陈震霖[1]通过对《素问·六节藏象论》中"五本"含义的比较分析，认为应将"罢极之本"解释为"藏血主疏泄"之本，才能高度概括肝脏最重要的生理功能，揭示肝脏作为人体"五本"之一的生理作用。周琼[2]也认为"罢极之本"是对肝脏生理功能活动总的概括，肝藏血，魂有所舍；又主疏泄，为气机升降的枢纽，调畅情志，维系一身气化，保证筋骨能源源不断地得到肝输注精血之荣养而润泽，使筋骨弛缩有度，屈伸自如。都亚楠等[3]指出后世将肝的正常生理功能总结为肝主藏血、主疏泄，这也是对"罢极之本"功能的扩展。肝为罢极之本揭示的是肝脏生化升发气血，是肝疏泄功能和藏血功能的充分反映和高度概括，也揭示了肝脏作为人体"五本"之一的生理作用。

另外，贾树林[4]认为肝之"罢极"是一个抽象的概念，是肝之多种功能共性的概括和缩影，肝就是执行两种相对功能的"罢极"之脏，或云"罢极"就是肝的某一功能中前一循环的终点和后一循环的起点的相遇，正是这样，才形成一

[1] 陈震霖."肝者，罢极之本"释义［J］.山东中医杂志，2004，23（5）：259-260.

[2] 周琼."肝者，罢极之本"小议［J］.湖北中医杂志，2007，29（9）：14-15.

[3] 都亚楠，鞠宝兆.论"肝者罢极之本"［J］.辽宁中医药大学学报，2012，14（7）：55-56.

[4] 贾树林.也谈"罢极之本"［J］.辽宁中医杂志，1993，20（2）：15-16.

个如环无端的肝的一个功能的往复回旋系统。姜青松等[1]依据王冰注"东方为发生之始，故以生血气也"，以及章虚谷《灵素节注类编》中"肝为厥阴，厥阴者，两阴交尽，故为罢极之本，罢极者，阴极也，阴极则阳生，阳出于肾，由肝胆而升也"之论，提出以"生发之本"来解释"肝者，罢极之本"较为妥帖。

（六）将军之官说

此说是将肝为罢极之本与《素问·灵兰秘典论》"肝者，将军之官，谋虑出焉""胆者，中正之官，决断出焉"之论相结合进行解释，如刘士敬等[2]认为"罢极"乃是"将军之官"的具体表现，有宽赦、放逐、诛杀等和军旅事宜相关的内容。其文字依据《说文》："罢，遣有罪也。""极"，通"殛"，有罪而殊杀之。张德英等[3]也认为"罢极"之义为"中正分析""正确判断"，与肝主谋虑，胆主决断之功能恰相契合。临床上老年痴呆和早老性痴呆患者，表现为头脑思维不清楚，遇到事情就心烦意乱，不知如何处理，可称为"罢极失准证"。

（七）目功能说

肝开窍于目，故有学者从肝与目的关系解释肝为罢极之本。如边海云等[4]认为"罢"即"放眼远观"，"极"即"登高远眺"，"罢

[1] 姜青松，罗才贵.也谈"肝者，罢极之本"[J].浙江中医杂志，2017，52（10）：711-712.

[2] 刘士敬，张晓阳."罢极"新解[J].中医药信息，1991，8（4）：10，38.

[3] 张德英，宋春侠."繁木泻土"治疗"罢极失准证"[J].北京中医药大学学报（中医临床版），2004，11（4）：42-43.

[4] 边海云，陈利国.对"罢极之本"释义的商榷[J].辽宁中医杂志，2009，36（1）：37-38.

极"即谓目之视力。"肝者，罢极之本"旨在强调眼睛视力的好坏强弱取决于肝。刘日才[1]认为"罢极"的本义是表示"闭目""开目"两种相反的目睛运动的生理功能，肝是人们"闭目""开目"运动的根本。

对肝为罢极之本的理解，之所以形成上述诸多不同的解释，一方面与诠释者的知识传统、时代精神及个人因素等诠释立场有关；另一方面也与诠释方法的使用不当有关。其中存在的问题主要有两方面。

1. 脱离原文语境的诠释失误

对肝为罢极之本的理解，应受到文字、原文整体语境以及中医对肝功能认识的历史演进的制约，但在实际的诠释过程中，由于不了解文本的背景因素、思维特征等，违背诠释学的对象自主性、整体性、意义符合等原则，常常造成对经典的理解不全面甚或误读。如从文字学的角度而言，王济训等[2]认为"罢"疑为"能"误为"羆"；"极"指四肢。日本学者丹波元坚《素问绍识》说"罢极当作四极……即言四支。肝其充在筋，故云四极之本也。"郭霭春[3]也赞同此观点。上述解释很明显文字学证据不足。再如将"罢极"解释为疲劳、困倦，明显与其他四脏从生理角度强调在人体生命活动的重

［1］ 刘日才.纵论"肝者罢极之本"之本意［J］.中华中医药学刊，2007，25（10）：2023-2024.

［2］ 王济训，边海云."肝为罢极之本"新解［J］.时珍国医国药，2007，18（3）：733.

［3］ 郭霭春.黄帝内经素问校注语译［M］.天津：天津科学技术出版社，1981.

要性不符。屈乐等[1]对此提出质疑，指出中医文献认为疲劳与多脏器有关，涉及五脏六腑与气血的功能正常与否，古代和现代医家多注重从心脾肾来认识此病，很少有把肝作为核心来论述疲劳和治疗疲劳的。若就运动言，非肝之筋独司运动，肾之骨、脾之肌肉也参与，而且肝主运动也难以说是其最主要的功能。其他如将军之官说、目功能说，以及刘绍龙等[2]提出从"肝者，血之本"来理解"肝者，罢极之本"等，也存在着类似的问题，而谢利恒《中国医学大词典》注以"罢癃之疾（背病）"之义，更与原文语境不符，都有违反诠释对象自主性原则与整体性原则之嫌。

2. 中西医概念混淆

不少学者在对肝为罢极之本的理解中，将中医的肝藏象与西医的肝脏混为一谈。如陈列红等[3]认为肝主筋，司运动，耐受疲劳，是运动功能的根本。选择急性黄疸型甲型病毒性肝炎、慢性乙型病毒性肝炎、慢性重症病毒性肝炎、肝炎后肝硬化患者作为研究对象，其中肝胆湿热证 31 例，肝郁脾虚证 25 例，肝肾阴虚证 11 例，脾肾阳虚证 14 例，检测血清中铜、锌、铁、镁元素含量，试图从微量元素角度探讨肝为罢极之本的机理。结果四个证型均有不同程度的乏力，血清中 4 种微量元素大多呈逐步下降之势，并与乏力程度基本相一致。这里明显混淆了西医肝脏与中医肝藏象的概念，如 14 例肝

［1］ 屈乐，邓艳芳，宋亚南，等.《中医基础理论》的"肝为罢极之本"质疑［J］.中医教育，2015，34（4）：75-77.

［2］ 刘绍龙，徐吉敏，叶放.浅论"肝者，罢极之本"［J］.光明中医，2012，27（11）：2179-2180.

［3］ 陈列红，潘雪飞，张长法，等.试从微量元素角度探讨肝为"罢极之本"［J］.江苏中医，1997，18（3）：46-47.

病患者表现为脾肾阳虚证，则与中医肝藏象毫无关系。王辉武等[1]通过对3413例肝病患者的临床症状的分析，证明了疲乏症状的出现及减轻，与肝病的发生及好转关系密切。由此说明了正确理解"肝者，罢极之本"的重要临床价值。顾学兰[2]研究认为乏力症状是肝硬化主要临床表现，临床诊治过程中必须重视。史丽萍等[3]研究发现，小鼠力竭性运动可造成其肝脏的损害，肝糖原、肌糖原的减少，且随着力竭次数的增加其程度加重。认为此从一个侧面证明了中医"肝主藏血""久行伤筋"等中医理论，为"肝为罢极之本"的理论提供了部分依据。朱海峰[4]以西医之肝脏解释中医肝藏象，从肝内能量代谢机制与疲劳、乏力症状的关系，论证"肝为罢极之本"对治疗慢性疲劳症状有重要的指导意义。以上都犯了相同的错误。

综上所述，以"罢极"的文字训诂为依据，结合《素问·六节藏象论》五脏为本论述的语境，"罢极"最初的含义应该是唯一的，以高世栻的解释较为切合原意。但诠释常常

[1] 王辉武，吴行明，邓开蓉.《内经》"肝者，罢极之本"的临床价值——附3413例肝病的临床分析 [J].成都中医药大学学报，1997，20（2）：9-10.

[2] 顾学兰.75例肝硬化患者乏力量表分析——兼谈"肝为罢极之本" [J].江苏中医药，2006，27（4）：20-21.

[3] 史丽萍.马东明，解丽芳，等.力竭性运动对小鼠肝脏超微结构及肝糖原肌糖原含量的影响——"肝为罢极之本"的实验研究 [J].辽宁中医杂志，2005，32（9）：971-973.

[4] 朱海峰.对"肝为罢极之本"的现代医学诠释 [J].甘肃中医，2007，20（5）：7-8.

就处在"向心"与"离心"这两种力量之间的紧张之中，一方面要遵循原文的旨意，另一方面又要有新的创见，加之文字的多义性特征以及人们对肝生理功能、特征认识的演变，故形成了运动说、疏泄说、刚柔说、调节说、功能总括说、将军之官说等不同的理解，从诠释学的角度而言，虽各有一定的理据，然从现代对肝功能的认识角度言，以调节说相对较为合理，即肝为调节人体生命活动的根本，运动说、疏泄说、将军之官说，是肝调节功能的某一部分，可隶属于调节说；功能概括说针对五脏都适用，没有明确反映出肝在生命活动中的功能特征；刚柔说可以说与调节说互为表里，调节言其作用机理，刚柔言其作用表现。

二、"肝者，将军之官"的研究

现代对"肝者，将军之官"的阐释，多在对古代医家诠释梳理、分析的基础上，从肝的整体生理功能及其特征或肝有卫外御邪的角度加以说明。如迟华基[1]认为古今医家均用"将军"刚强躁急、智勇双全、勇而能断的职能与特性，比喻脏象之肝，似觉不足。提出"将军"的主要职责应是"率兵抗敌""保家卫国"，致力国强民安等；肝在人体脏腑中的地位与职责，正与将军之在国中的地位、职责相当，具有疏泄、升发，抗邪解毒、保护机体，免受邪气侵害，促使内外环境稳定，功能协调统一的作用。张安玲[2]将历代医家对"肝者，将军之官"的认识，归纳为3种：①以勇猛释之；②以

[1] 迟华基."肝者，将军之官"补释[J].山东中医学院学报，1989，13（3）：66，8.
[2] 张安玲.论"肝者将军之官"的生理病理意义[J].中医药学报，1997，25（3）：6-7.

性急主怒释之；③以上二说之总和。可见历代注家多以肝属风木，其性主壮勇而急，在志为怒，即以肝的生理特性来阐释"肝为将军之官"。结合原文经意，张安玲认为"肝者，将军之官"是言生理功能，说明肝在人体的生理活动中所发挥的作用，犹如率兵作战之将军，在心主统领下，协调脏腑功能，调和气血，共同完成各种生理活动。在生理上肝能调和脏腑气血，外御诸邪侵袭，对维持机体气血冲和，脏腑协调的生理状态具有重要作用，脏腑气血调和，则百病不生，故曰"肝为将军之官"。反之，病理状态下，肝气郁逆，气血违和，脏腑功能紊乱，邪气自内而生；卫外不固，邪易由外而袭，内伤外感，诸病丛生，因曰"肝为万病之贼"。"将军之官"言肝之生理功能，而"肝为百病之贼"是对"将军之官"失职的多种病理改变的总括，调肝可以治百病则是"肝者将军之官""肝为万病之贼"理论的临床应用。马月香等[1]也认为《黄帝内经》把肝在体内所起的作用比喻为"将军"，喻含了肝对人体的生命活动具有重要的协调作用，其对内能够疏导和协调全身各脏腑组织的生理功能；对外能够抗御外邪，防止疾病的发生，以维持生命活动的正常进行。可见，"肝者，将军之官"主要是指肝对人体具有重要的调节作用。张宝成等[2]总括诸家注解为两点：一是从将军者骁勇善战、刚果专断取象诠释肝之特性；二是从将军者尚武好动、性急善

[1] 马月香，张珍玉."肝者，将军之官"新释[J].天津中医药，2006，23（1）：42–43.

[2] 张宝成，冯婷婷，骆春梅，等."肝为将军之官"浅说[J].新中医，2013，45（2）：153–154.

怒取象解释肝之特性。提出从《黄帝内经》文本的角度而言，"肝者，将军之官"实为阐释肝之生理特性，肝司将军之职而行调度调节之能，藏血而调度气血，荣养脏腑百骸；主升发疏泄而助卫固表，总览一身气机升降而出乎谋虑；升发少阴之气以化生君火。而以"急""怒""动""勇壮"诠释肝之特性似与上下文义不符。

贾孟辉等[1]提出肝为"将军之官"，蕴含有肝具御邪护身、保护机体和应激能力之功用，是肝主疏泄、贮藏调节血量功能的具体阐发。明此则在机体防老抗衰、抗疲劳、提高应激能力等研究领域，会有新的启迪及研究方法的突破。陈贵海等[2]认为"将军之官"是对肝脏生理功能的概括，主要体现在护卫机体方面，并从肝与气血运行、肝与脾胃运化、肝与二便排泄、肝主怒与应激反应、肝为刚脏与肝为将军之官等方面进行了阐述。王玉芳[3]也认为鉴于肝喜条达恶抑郁的生理特性及其特殊的生理功能，肝被喻为"将军之官"，说明肝在人体像将军保卫国家一样，具有抵御外邪护卫机体的作用，若肝功能失调极易干犯他脏引起各种疾病。肝的卫外作用主要体现在促进元气升发和敷布、升发卫气、疏利气血、协调脏腑、调畅情志、排泄废物等六个方面。

另外，张洪亮等[4]将"将军"之"将"释为"帅"以喻气；"将

[1] 贾孟辉，贺晓慧.发"肝者，将军之官"之意蕴[J].国医论坛，1996，11（3）：44.

[2] 陈贵海，刘卫华."将军之官"发微[J].国医论坛，2006，21（5）：48-49.

[3] 王玉芳.浅谈肝为"将军之官"[J].中国中医药现代远程教育，2011，9（4）：6-7.

[4] 张洪亮，王虹."肝者，将军之官，谋虑出焉"新解[J].新疆中医药，2002，20（5）：2-3.

军"之"军"解为"兵"而比血，指出了肝之能谋虑在于肝之所藏之神——魂的作用，从而阐释了肝与气血的紧密联系性，具有一定的实践意义。

综上所述，"肝者，将军之官，谋虑出焉"是古人对肝在人体作用的一种隐喻认知，将军首先是运筹帷幄、坐镇指挥的统帅，因此单独以勇猛甚或性急主怒解释，则不合原文之义。

三、"肝生于左"的研究

"肝生于左"语出《素问·刺禁论》，古今学者对其多有阐发，然见解各异，对"肝生于左"的研究，大致可分为以下几个方面。

（一）现代诠释

对"肝生于左"的现代诠释，大致可分为部位说与功能说两种。

1. 部位说

部位说是从人体脏腑解剖部位角度出发对"肝生于左"的认识。现代《黄帝内经素问校释》一书首先提出《素问·刺禁论》所指乃人体生理的要害部位，似当从解剖学的观点来理解，所言部位皆为脏器所属之处[1]。黄景贤[2]赞同此观点，认为该篇讨论针刺的禁忌问题，指出针刺时刺伤人

[1] 山东中医学院，河北医学院.黄帝内经素问校释[M].北京：人民卫生出版社，1982.

[2] 黄景贤."肝生于左，肺藏于右"浅识[J].中医药学报，1989，7（2）：20.

体某些要害部位的严重后果，故文中的心、肝、肺等指解剖部位，不然如何说刺中了？故提出"肝生于左"指肝的部位在膈下，"肺藏于右"指肺的位置在膈上，"左右"是上下的代名词。但他对文中"表""里""使""市"的解释则值得商榷，从解剖器官角度的认识也不能贯穿全文。王孝康等[1]也持肝上肺下的解剖学概念说，但他并没有阐述心、肾、脾胃的解剖部位问题，而且认为历代多从生理、病理学角度解释，从本质上讲不是《黄帝内经》原意。

支开叶[2]认为中医按照自己"天人相应"的理论，将人体的功能放在一个与天地同气相求的位置。认识人体时，观察者坐北朝南，被观察者面对观察者躺下，形成头部在南、足部在北的位置，对被观察者肝的所在位置的认识是"在左"，即在观察者之左。邵冠勇[3]也认为习惯上讲的"左右"，是自身的左右，是主观立场的左右；而《内经》上讲的"左右"是外界的左右，是客观立场的左右，人身的左右自然也是客观立场的左右，并没有混淆脏器在左在右的解剖位置。刘三海等[4]从血液循环系统角度加以阐释，认为"肝生于左"的临床意义在于说明肝病多见左侧部位的病变特点，如临床上各种肝病导致门静脉压增高，脾脏充血性肿大的症状。"肺藏于右"的临床意义在于说明肺病多表现在右侧部位的病变特征，如临床上心衰患者导致的肺瘀血进行性加重，体循环静脉压增高，进而使肝脏充

［1］ 王孝康，王峰. 试析《黄帝内经》"肝生于左，肺藏于右"［J］. 河南中医，2016，36（7）：1126-1128.

［2］ 支开叶. 左肝右肺新解［J］. 光明中医，2007，22（12）：3.

［3］ 邵冠勇. "肝生于左"解［J］. 中医药研究，1995，11（2）：6.

［4］ 刘三海，张剑平. "肝生于左，肺藏于右"新解［J］. 中国肝脏病杂志（电子版），2014，6（4）：99-100.

血肿大、硬化。此解释脱离了原文所问应该是具体脏器位置的问题，以疾病的临床表现替代之，况且这一解释也不能说明其他脏腑的问题，难以贯通全文，明显是一种过度诠释。

2. 功能说

功能说即认为"肝生于左"是言脏腑的气化功能。杨世兴[1]认为"肝生于左"揭示了肝与外界环境的内在联系，阐明了肝气的生理特性，说明了肝病的病理特点。《黄帝内经素问校释》指出"肝生于左"是指脏器之气化功能，非指脏器本体所在部位[2]。王洪图[3]主编《黄帝内经研究大成》认为"肝生于左，肺藏于右"的本义是对肝肺两脏功能的高度概括，认为肝主生发，犹春发万物，东升日月，在人体生命活动中起着升阳发阴、启陈从新的重要作用，而肺藏于右乃从肺之降敛之特性而言。任应秋[4]认为肝生于左，是言肝主生发之气，生发于左；肺藏于右，是指肺气从右而降。李志轩[5]认为"肝生于左"可助肺气之降，共调身之气机；可与胆司疏泄，主勇怯；可促脾运化，藏统协调；可补肾精，藏泄互用，阴阳相滋。"肝生于左"，既是对肝脏生理特性的概

[1] 杨世兴.论"肝生于左"及其主病［J］.湖北中医杂志，1982（6）：34-36，28.

[2] 山东中医学院，河北医学院.黄帝内经素问校释［M］.北京：人民卫生出版社，2009.

[3] 王洪图.黄帝内经研究大成［M］.北京：北京出版社，1997.

[4] 任廷革.任应秋讲《黄帝内经》［M］.北京：中国中医药出版社，2014.

[5] 李志轩，崔家康，李宁，等.《黄帝内经》"肝生于左"浅析［J］.中医学报，2014，29（10）：1452-1453.

括，也是《黄帝内经》中"四时五脏阴阳"的具体体现。李永乐等[1]认为，"肝生于左"，是肝主升发生理特性的概括及发挥其各种功能的基础。在中医学整体观念指导下，基于人体是一个有机联系的整体，肝气之升不仅是自身功能发挥的基础，更可助心行血、助心主神志、助脾土运化、助肺之降、助肾之藏。Pham Viet Du[2]从"体用"的角度论述"肝生于左"的含义，认为肝的生理解剖只是他们的"体"，气机升降运动及其气化功能是肝的"用"。中医气化，是人体新陈代谢的功能表现，是研究气的运动产生的各种变化，举凡脏腑的功能、气血的输布、经络的流注等等，都有"气化"的含义，故从气化功能而言，"肝生于左"是讲肝主升发，肝气主升之"用"。史话跃[3]亦指出"肝生于左"重点在"生"字。《素问·五常政大论》曰："苍气达，阳和布化，阴气乃随，生气淳化，万物以荣，其化生，其气美，其政散，其令条舒。"肝具有喜条达恶抑郁的生理特性，用"生"字描述肝之升发、向上、疏泄的功能较为恰当。孙玉龙[4]对"肝生于左"进行考证后认为，"生"字乃"主"字之误，肝主于左以辅助君王，气生于左以助心行血。

（二）产生依据

张登本[5]认为"肝生于左，肺藏于右"是《黄帝内经》作者

[1] 李永乐，瞿双庆.论《黄帝内经》"肝生于左"[J].中华中医药杂志，2016，31（3）：770-772.

[2] Pham Viet Du，许云姣.从"体用"浅析"肝生于左，肺藏于右"[J].天津中医药，2014，31（7）：444-445.

[3] 史话跃，吴承玉.浅探肝生于左[J].江苏中医药，2013，45（9）：11-13.

[4] 孙玉龙."肝生于左，肺藏于右"正误释疑[J].中医药文化，1992（4）:7.

[5] 张登本.论《内经》之五脏左右表里——气机升降的特殊表述[J].陕西中医学院学报，2003，26（4）：1-3.

以天人相应的观点，取象天体左右升降之理，类比人身肝肺在气机运行中的方式，从气机运动方面突出脏腑相关的整体思想。《素问·阴阳应象大论》云："左右者，阴阳之道路也。"《素问·方盛衰论》亦言："阳从左，阴从右。"从阴阳学说的角度说明阳气从左上升，阴气至右下降，阳升阴降，左右为其道路。根据天人相应的理论取象比类，形成了"左升右降"的概念[1]。金栋等[2]指出，"肝生于左，肺藏于右"或来源于《易》之《洛书》，是指肝的生理特性主升发、条达、舒畅，以升为顺，春季应之，方位在东，故说"肝生于左"；肺的生理功能特性主肃降、收敛、肃杀，以降为和，秋季应之，方位在西，故说"肺藏于右"。肝左肺右，不是指实质脏器肝和肺的具体解剖位置，而是根据"象"思维理念和中国古代哲学思想阴阳、五行学说及天人相应观或"左升右降"之说推演而来。管傲然等[3]亦持相同观点。何远方[4]也认为"肝生于左"是古人根据河图洛书"左东右西"的识图方向定位，采用取类比象的方法提出来的。古人识图方位概念源于河图、洛书。二者的方向定位都是左东右西，上南下北。特别是洛书以阴阳合五行立论，奠定了中医藏象方位的基础。即震东

［1］　胡继红.论析"左升右降"［J］.中医杂志，2011，52（17）：1526-1527.

［2］　金栋，李冬梅，杜宝良.亦谈"肝生于左，肺藏于右"暨"左升右降"［J］.四川中医，2012，30（8）：37-38.

［3］　管傲然，管薇薇，丁丽玲，等."肝生于左，肺藏于右"［J］.实用中医内科杂志，2013，27（15）：45-46.

［4］　何远方."肝生于左，肺藏于右"之我见［J］.内蒙古中医药，2011，30（22）：119.

兑西，离南坎北。东方为震卦，震属风雷，东方生风，风气通于肝，肝主生发，在五行属木，肝位就定于东方，故"肝生于左"。因此，从象思维角度认识的"肝生于左"不能与现代解剖学对脏器位置的认识相混淆。

（三）理论演变及应用

张宇鹏[1]梳理"肝左肺右"理论的历史发展，认为朱丹溪提出"心肺之阳降，肝肾之阴升"，张介宾等提出脏腑与脏气分离的理论，叶天士提出"肝升于左，肺降于右"的学说等，均与此有关，一直到清代发展成为脏腑阴阳升降学说的重要组成部分。洪流等[2]认为"左肝右肺"说含有丰富的全息思想；肝肺是气化的始点和终点，是气机升降之要冲；后世的左右气血偏胜学说盖源于此。同时探索了其在临床上的指导意义与运用价值。陈慧娟等[3]统计《临证指南医案》一书载有身体左侧病变的医案有60多条，所涉及的症状有偏枯在左、左肢麻木、左眠咳甚、左目珠痛、左胁不耐卧着、左胁痛、左颊赤、脐左动气、左腹膨、左肢痛、左鼻窍有血、左胁有疟母、左指胀痛引肩、左偏头痛、左耳鸣甚等，绝大多数病例从肝辨治。宣红萍等[4]认为，"肝生于左"关键在于强调肝的疏泄、生发功能，肝主疏泄、主生发，其性升、动、散，其气以上升为顺。然其上升

[1] 张宇鹏.简述"肝左肺右"理论的历史发展［J］.陕西中医学院学报，2012，35（2）：9-10.

[2] 洪流.杨友发."左肝右肺"探微［J］.中医杂志，1992，33（9）：8-9.

[3] 陈慧娟，梁尚华，朱凌凌."肝生于左"临床意义浅探［J］.江苏中医药，2008，40（12）：12-13.

[4] 宣红萍，刘成海.浅析"肝生于左"的意义［J］.中医药信息，2003，20（4）：56-57.

之气不可生发太过，亦不可生发不及。肝失疏泄临床则多见人体左侧部位病变，治疗当注意木郁发之，多柔肝、疏肝，顺应其生发畅通之性。李洋等[1]提出从"肝左肺右"的角度治疗隐匿性哮喘，一是肝升太过，肺降不及，以平肝降气，调畅肺气为要；二是肝木不达，肺金过收，治以疏肝解郁为主法，佐以宣畅肺气。饶宏孝[2]认为凡病发部位在左，如左眼、左耳、左侧头部等，结合临床辨证，可从肝论治。另外，还有报道应用"左肝右肺"说治疗胸胁挫伤[3]、内脏下垂[4]、病毒性肝炎[5]、抑郁症[6]等。

第二节　肝的生理功能研究

　　肝的生理功能研究主要涉及肝主藏血、主疏泄的含义、发生以及现代科学诠释等问题。

［1］　李洋，李燕村，张伟. 从"肝左肺右"议气机升降在隐匿性哮喘证治中的意义［J］. 环球中医药，2019，12（1）：59-60.
［2］　饶宏孝. "肝生于左，肺藏于右"临床运用初探［J］. 甘肃中医，1994，7（3）：1-2.
［3］　孙健. "左肝右肺"理论在胸胁挫伤中的应用［J］. 江西中医药，1985（6）：41-42.
［4］　陈长龙，崔艳梅，徐淑江，等. 内脏下垂从肝论治［J］. 四川中医，1999，17（4）：14.
［5］　郑亚江. 病毒性肝炎从肺论治探析［J］. 辽宁中医杂志，2004，31（9）：739-740.
［6］　韩晶杰，烟建华. 从肺论治抑郁症的思路探讨［J］. 中华中医药杂志，2005，20（6）：349-350.

一、肝主藏血的研究

"肝藏血"一词，最早见于《素问·调经论》。关于"肝藏血"的发生学原理，李如辉[1]认为该理论主要借解剖而发生，而张效霞[2]则认为"肝主藏血"是为了解释五脏何以能够"藏神"这一五行归类的结论而提出的。如《灵枢·本神》曰："肝藏血，血舍魂。"一般认为"肝藏血"具有贮藏血液、调节血量和防止出血的作用。现代学者对于"肝藏血"的研究正在不断深入，主要包含以下几个方面。

（一）血液调节说

李如辉指出"肝藏血"理论主要借解剖而发生，但并非意味着调节血量及防止出血的内涵亦借解剖以发生，肝具调节血量的功能，而这一功能认识的发生是以肝贮藏血液功能为基础，并借进一步的观察得以构建的。《内经》观察到人体血液是"流行不止，环周不休"（《素问·举痛论》）的，《素问·五脏生成》又言："人卧血归于肝。"然何以知"人卧血归于肝"？《素问·八正神明论》云："是故天温日明，则人血淖液而卫气浮，故血易泻；天寒日阴，则人血凝泣而卫气沉。"又《素问·离合真邪》云："天地温和，则经水安静；天寒地冻，则经水凝泣；天暑地热，则经水沸溢。"说明《内经》对不同气温状态下体表静脉搏动状态有着翔实的观察。而运动状态、情绪激动同样具有"人血淖液""经水沸溢"之效应；反之，人在安静的状态下，情绪平稳，尤其是在睡眠时，血则藏于肝。唐·王

［1］ 李如辉.发生藏象学［M］.北京：中国中医药出版社，2003.
［2］ 张效霞.脏腑真原［M］.北京：华夏出版社，2010：311.

冰《素问》注言："肝藏血，心行之，人动则血运于诸经，人静则血归于肝脏，何者？肝主血海故也。"初步解释了肝藏血的机理，认为是肝主血海之故。邢金丽等[1]认为"肝藏血"理论经历了漫长的演化和发展过程。自《内经》首见"肝藏血"一词，经后世医家不断补充和发挥，至清代肝藏血的含义及功能已经比较明确，肝能贮藏血液、调节血量、防止出血，但对肝藏血机理及病理机制方面阐释不够详尽。"肝藏血"和肝主疏泄的关系密切，肝主疏泄通过调畅心神和疏泄血液实现对肝藏血的调节，肝脏解剖结构及化学组成特点是支持"肝藏血"的重要现代科学依据。王蕾[2]也认为"肝藏血"功能的正常发挥是在心神的主宰下完成的，并且和肝主疏泄的关系密切。肝主疏泄对肝藏血的调节机理又是通过调畅心神和疏泄血液完成的。肝疏泄血液又分两个方面：肝促进血液的化生及调节血液的运行。陈鹏等[3]也认为肝藏血包含了贮藏血液、化生血液、调节血量、防止出血等功能，而肝主疏泄是肝藏血的主要机制。若肝失疏泄，气机不畅，气病及血，就会使肝藏血的功能失调，导致出血、血虚、血瘀等病理变化。

现代医学认为，肝是合成凝血因子和机体所需营养物质的重要脏器之一，肝是"代谢中枢"，对物质代谢起着重要的

[1] 邢金丽，张秋云，王天芳，等.肝藏血理论探[J].中医药导报，2014，20（4）：1-3.

[2] 王蕾.试论肝藏血的机理[J].中医药研究，1999，15（6）：2-3.

[3] 陈鹏，丘和明.试论肝藏血理论的临床意义[J].新中医，2011，43（2）：10-12.

"调节器"作用，是体内最大的"加工厂"。因此，肝不仅仅为简单的藏血之脏，更是气血化生之所。马月香[1]通过文献整理研究，认为肝能够贮藏血液是由肝脏本身的生理结构决定的；肝能够调节血量是古人通过对人体的生理现象观察而得到的；肝能够防止出血是取"肝藏血"之"藏"字还有约束、固摄之义。叶蕾等[2]认为肝是血气化生之所，而不仅是一个单纯的府库，为血液营养物质合成交换提供物质基础。并认为"肝贮藏血液"需要充足的血量和时间空间，保证血液营养物质的合成、储存和代谢。肝对血液的调节不仅是量的调节，更重要的是质的化生。杨志学[3]指出"肝藏血"的功能包括了"容量血管"的贮血功能和神经－体液、尤其是交感－肾上腺（髓质）系统对血管和血流量的调节功能。现代解剖生理学指出，循环血液70%左右容纳在静脉中。因此，静脉血管又称为"容量血管"。当机体迫切需要时，这些血管的平滑肌收缩，可释出所贮存的血量以补充循环血量。而在机体安静时，循环血量相对减少，大量血液又贮藏于这些血管中。现代研究表明，肝脏的血流量相当于人体总血量的14%，接受25%的心输出量，成人平均肝血流量为1.5～2.0 L/min，当肝脏的交感神经兴奋时可引起微循环血管网的强烈收缩，对机体血容量有调节作用[4]。这大概就是"人动则血运于

［1］ 马月香.肝主藏血机理新探［J］.中医药学刊，2005，23（1）：189.

［2］ 叶蕾，秦林.试论肝生血气与肝藏血［J］.江苏中医药，2005，26（2）：
44-45.

［3］ 杨志学.对刘亚光《从分子生物学讨论肝本质》一文的商榷［J］.江苏中
医杂志，1981，13（5）：44-47.

［4］ 寇冠军，郑偕扣，徐强，等.从"脑－肝－血管"轴初步探讨肝藏血、主
疏泄的机制［J］.天津中医药，2015，32（2）：124-128.

诸经，人静则血归于肝"的真实含义。孟令军[1]认为肝调血有三种基本形式：一是输出回纳式调节，即在机体变化需要十二经脉在正常循环血量水平上再增容的情况下，向十二经脉中输出肝血，机体复原后，经脉循环血液有余时，回纳多余之血；二是输出补亏式调节，即在十二经脉循环血量减少的情况下，向十二经脉输出肝血，补充亏少的血量，维持经脉正常循环血量；三是蓄纳输还式调节，即在十二经脉正常循环血量因机体受寒冷环境影响而变得相对有余时，蓄纳多余之血，待寒冷环境改善或脱离其环境后再输出回还于十二经脉，恢复通常循环血量。

（二）信号通路说

张浩等[2]通过对"肝藏血，主疏泄"理论的内涵分析，结合西医学研究结果，提出"肝藏血"是"主疏泄"的物质载体，"主疏泄"功能的体现是"肝藏血"于气机调节、脾胃调节、生殖调节、情志调节等各方面的具体反映，"肝藏血"功能的正常和发挥又赖以"肝主疏泄"功能的正常为前提。从促红细胞生成素（EPO）信号通路途径探讨"肝藏血，主疏泄"的分子机制。认为西医学中EPO的主要生理作用是：参与血液调节和生成、抗抑郁作用、神经保护作用、器官保护作用等，这与肝的血液调节、气机调节等功能表现相类似，

---

[1] 孟令军.肝调血的三种形式［J］.山东中医药大学学报，1997，21（5）：350-351.

[2] 张浩，魏盛，李倩，等.从EPO信号通路途径探讨"肝藏血，主疏泄"的分子机制［J］.北京中医药大学学报，2017，40（2）：107-111.

所以 EPO 与肝主疏泄及肝藏血之间可能存在某种联系。潘雪飞等[1]从肝硬化临床观察指出其发生与发展过程存在肝主疏泄和藏血功能的异常。随着肝硬化程度的加重，贫血比例和严重度明显增加，同时肝脏合成凝血酶原的能力明显减弱，EPO 含量明显增加。大量研究表明，EPO 作为一种多效能的细胞因子，具有刺激骨髓造血的功能，能够提高血红蛋白水平，降低输血必要[2]。

（三）物质代谢系统说

钟飞[3]从机体物质代谢角度提出"肝主藏血"这一生理功能可直接影响血中的"成分"。指出肝脏通过一系列复杂的"立体交叉式"酶促反应起着调节血浆中能源物质的作用：①自胃肠道吸收的营养物质和葡萄糖、氨基酸通过门静脉入肝，肝脏可调节血液中这些代谢物的水平；②肝脏能合成糖原降血糖、分解糖原补血糖（葡萄糖 –6– 磷酸酶）、糖异生保血糖，由此起到调节血糖的作用；③肝脏在调节脂类供能中起着中心作用。当供能物质充足时，肝脏将糖转变为脂肪，并以 VLDL 的形式出入血流，作为合成脂肪的重要原料。而当空腹或饥饿状态时，肝脏又将脂肪组织动员出来的大量脂肪酸合成酮体，以供体内其他组织（尤其是大脑和心肌）利用；④调整血液中氨基酸比例。肝脏按适合于机体利用的搭配比例将氨基酸混合物输给其他组织，同时依机体需要程度合成非必需氨基酸，

［1］ 潘雪飞，张长法，邱蔚蔚，等.慢性肝病患者贫血与促红细胞生成素关系的研究［J］.中国中西医结合脾胃杂志，2000，8（5）：294 － 295.

［2］ ARTUNC F, RISLER T.Serum erythropoietin concentrations and responses to anaemia in patients with or withoutchronic kidney disease［J］.Nephrology Dialysis Transplantation, 2007, 22（10）: 2900 － 2908.

［3］ 钟飞.中医之"肝藏血"生化机理初探［J］.中医药信息,1989,6（5）:2-3.

处理多余的氨基酸。"人动则血运于诸经，人静则血归于肝脏"的理论，说明肝脏的血供（流）量分配调节是受机体运动与否所影响的。这是因为一方面机体的生存和功能活动有赖于各组织细胞保持正常的代谢，需要不断地从外界环境摄取氧和营养物质，同时排出二氧化碳和代谢产物，维持内环境理化性质的稳态。而这种组织细胞与环境之间的物质交换是依赖血液循环而实现的；另一方面各组织器官的血流量一般取决于该器官组织的代谢活动水平，代谢活动愈强，耗氧量愈多，血流量也就愈多[1]。机体运动时，四肢肌肉活动增强，局部组织中氧分压降低，多种代谢产物积聚，从而使局部的微动脉和毛细血管括约肌舒张，肢体血流量增多，以使组织获得充足的氧，并带走代谢产物。这样，受其全身血供（流）调节分配的影响，因肝"藏血被盗"而使"肝藏血"处于相对不足水平，但对于调动肝脏自我修复潜能，促进肝细胞再生又具有反馈调节作用[2]。

（四）血管平滑肌说

现代微循环理论指出，细微动脉的血管平滑肌的节律性舒缩对血液产生的涛式冲击和心脏的搏动一样，也是血液循环尤其是微循环的一个基本动力，其作用相当于人体的第二"心脏"，田进文等[3]认为这与中医"肝藏血"理论相关。肝

---

［1］ 吴博威.生理学［M］.北京：人民卫生出版社，2001：113.

［2］ 李和平.肝主藏血对肝病卧休治疗的双重作用浅析［J］.实用中医内科杂志，2008，21（7）：33-35.

［3］ 田进文，石巧荣，韩君.论肝藏的生理解剖基础是人体平滑肌系统［J］.山东中医药大学学报，1997，21（1）：8-13.

脏即是贮血容器又能疏泄血液，调节血量分配。血管平滑肌是构成人体贮血容器即血管（毛细血管除外）的主要结构成分，它具有收缩与舒张的功能，可以驱动血液流动，因而是调节血量分配功能的具体执行者。可以看出，血管平滑肌系统的结构和功能同肝脏既能藏血又能疏泄血液的特点十分吻合。郭文硕等[1]从平滑肌的角度论述了"肝藏血，主疏泄"与阴茎勃起的关系。认为"肝藏血，主疏泄"的功能与人体平滑肌系统相关，肝脏是人体内调节物质流动和分布的功能系统，其生理解剖基础是人体平滑肌系统，以平滑肌为结构主体的动静脉血管是肝贮藏和疏泄血液的结构基础。阴茎的勃起和排精由平滑肌完成，是"肝行肾气"的体现，而"肝行肾气"的生理解剖基础是生殖系统平滑肌，肝对性生理的调节是通过平滑肌系统而实现。实验证明，肝郁气滞可致阴茎海绵体组织中 5- 磷酸二酯酶（PDE5）活性增强、一氧化氮合成酶（nNOS）活性下降，导致男性勃起功能障碍。基于"肝藏血，主疏泄"的理论，治以疏肝理气活血之法，使筋为肝主，气血畅行，可改善阴茎的血液循环，提高阴茎海绵体平滑肌充血灌注功能，以复阴茎之作强功能。

（五）时相说

陈晓玉等[2]基于"肝藏血"的中医理论阐释妇女围绝经期高血压的昼夜节律失常。认为机体的血压亦受肝藏血功能的影响，正常

［1］ 郭文硕.从"肝藏血主疏泄"论证肝与阴茎勃起的关系［A］.中国中西医结合学会男科专业委员会.第十一次全国中西医结合男科学术大会暨重庆市中西医结合学会 2016 年男科学术大会论文集［C］.中国中西医结合学会男科专业委员会：中国中西医结合学会，2016.

［2］ 陈晓玉，许颖智.从肝藏血认识女性围绝经期高血压治疗的时间特点［J］.辽宁中医杂志，2012，39（6）：1044-1045.

血压呈现一定的昼夜节律变化，女子进入围绝经期后，天癸水平下降，肝血、肝阴亏虚，肝藏血、主疏泄的功能失调，可能会导致血压昼夜节律异常，表现为非杓型血压、超杓型血压及反杓型血压。肝藏血功能失调，人动血不能运于诸经，脉充盈度下降，白天血压降低；人卧血不归于肝，脉充盈过度，夜间血压升高，导致反杓型血压。若是肝血亏虚，夜间血归于肝，脉中空虚，夜间血压下降幅度过大，形成超杓型血压。肝体阴而用阳，若肝不藏血、导致肝疏泄太过，夜间血归于肝之功能失常，夜间血压降低幅度不足，导致非杓型血压。杨阳等[1]认为，肝生理功能在一年中的应时而变是五脏应时的内在机制和推动力，主要通过神经－内分泌－免疫调节网使机体适应四时气候变化。其季节性变化节律与现代医学昼夜节律的"生物钟"规律极为相似，如同"生物钟"一样呈现为一条无始无终，如环无端的"Ｓ"曲线图形。随着春、夏、长夏、秋、冬五季阴阳的消长，"肝藏血"也呈现应时而变的调控功能，有规律、周而复始的遵循Ｓ曲线的变化，有着各自的峰谷。肝的藏血功能在冬季顺应其闭藏之性，达到闭藏峰值，时间点大约在冬至左右；随后，随着自然界阳气上升，阴气下降，生发外达之性逐渐显现，于是在春季肝的藏血功能逐渐下降，当夏季，藏血之力达到谷值，此时间点大约在夏至左右。顺应长夏季的转化和秋季的肃降、收

[1] 杨阳，马淑然，王庆国，等.从生物钟理论探讨"肝藏血、主疏泄"的季节性调控机制[J].中医杂志，2012，53（22）：1891-1895.

敛之性，肝的藏血功能又开始加强，于是此条曲线又呈上升之势，直到冬至到来，达到顶峰。

二、肝主疏泄的研究

肝主疏泄的理论研究，主要涉及该理论的发生、对肝脏功能的概括以及肝主疏泄的现代科学诠释等问题。

（一）肝主"疏泄"与"敷和"的研究

一般认为，疏泄一词最早见于《素问·五常政大论》："发生之纪，是谓启陈。土疏泄，苍气达。"本义为岁木太过，木气达土，土得木气之宣畅而疏通。元·朱丹溪在《格致余论》中提出："主闭藏者肾也，司疏泄者肝也。"他认为与肾主闭藏相对而言，肝有疏泄精液的作用，首次将疏泄作为肝的功能论述，对后世有较大的影响。明·薛立斋改为"肝主疏泄"，此说广为清代医家所接受，如《吴鞠通医案·肿胀》中言："肝主疏泄，肝病不能疏泄。"唐容川在《血证论·脏腑病机论》亦指出："木之性主于疏泄。"现代绝大多数学者赞同此说，高等中医院校教材、中医辞书等均采用肝主疏泄之说。但也有学者对此提出质疑，如朱邦贤[1]认为"疏泄"一词的本义是"开通清除""透发宣泄"的意思。他指出"肝主疏泄"的理论并非源出于《内经》，用"肝主疏泄"来表述和概括肝这方面的生理功能是有损于我们准确、全面地认识和把握《内经》所论述的肝脏生理功能、病理变化的深刻内容及其基本精神，并从四方面加以论证：一是"疏泄"既赋以生理功能之内涵，又予以病理性实际意义，

---

[1] 朱邦贤."肝主疏泄"的理论非出于《内经》本旨[J].上海中医药杂志，1987（2）：2-5.

在逻辑上是自相矛盾的；二是"疏泄"与肝脏"曲直"的生理特性相悖；三是用"肝主疏泄"表述肝脾在消化水谷方面的功能亦失全面；四是这个术语不能正确反映肝敷阳和之气，促进并协调诸脏功能活动的生理功能。因而指出"肝主疏泄"不是肝的生理功能而是其病理变化，可根据《内经》的有关论述以"肝主敷和"取代为宜，"疏泄"一词则仍恢复其原先表述肝的这一功能过亢所具有的病理性内涵。此观点提出后很快引起了争鸣。唐构宇[1]认为疏泄不能包括生发，也不能代替生发，且疏泄多指亢害败乱的一面，不能作为肝的主要功能。柴瑞霁[2]考察肝主疏泄的源流，认为《内经》所论"土疏泄"，并非木疏泄；肝主疏泄源于《内经》，但并非出于"土疏泄，苍气达"一语。《内经》中有关论述散见于诸篇，而能高度概括肝主疏泄功能的，则属于《素问·五常政大论》"木曰敷和……敷和之纪，木德周行，阳舒阴布，五化宣平"的论述。"敷和"为木运之德，又为肝气之用，"五化"指五运之气化，又言五脏之功能。肝木的作用周布宣行，使阳气舒发，阴气布散，寓意肝气条达，不受郁遏之性，又提示调畅气机，协和脏腑之能，故可作为肝主疏泄理论的原始根据。王峰[3]表示赞成朱邦贤"肝主疏泄"概念应以"敷

---

[1] 唐构宇."疏泄"不是肝的主要功能[J].上海中医药杂志，1988（9）：39-40.

[2] 柴瑞霁.肝主疏泄源流考[J].四川中医，1988（8）：2-3.

[3] 王峰.关于"肝主疏泄"的几个问题[J].甘肃中医学院学报，1991，8（2）：37-39.

和""布散""条达"等肝之功能特性换之的观点。陈正等[1]也认为
肝主敷和,是指肝敷布少阳春生之气,具有协调五脏六腑、阴阳气
血,促进机体新陈代谢、生生不息的功能。肝主敷和是对肝的基本
性质及其正常生理功能的一种高度概括,是肝通过敷布某种物质来
调节人体脏腑阴阳气血,使其不协调状态趋于和谐的功能活动。但
并没有明确提出以肝主敷和取代肝主疏泄。李冬华[2]提出《黄帝内
经》中"疏泄"仅指土疏泄,并仅为一种病理现象,与肝脏的生理
功能无关。金元时期,程朱理学昌盛,朱丹溪受此影响,以"相火"
说来表征人的欲求冲动,以"疏泄"概念阐释临床"郁症",最先提
出"肝主疏泄"的理论。明清医家把"疏泄"与肝相联系,从欲求
冲动来诠释"疏泄"概念及肝主疏泄理论,更符合原意,也更切合
临床实际。

另一方面,也有学者对此提出质疑,如徐余祥等[3]对朱邦贤
所提论据逐一进行辩驳,认为用"肝主疏泄"作为肝的主要生理功
能,不但能较为全面地表达肝敷阳和之气,促进它脏生化的生理作
用,而且还能将其病理机制较为准确地反映出来。故以"肝主敷和"
来取代的论点是不恰当的。明宇[4]认为"疏泄"非病理性,"发生
之纪"所述的启陈之象是木气之常,"土疏泄,苍气达"完全是生理

[1] 陈正,王庆其.小议《内经》肝主敷和[J].辽宁中医杂志,2009,36(10):
    1698-1700.
[2] 李冬华."疏泄"源流释疑[J].上海中医药杂志,2003,37(2):8-9.
[3] 徐余祥,胡晓航.对"肝主疏泄"之浅见[J].上海中医药杂志,1988(5):
    40-41.
[4] 明宇."肝主疏泄"的理论原出《内经》本旨[J].上海中医药杂志,1988
    (5):39-40.

性的，以此作为"肝主疏泄"生理功能之源出完全说得通，并认为"肝主疏泄"是肝脏理论的发展。魏睦森[1]质疑认为《素问·五常政大论》："土疏泄，苍气达。"是对木土关系的统论，"敷和"是运气学中的古气象学概念，它们与肝脏的生理、病理术语内涵有别，因而是无法取代"肝主疏泄"的。蒲晓东[2]也认为以"敷和""发生""委和"替代"肝主疏泄"及其太过、不及，并无实际意义，也没有必要用这些陌生、费解的术语来代替人们早已熟悉、理解的术语。中医理论的发展，总是基于不同时代的经验感悟，在对经典的不断诠释过程中而实现的，因此，肝主疏泄作为肝的主要功能之一，能够较好的解释相关的生理、病理现象，有效指导临床实践，故没有必要以本为运气概念的"敷和"替换。

（二）肝主疏泄的现代诠释

随着西医学知识的渗透，许多学者对"肝主疏泄"的理论现代诠释也在不断深入，主要包括以下几点。

1.平滑肌系统说

田进文等[3]认为平滑肌系统是肝贮藏和疏泄血液的生理解剖基础；岳广欣等[4]提出大脑边缘系统是肝主疏泄的调控

[1] 魏睦森."肝主疏泄"合乎《内经》本旨[J].上海中医药杂志，1988（6）：45.

[2] 蒲晓东."敷和"替代"疏泄"无实际意义[J].上海中医药杂志，1988（9）：38-39.

[3] 田进文，石巧荣，韩成仁，等.论平滑肌是肝藏调节性生理的解剖基础[J].安徽中医学院学报，2004，23（5）：1-3.

[4] 岳广欣，陈家旭，王竹风.肝主疏泄的生理学基础探讨[J].北京中医药大学学报，2005，28（2）：1-4.

中枢；下丘脑 – 脑干 – 自主神经通路和交感 – 肾上腺髓质通路是其信息通路；平滑肌系统是肝主疏泄功能得以实现的效应器，其通过舒缩运动引起气血津液分布的变化而使肝能疏泄，又通过感觉传入系统将这种变化传入边缘系统进行反馈调节；肾上腺皮质激素对肝主疏泄功能的维持和变化有重要的调节作用。黄熙等[1]创新性地提出了脑 – 平滑肌轴（B–SM 轴）的概念，脑 – 平滑肌轴是指在特有脑区与平滑肌之间存在一个双向性地影响、反馈与调节的神经内分泌通路，通过一些局部的 CYP 酶与内源性活性物质，在中枢与器官/血管平滑肌之间进行调节，主要应对一些应激性疾病（特别是抑郁症共病）。他们认为肝主疏泄主要是通过脑、脏腑平滑肌、血管平滑肌这三个靶点来完成的，并且认为在治疗抑郁症方面，应当从这三个靶点寻求新药物、新突破。

2. 心理应激说

心理应激（psychological stress）是由于个体在生活适应过程中，因环境要求与自身应付能力不平衡的认识所引起的一种身心紧张状态，这种紧张状态倾向于通过非特异的心理和生理反应表现出来[2]。机体的应激机制与许多疾病的发生发展和转归有着密切的关系，由此，应激以一种融合生物 – 心理 – 社会模式的概念在生物医学领域中得到了广泛的应用。

中医学并没有"心理应激"这个术语，但有"情志致病"的理论。情志与"肝主疏泄"的功能密切相关，其功能正常与否在人体

[1] 黄熙，王杨，张英进，等.脑 – 平滑肌轴：假说及其与肝藏象/抑郁症共病的关系［J］.世界科学技术—中医药现代化，2011，13（2）：221–224.

[2] 徐斌，王效道.心身医学 – 心理生理学的基础与临床［M］.北京：中国医药科技出版社，1990.

情绪及精神活动中扮演着非常重要的角色。陈攀等[1]基于情志病与心理应激性疾病共同性的认识，将肝主疏泄功能与心理应激性海马损伤联系起来进行研究。认为中医治疗情志病多选用具有疏肝调气方药，并指出海马可能是疏肝解郁方药作用的主要靶区之一，疏肝解郁方药抗应激性海马损伤与修复的疗效机制可能与促进神经细胞能量代谢和利用，激活内源性神经营养因子生成增多，同时抑制神经毒素的生成，从而减少海马区神经元死亡，促进神经干细胞向神经元的分化有关。

周江霞[2,3]也认为，慢性心理应激损伤属于中医学情志内伤病因范畴，其发病机制与肝的疏泄功能失常密切相关。自噬是普遍存在于真核细胞中的一种生命现象，是特有的一种保护机制。细胞自噬通过清除细胞内异常折叠蛋白及受损细胞器等，以维持细胞正常的物质代谢与生理功能，与中医学的肝主疏泄，调节机体正常气机，以维持人体正常的代谢及生命活动内涵相似。肝主疏泄功能失常有两种表现：一为肝气疏泄功能不及，气机不得畅达，气机郁结；二是肝气疏

[1] 陈攀，徐志伟，敖海清，等.肝主疏泄功能与心理应激性海马损伤相关性研究的概述[J].内蒙古中医药，2013，32（16）：125-126.

[2] 周江霞，敖海清，高寒.从慢性心理应激损伤与细胞自噬角度探讨肝主疏泄的功能实质[J].新中医，2014，46（7）：1-3.

[3] 周江霞.从肝主疏泄理论探讨海马神经细胞自噬现象对慢性心理应激损伤的影响[A].中国中西医结合学会，中国中西医结合学会基础理论研究专业委员会.第九次全国中西医结合基础理论研究学术研讨会论文汇编[C]，2013.

泄功能太过，容易气机亢逆，升发太过。自噬既可以作为一种防御机制清除胞质内的细胞器、代谢产物，进行亚细胞水平上的重构，保护受损的细胞，同时它还能作为一种细胞死亡程序诱导细胞主动性死亡。一般认为自噬一旦被过分激活不仅会清除损伤、衰老细胞器，还会过分清除正常的细胞器，导致细胞"自杀"——程序性细胞死亡。这一促进自噬激活的过程与肝的疏泄太过相似。抑制自噬激活则不能实现细胞本身的代谢，损伤和衰老的细胞器不能清除出去，导致废物堆积，损害机体健康。这一抑制自噬激活的过程与肝的疏泄不及也相通。由此指出，肝主疏泄功能与海马神经细胞自噬是相通的，慢性心理应激损伤可与海马神经细胞自噬相联系；肝主疏泄功能主要表现为调节海马神经细胞自噬；海马神经细胞自噬现象失常是肝主疏泄功能失调的结果。

李峰等[1]提出肝脏是人体调节应激反应的核心。肝脏通过对气机、血液和情志等的影响，调节人体的应激反应。疏肝解郁等中医疗法的调节应激反应的作用，对于许多疾病的预防和治疗具有重要的价值。严灿等[2]从心理应激角度出发，提出"中医学肝主疏泄调畅情志的功能存在着一定的具体的中枢神经生物学机制"的假说，采用"方-证-效-脏腑功能本质"的研究思路，通过建立慢性心理应激反应模型模拟"肝失疏泄、情志异常"的综合病理变化过程。结果显示，其中枢神经生物学机制在整体上与调节下丘脑-垂体-肾上腺轴有关，具体而言，可能与调节慢性心理应激反应（情志活

[1] 李峰，杨维益，梁嵘，等．从中医学看肝脏调节应激反应的作用［J］．北京中医药大学学报，1998，21（1）：20-22.

[2] 严灿，徐志伟．肝主疏泄调畅情志功能的中枢神经生物学机制探讨［J］．中国中西医结合杂志，2005，25（5）：459-462.

动异常）过程中中枢多种神经递质及其合成酶、神经肽、激素、环核苷酸系统以及 Fos 蛋白表达的变化有关，表现出多层次、多靶点以及多环节的作用特点；作用的脑区涉及下丘脑（包括不同核团）海马，杏仁核等。研究认为，肝主疏泄的本质主要与神经内分泌有关。其中枢神经生物学机制在整体上与调节下丘脑 - 垂体 - 肾上腺轴有关。史亚飞等[1]认为青少年"肝常有余"，可以"纯粹"地模拟肝失疏泄情志内伤病理过程，有望成为与中医理论更加契合的心理应激实验模型。5-HT 能系统可能是应激应对能力受损并影响至成年的最主要通路，青少期应激可以为肝调畅情志中枢机制研究带来新思路。唐利龙[2]认为中医"肝主疏泄"的功能在机体心理应激中起着决定性作用，中医肝是机体调节心理应激反应的核心。通过对在校健康大学生中高低神经质的四时指标变化的趋势分析，在生理状况下，不同神经质水平人群其肝疏泄功能也有明显区别，高神经质人群的疏泄功能相对不足，对身心状况的调节较差；低神经质人群的疏泄功能比较理想，对身心状况有较好的调节作用。

［1］ 史亚飞，郭丽丽，吴皓萌，等．青少期应激：肝主疏泄调畅情志中枢机制研究新角度［J］.中国中医基础医学杂志，2014，20（8）：1069-1071.

［2］ 唐利龙.从大学生健康状况"四时八节"动态变化规律讨"肝主疏泄"生理调节功能的研究［D］.北京：北京中医药大学，2013.

3. 信息系统说

岳广欣等[1]从现代信息控制学的角度阐释肝主疏泄的生理基础，认为应将肝看作一个信息系统，而边缘系统则是肝主疏泄的高级中枢。肝主疏泄主要在于调畅情志、藏魂等一系列本能欲望和动机，与边缘系统的功能极其相似。边缘系统通过自主神经系统和交感 – 髓质系统下传信号，其效应器是平滑肌系统。所以肝主疏泄的生理基础为"边缘系统 – 自主神经系统和交感 – 髓质系统 – 血管平滑肌"这一有机体系的信息传导，达到平滑肌有序舒缩，从而适应环境变化。当本体欲望不能完美实现，平滑肌系统失去节律性收缩，出现气血逆乱的表现，如头晕头痛，故肝郁的基础是上述系统的平衡因外界刺激而被打破，导致效应器的功能失调。另外，激素与中医学"少火"的性质相似，糖皮质激素过量使用则可通过上述信息系统进行负反馈调节，从而出现边缘系统的兴奋性和敏感性降低的情况，甚至出现神经元损伤，表现出肝气不疏的临床表现。

4. 脑 – 肠轴说

李晓红等[2]认为，情志应激因素能引发经脑 – 肠轴的神经免疫和神经内分泌反应，肝主疏泄、调畅情志功能通过调节脑 – 肠轴上多种神经递质、神经肽、激素及免疫因子的变化而使机体内环境维持稳定。中医"肝主疏泄、调畅情志和协助脾胃运化功能"与脑 – 肠轴的关系密切。

---

[1] 岳广欣，陈家旭，王竹风. 肝主疏泄的生理学基础探讨 [J]. 北京中医药大学学报，2005，28（2）：1-4.

[2] 李晓红，陈家旭. 肝主疏泄与脑—肠轴的相关性探讨 [J]. 中医杂志，2010，51（10）：872-873.

5. 多系统论

有学者认为肝实质是现代医学多种系统部分功能的集中。主要包括了内分泌系统、神经系统、循环、免疫、消化等系统的部分功能。肝失疏泄的病理改变，主要表现为植物神经功能紊乱、神经－内分泌－免疫系统平衡失调、血液流变学改变、凝血机制异常及微循环障碍等。并且有相应较可靠的衡量肝的功能活动异常的指标，如血肾上腺素、去甲肾上腺素、尿 MHPG-SO4 血浆环核苷酸、血浆 VWF、TXB2 等[1]。

6."脑－肝－血管"轴

寇冠军等[2]基于"脑－肝－血管"轴的角度，从高级司令部脑边缘叶、海马、下丘脑、丘脑等，到下游的神经、递质、激素、血管受体，肝脏血管、肝脏非实质细胞系统等整体调节，即下丘脑→垂体（交感抑制区、室旁核和外侧核等）→神经系统（神经递质及激素如：中枢性 CRF、TRH 等），交感神经和副交感神经的共同作用下→肝内，神经递质和肝内神经，肝非实质细胞，肝血窦的通路括约肌调节→肝血流情况和全身外在表现（症状、体征等）。构成了这个复杂的网络调节、调控系统。孙学刚等[3]认为，肝主疏泄与解剖学之脑和肝脏功能相关，其调畅气机的功能与肝脏调节物质代谢

[1] 于晓强，李松梅.肝主疏泄现代研究综述［J］.世界中西医结合杂志，2012，7（9）：817-819.

[2] 寇冠军，郑偕扣，徐强，等.从"脑－肝－血管"轴初步探讨肝藏血、主疏泄的机制［J］.天津中医药，2015，32（2）：124-127.

[3] 孙学刚，黎春华，吕志平.肝主疏泄与肝窦内皮功能关系探讨［J］.中国中医基础医学杂志，2010，16（5）：373-375.

（能量）、流动以及分布有关，肝窦内皮细胞窗孔构成的肝筛结构可能是肝输布、宣泄气机、精微、毒物的超微结构。慢性肝病如慢性肝炎、肝纤维化和脂肪肝的病机多为肝失疏泄、由气及血、络脉瘀阻，表现为肝窦内皮细胞窗孔数量、结构及功能异常，引起微循环障碍。进而指出，肝窦内皮是肝主疏泄的重要结构，肝窦内皮功能障碍可能是肝失疏泄之络病的病机关键，是肝主疏泄之络病理论的新的假说。

7.大脑调控说

目前，越来越多的学者提出肝疏泄的机制有可能是通过中枢调控的假说。有关肝主疏泄中枢脑区定位及脑中枢调控机制必将成为当今肝藏象研究的热点，肝主疏泄调节情志脑中枢功能定位，是七情病因学理论创新迫切需要的核心问题[1]。现代研究认为[2]，肝主疏泄的生理病理与神经内分泌活动密切相关。有学者认为下丘脑－垂体－肾上腺轴（HPA）为肝主疏泄生理功能调节的中枢神经生物学机制之一，其中包括慢性心理应激反应过程中的多种中枢神经递质及其合成酶、神经肽、激素、Fos蛋白的表达以及环核苷酸系统的变化[3]。詹向红等[4]借助 ERP 技术，观测愤怒情志调节（宣泄和抑制）对正常在校大学生的机体生理反应，结果显示，情绪调节过

［1］ 高冬梅.肝主疏泄调畅情志的中枢调控机制研究［J］.山东中医药大学学报，2013，37（5）：368-369.

［2］ 陈家旭.中医肝本质现代研究进展［J］.中国中医基础医学杂志，1998，4（7）：58-60.

［3］ 严灿，徐志伟.肝主疏泄调畅情志功能的中枢神经生物学探讨［J］.中国中西医结合杂志，2005，25（5）：459-461.

［4］ 詹向红，乔明琦，张惠云，等.在正常人群开展肝疏泄实验研究的思考与探索［J］.中国中医基础医学杂志，2011，17（4）：389-395.

程中，机体下丘脑－垂体－肾上腺轴、自主神经、单胺类神经递质和消化酶活性均发生变化，并提出肝疏泄功能的调控部位可能在大脑。李宁等[1]通过综述国内外对怒与怒伤肝的调控机制的已有文献研究发现：①脑中枢在怒与怒伤肝调控机制中至关重要，下丘脑、前额叶、海马可作为研究的首选脑区；②探索怒的中枢调控机制是研究"肝主疏泄调畅情志"理论科学内涵的最佳切入点；③脑中枢单胺类神经递质信号通路交联调控可作为怒的中枢调控机制研究突破点之一。

8. 免疫系统说

现代生理学指出，肝脏本身就是一个分解和排泄毒物的代谢库。肝脏内巨噬细胞和大颗粒淋巴细胞（LGL），对外来微生物等的侵袭具有抵抗能力，对自消化道进入的病菌约有99%能被及时吞噬和消灭，还能监视细胞突变和早期肿瘤细胞发生以及阻止肿瘤细胞经血液通过肝脏转移。肝内巨噬细胞能分泌干扰素、肿瘤坏死因子等，其细胞膜上有IgGFc受体、C3受体，能识别被IgG、IgM或补体包被的异物，继而迅速吞噬、处理；对肿瘤细胞的某些特异性抗原有识别作用而进行吞噬、杀灭，或经它吞噬处理的抗原传递给免疫活性细胞（T淋巴细胞），尚有清除肝内复合物或扣留抗原防止机体发生有害的抗体应答，故有免疫调节的重要功能。肝内LGL均呈OX-8阳性，表明具有自然杀伤细胞的细胞毒T淋

---

[1] 李宁，高杰.怒与怒伤肝的调控机制研究进展[J].山东中医药大学学报，2013，37（4）：348-349.

巴细胞免疫样作用。赵昌林[1]认为肝主疏泄是调控人体正常免疫功能活动的核心，是维持人体正常免疫功能的基础。调节性 T 细胞是肝主疏泄在免疫功能方面的生物学基础，当肝失疏泄时，调节性 T 细胞的调控功能下降，使中性粒细胞等免疫细胞的功能紊乱或下降，导致免疫相关性疾病的出现或者恶性肿瘤的发生和转移[2]。

另外，李建平[3]概括以往研究结果，认为肝主疏泄功能的生理学基础：①边缘系统是肝主疏泄的高级中枢。动机和情绪属于肝主疏泄调节的范围，而与此关系密切的区域是大脑的边缘系统，因此边缘系统为肝主疏泄的调控中枢。②自主神经系统和交感 – 髓质系统是肝主疏泄的信息通路。情绪的内容除主观体验外，还有生理唤醒，生理唤醒主要是为了动员躯体对引起情绪的来源做出反应。神经、内分泌系统是生理唤醒的重要组成部分。③平滑肌系统是肝主疏泄效应器之一。肝主疏泄有疏通、调节体内物质流动和分布的作用，而体内物质的流动大多是通过以平滑肌为主体的各种管腔来完成的。平滑肌在边缘系统的控制下，通过下丘脑 – 脑干 – 自主神经通路和交感 – 肾上腺髓质通路产生舒缩活动。④肾上腺皮质激素对肝主疏泄的调控中枢有重要的影响。在正常浓度范围内，皮质激素起到维持肝主疏泄调控系统兴奋性的作用；当长期浓度过高或过低时，边缘系统神经元结构发生改变和损伤，影响边缘系统对刺激的

[1] 赵昌林. 肝主疏泄为调控免疫功能的核心 [J]. 中医杂志，2017，58（7）：568-571.

[2] 叶百宽. 中医肝脏生理病理的现代实验研究述评 [J]. 北京中医药大学学报，1996，19（3）：2-8.

[3] 李建平. 以肝主疏泄理论为核心防治情志疾病的理论基础探讨 [D]. 广州：广州中医药大学，2007.

敏感性，从而造成情绪反应异常、肝疏泄失调的现象。余雪琴等[1]通过论述肾上腺髓质素（ADM）在体内调节与代谢中的作用，探讨 ADM 与中医肝藏象的内在相关性，提出 ADM 在体内表达的正常与否可能是"肝主疏泄""肝藏血""肝开窍于目""女子以肝为先""肝阳上亢"等分子水平基础之一。

第三节　肝的生理特性与应时研究

一、肝的生理特性研究

肝的生理特性主要涉及肝气主升、肝喜条达恶抑郁、体阴用阳等问题。

（一）肝气主升的研究

肝主升发是肝的生理特性之一，徐作桐[2]认为肝肺在人体气机升降活动中起辅佐作用，肝以舒发之职辅佐脾气升清。肝之升发与肺之肃降实质为气血的升降，二者一左一右，一升一降，一藏血一调气，共同协助脾胃升降之功。赵时鹏[3]将"肝主升发"对气机调畅的意义总结为以下四点：①达中

[1] 余雪琴，陈涛，胡月琴，等.论肾上腺髓质素与肝藏象的相关性［J］.中国中医基础医学杂志，2011，17（6）：691-693.

[2] 徐作桐.气机升降理论与辨证论治［J］.山东中医学院学报，1995，19（1）：19-20.

[3] 赵时鹏."肝主升发"本义探讨及临床意义研究［D］.北京：北京中医药大学，2011.

土，协脾胃运化。肝主疏泄，分泌胆汁，以助消化，气机升降协调，则中焦脾土运化之功健旺。②助肺降，统贯气机。肝主气机生发调达，肺主气机的肃降调畅，是一身气机升降的主要通道。③济心火。肝木为心火之守，心火为肝木之使。心火之功用，需赖肝木之升发资助，肝木调达，则心火光明。④升发元气。人之元气根于肾，而赖肝气升发，方可达于周身。鞠佃君等[1]通过对肝藏象临床症候分析指出：肝气主升这一生理特性，决定了肝气向上升发和向外布散从而调节气机的升降出入。肝气靠肝血肝阴的化生涵养，肝藏血充足则肝气升发正常，不至于肝气虚或者血不敛气而使肝气上逆。肝气升发异常而导致的肝气逆和肝气郁的病理变化，要结合病理特点，合理选用平肝降逆或疏肝解郁的治疗方法，恢复肝气的条达舒畅，从而达到治疗的目的。金荣[2]认为肝脏升发之气来自于肾精，肾中精气对肝脏产生着滋养濡润和温煦推动的效应，肝木主升主动之性全赖肾水涵养。

王玉芳[3]从"肝应春"的角度阐述肝气"升发"与"生发"之间的联系，认为肝不仅能促进五脏之气的生发，还能通过调节气机的升降使五脏之气敷布于全身，以发挥他们的功能，即"生中有升，升中有生"。于宁等[4]认为《黄帝内经》中与肝木相关的原文论述多从"生发"而言，如《素问·五常政大论》言"木曰发生"。直至明

［1］鞠佃君，王海军.肝气主升与肝藏象证候关系分析［J］.时珍国医国药，2015，26（3）：671-673.

［2］金荣.试论肝脏升发之气［J］.中医研究，2010，23（3）：7-10.

［3］王玉芳.肝主升发与生发探讨［J］.江苏中医药，2010，42（6）：5-6.

［4］于宁，翟双庆.《黄帝内经》之"肝主生发"［J］.中华中医药杂志，2014，29（5）：1291-1293.

代吴崑注解《素问》时，才有"肝胜则升发失常"之言，将"升发"与肝联系起来。肝的生发之象深刻表现在如下 4 个方面：①肝与春应，主生发；②肝为少阳，主生发；③肝经厥阴，寓意生发；④五运始于肝木，主生发。因而指出"生发"除了与"升发"一样具备描述向外、向上运动之象外，还表述有勃勃生机、华茂繁荣之象，故用"生发"来描述肝藏象复杂的生理特性更为妥帖。

（二）肝喜条达恶抑郁的研究

"喜条达而恶抑郁"是肝的重要生理特性之一，张登本[1]认为肝主疏泄、调理气机和调节精神情志是肝脏性喜条达而恶抑郁理论发生的背景。若肝失于"条达"之性，肝升不及而成为"抑郁"之势，气机郁滞便率先由生。肝通过疏泄气机的核心作用，影响五脏精气的转运输送，由此调节发生于五脏的情感活动。气机运行不畅而抑郁，就出现相应的情感异常的症状。金怡等[2]从时间医学的角度指出肝病的发生发展具有节律性。肝应春，五行属木，主升发，节律处于阴阳交变，阳气开始生发之时，故喜条达疏泄而恶抑郁，疾病防治应顺应肝气喜条达的特性，顺从生理病理变化规律。

随着"生物－心理－社会"新医学模式的建立，情志因素在疾病发生发展及转归中的作用越来越受到重视。桑霞

---

[1] 张登本. 解读肝脏特性及其意义 [J]. 河南中医学院学报，2005，20（2）：9-11.

[2] 金怡，杨天兴. 时间医学在中医肝病的运用 [J]. 中国医疗前沿，2013，8（7）：14-15.

等[1]从妇科情志病角度探讨了肝喜条达的特性，认为肝失条达与女子月经病、带下病、不孕症皆有密切联系。肝气郁而失于条达，导致脏腑气血紊乱，影响冲任的功能而引发妇科诸病，故治疗时不可忽视"木郁达之"。

（三）肝体阴用阳的研究

1.体阴用阳说的发生

"体"和"用"是中国哲学本体论中最重要的一对范畴，人们通常把本体和现象的关系称作体用关系。如《周易·系辞上》云："故神无方而易无体。""显诸仁，藏诸用。"《素问·五运行大论》曰："东方……木，在体为筋，其用为动。"但体用作为严格意义上的哲学范畴直至经历了宋明时期的发展才最终走向了成熟。而其大量涌入中医学领域，则发生在明清时期[2]。"肝体阴用阳"语出清·叶天士《临证指南医案·肝风》："肝为风木之脏，因有相火内寄，体阴而用阳，其性刚，主动，主升，全赖肾水以涵之，血液以濡之，肺金清肃下降之令以平之，中宫敦阜之土气以培之，则刚劲之质，得为柔和之体，遂其条达畅茂之性，何病之有？"沈瑞雪等[3]从发生学角度指出"肝体阴用阳"理论的形成受到体用范畴移植应用、阴阳学说、五行配属、相火理论、肝脏生理功能及肝病的治疗实践的影

［1］桑霞，曾诚，张玉珍.肝喜条达与妇科情志致病浅谈［J］.湖南中医杂志，2005，21（2）：90-91.

［2］李如辉.发生藏象学［M］.北京：中国中医药出版社，2003.

［3］沈瑞雪，李如辉."肝体阴用阳"学说的发生学原理［J］.江西中医学院学报，2009，21（4）：12-13.

响。司鹏飞等[1]认为肝"体阴用阳"理论是借助中国哲学体用范畴对肝脏生理病理特点的高度概括。该理论的形成深受象数思维的深刻影响，与相火理论的发展、药物治疗理论的影响密切相关。

2. 体阴用阳说的含义

刘锐等[2]认为肝体阴用阳是对肝生理病理特性的高度概括，肝为五脏之一，按五行，位五行之首；论六经，位六经之末。其母为水，其子为火，故居阴阳之中，水火之间，古人谓为阴尽阳生之脏。肝之功能既贮藏有形之血，又疏泄无形之气，维系生命所赖以维持的基础——气血运动。其病理变化多为体阴不足，肝用过亢。熊传椠[3]认为肝用包括主升发、主动及主疏泄，肝体包括贮藏血液与调节血量的动静协调及行血与止血的对立统一。并根据体用协调，动静结合的治疗原则对方剂配伍进行了分析，指出此法可纠正或防止出现体或用的太过与不及，恢复或维持肝正常的功能阈。张登本[4]认为肝"体阴而用阳"体现了肝藏血与主疏泄两者的关系。血为阴，气属阳，肝藏血（体阴）与肝主疏泄，气机调畅（用阳）两者相互制约、互相促进，共同维持肝气主升、

［1］司鹏飞，李成卫，王庆国.肝"体阴用阳"理论形成研究［J］.辽宁中医杂志，2014，41（10）：2086-2087.

［2］刘锐，朱文锋，陈孝银，等.肝体阴用阳学说的理论基础探讨［J］.中国中医基础医学杂志，2002，8（3）：3-5.

［3］熊传椠.肝体阴用阳的含义及其意义［J］.浙江中医学院学报，1999，23（5）：54-56.

［4］张登本.解读肝脏特性及其意义［J］.河南中医学院学报，2005，20（2）：9-11.

主动特性及其功能活动。李静[1]通过对"肝体阴用阳"本义的研究梳理，将其归纳为以下四种：①风木为体，木属阴；相火为用，火属阳。②藏血为体阴，疏泄为用阳。③形质阴柔故体阴，性用刚烈，好升好动故用阳。④以血为体，以气为用，血属阴，气属阳，气主动而血主静，故体阴用阳。何流等[2]从哲学的角度探讨体用的含义，认为肝体就是指肝脏，即以肝脏为中心的生理病理系统；肝用就是指肝脏的功用，即肝脏主疏泄和主藏血的生理功能。

李如辉[3]从哲学体用一源，即体与用是有机的统一关系的角度，剖析了"肝体阴用阳"提法存在的问题。首先，"体用一源"是有机统一，体用并不具有对立的含义。其次，体用范畴自身对体用与阴阳关系的理解是体（气）寓阴阳，阴阳对立统一矛盾运动推动体的运行，是知体亦一阴阳，用亦一阴阳。因此，"体阴者用必阳，体阳者用必阴"不足为凭。故认为以不提"肝体阴用阳"为宜。马燕冬[4]在对肝体阴用阳说的发生和演变梳理的基础上，针对以往不同解说进行辨析，指出只有从肝的形质柔软而多血，肝的功能主升、主动、条达刚猛的角度来理解，肝体阴用阳的说法才能在逻辑上站住脚。若以"木""火"分阴阳，或以"藏""泄"分阴阳，或以气、血分阴阳而言肝体阴用阳，均不符合逻辑。马氏的分析颇有见地，

[1] 李静.肝体阴用阳本义探讨及临床意义研究［D］.北京：北京中医药大学，2008.
[2] 何流，钱会南.从哲学体用观探讨"肝体阴用阳"的含义［J］.环球中医药，2016，9（10）：1273-1274.
[3] 李如辉.从"肝体阴用阳"看体用范畴在中医学的应用［J］.中国中医基础医学杂志，2002，8（11）：4-5.
[4] 马燕冬."肝体阴用阳"说考辨［J］.北京中医药大学学报，2006，29（3）：155-157.

应该采纳。

夏清华等[1]认为体用是本体与现象的关系，五脏六腑体阴者，用必阳，体阳者，用必阴。韩燕等[2]赞同其说，认为"体阴用阳"并非是专针对肝脏的生理特性而言，也不是只有在治疗肝脏病时才体用同调。何流等[3]认为五脏各有体用，"体"指脏腑的本质属性，而"用"则是指脏腑表现于外的显著性，提出肝体阴用阳、心体阳用阳、脾体阴用阳、肺体阳用阴、肾体阴用阴。潘文奎[4]提出五脏均具有"阴体""阳用"之共性，"体阴用阳"非独肝也。王舒憬等[5]赞同"五脏皆体阴而用阳"的观点，并做了进一步阐述。

3. 体阴用阳说的应用

王玉生[6]提出根据体阴喜润喜柔、用阳喜温喜升喜达，肝体阴易损、用阳易亢的特点，治疗肝病时，不仅要时时注意体阴之不足，亦要刻刻观察其用阳偏亢。体阴常以滋阴柔润为主，用阳则以疏达，镇清为先。养肝体要防寒凉滋腻伤

[1] 夏清华，程科，曹勇.脏腑体用论初探[J].陕西中医，2006，27（8）：975-977.

[2] 韩燕，盛梅.浅析"体阴用阳"本意[J].山东中医药大学学报，2010，34（2）：108-109.

[3] 何流，钱会南.五脏体用探析[J].辽宁中医杂志，2016，43（2）：284-285.

[4] 潘文奎."体阴用阳"非独肝也[J].中医研究，1988，1（3）：16.

[5] 王舒憬，王昌俊.试论五脏皆体阴而用阳[J].陕西中医，2019，40（5）：655-657.

[6] 王玉生."肝体阴用阳"浅析[J].陕西中医，1984，5（6）：38-39.

用阳，亦可适当配伍疏达、温和用阳之品，可谓益体阴以生肝用，并防用阳偏亢。制肝用要防辛燥、苦寒凝阴耗血损体阴，亦可佐以柔润体阴之药，可谓抑阳须从阴充、阴生则阳降。总之，要视不同情况，对肝体多从润、柔、滋、敛四字为治，对肝用多以疏、清、降、镇、熄五字入手。马燕冬[1]认为肝体阴用阳说真正的价值在于其临床意义，肝之为病，常表现出气逆阳升、躁扰亢奋之象，与他脏之病确有不同，容易令医家见阳而忘阴、见实而忘虚，顾此而失彼。王旭高《退思集类方歌注》曰："肝之体阴而用阳，是故养肝之体，必借酸甘，泄肝之用，苦辛为要。"这种从判断病情、遣方用药的角度阐发"肝体阴用阳"说，提醒医家注意肝病的特点，用药须刚柔并济，以免偏颇，都是很有见地的。祝建材[2]也认为临床治疗肝病既要注意其"刚"与气，又不能忽略其"柔"与血，体用兼顾，刚柔相济，理气不忘和血养阴，滋阴补血不忘理气，此为肝病的基本治疗原则。

展照双[3]提出治疗肝病应以疏肝用、补肝体，体用同调为原则，恢复肝脏"体阴用阳"之性。同时还应注意两类药物的配伍关系。肝气易于郁滞，宜选用辛味药物条畅肝用，但辛散之品易耗伤肝之阴血。肝阴易亏，选用酸味药物补敛肝体，但酸敛之品易碍滞肝气。

[1] 马燕冬."肝体阴用阳"说考辨[J].北京中医药大学学报,2006,29(3):155-157.

[2] 祝建材."肝体阴用阳"之我见[J].中国中医基础医学杂志,2013,19(9):1006-1007.

[3] 展照双."体用同调"在肝病治疗中的应用[M].北京中医药,2008,27(3):188-189.

故在治肝之剂中应体用兼顾、阴阳双调。沈涛[1]认为《素问·脏气法时论》所言"肝苦急，急食甘以缓之""肝欲散，急食辛以散之，用辛补之，用酸泻之"，正是《内经》对肝体阴用阳的临床最佳体现。何流等[2]提出临床应用需要虚实兼顾，温清并施，酸甘辛苦并用，若肝用太过，治疗以酸泻甘缓为主，佐以辛凉或辛润；若肝用不及，治疗以辛苦温为主，佐以酸甘滋阴养血。刘绍永等[3]从"体阴而用阳"角度探讨"肝病"辨证用药特点，提出临床"肝病"用药，既需"酸甘化阴"以柔养肝体，又需"辛散苦清"以条畅肝用，理气慎防伤阴，滋阴不忘舒气，并论述了具体的治法与用药。

王海军等[4]围绕肝"体阴用阳"的生理特性，分析了其生理病理机制及临床指导意义，认为肝的用阳主要体现在肝主疏泄，其本质是由肝气主升的生理特性所决定的。肝升发太过体现为气逆、化火、阳亢、化风四类病机，升发不及可有气虚、气滞、血瘀、痰阻四种情况。肝之"体阴"应从肝藏血角度理解。肝"体阴用阳"指导临床可归结为：平肝降逆必兼养阴柔肝，疏肝解郁亦应养肝养血，清肝泻火不忘凉

[1] 沈涛.从"肝体阴用阳"谈"肝之苦欲"[J].江苏中医药，2008，40（11）：108-109.

[2] 何流，钱会南.论肝之体阴用阳及临床应用[J].安徽中医药大学学报，2016，35（2）：1-4.

[3] 刘绍永，游璐."体阴而用阳"角度探讨"肝病"辨证用药特点[J].环球中医药，2018，11（12）：1980-1982.

[4] 王海军，王杰琼，孙鹏，等.肝"体阴用阳"理论内涵及其临床应用[J].世界科学技术——中医药现代化，2015，17（4）：885-890.

血养阴。

李静[1]总结前人从肝"体阴用阳"入手的治法有：①养阴柔肝法；②养血补肝法；③疏肝理气法；④滋阴潜阳法；⑤清肝泻火法；⑥潜镇平肝法，并以滋阴潜阳法为代表。王科闯等[2]发现上消化道出血常兼有舌红、苔黄腻、脉弦等肝阳偏亢之症，提出从"肝体阴用阳"角度出发，在辨证论治的基础上加入柔肝养血、抑木潜阳等相关中药而获得奇效。

二、肝气通于春的研究

陈玉萍等[3]通过分析当前对"肝应春"理论的不同认识，提出"肝应春"的理论内涵为：肝是机体应时而变在春季起主要调节作用的时间调节系统。在春季，并不是肝脏的所有功能都增强，而是肝的疏泄功能增强，并处于主导地位，而在其他季节则处于从属地位。肝的藏血功能在春季相对较弱。由于肝主疏泄与肝藏血的功能不能顺应春季的时序变化，从而在春季出现多发性疾病。并指出正确理解"肝应春"的本质内涵对认识情志病季节性发作的病理、诊断、

[1] 李静.肝体阴用阳本义探讨及临床意义研究 [D].北京：北京中医药大学，2008.

[2] 王科闯，陈辉，唐瑛，等.略论"肝体阴用阳"在上消化道出血中的应用 [J].泸州医学院学报，2013，36（5）：502–503.

[3] 陈玉萍，马淑然，王庆国，等.中医"肝应春"理论内涵的探讨 [J].中华中医药杂志，2011，26（5）：1172–1175.

治疗与预防，都具有指导意义。杨阳等[1、2]认为人体的五脏是应自然界四时阴阳消长而变化的时间自稳调节系统。五脏应五季之生、长、化、收、藏之气而分别主五时。在这一系列转化过程中，肝是五脏应时而变的内在推动力，主令于春，在其他季节转化成主时之脏的应时而变，从而发挥五脏应五时的功能。肝应五时而变是多网络多层次的复杂联系。同时又进一步从生物钟理论探讨"肝藏血、主疏泄"的季节性调控机制。"肝藏血、主疏泄"也呈现应时而变的调控功能，在五季表现为如同生物钟一样，有着各自的峰谷，有规律、周而复始的遵循 S 曲线的变化。肝生理功能在一年中的应时而变是五脏应时的内在机制和推动力，对于探讨中医藏象本质及脏腑疾病季节性防治具有重要意义。

袁卫玲[3]等认为，《内经》"五脏应时"理论所认识的"肝脏"，是对机体应时而变的整体内分泌免疫调节机制的一种概括。人体可能存在一条以肝脏为中心的调节链，当外界自然环境变化影响机体，中医肝脏功能随着季节性变化而对全身免疫状态进行适应性的调控，以适应自然环境时序变化。在春令当旺之时，积极主动地发生适应性调节，以加强对自

[1] 杨阳，马淑然，王庆国，等."肝藏血、主疏泄"应五时而变的机制探讨 [J].北京中医药大学学报，2012，35（7）：441-444.

[2] 杨阳，马淑然，王庆国，等.从生物钟理论探讨"肝藏血、主疏泄"的季节性调控机制 [J].中医杂志，2012，53（22）：1891-1895.

[3] 袁卫玲，杨云霜，秦子舒，等."肝应春"适应性调控机制的理论探讨 [J].中国中医药信息杂志，2012，19（2）：5-6.

身和他脏的调控，从而维持机体生命活动的整体稳定状态。中医肝脏的调节能力可能是过敏疾患季节性发作的重要病理生理学基础，这也可能是中医"肝应春"理论的内涵之一。

高丽波[1]研究认为肝应春与精神分裂症的发病存在一定的联系。春季气候不稳定，气压较低，人体为了适应气候变化，其体温调节中枢下丘脑会积极地对体内环境和内分泌系统进行调节，使人的情绪容易产生波动，造成精神分裂症在春季新发和复发率较高。肝是机体应时而变在春季起主要调节作用的时间调节系统。当肝脏的疏泄与藏血功能不能顺应春季的时序变化，就会出现精神分裂症等疾病的发作。

第四节　肝与形窍志液关系的研究

肝与形窍志液时关系的研究，主要涉及肝藏魂、在体合筋、开窍于目以及在志为怒等问题的研究。

一、肝藏魂

刘艳骄[2]认为魂是对温度的高低、视物的远近、声音的频率、睡眠的深浅、气味的厚薄、听觉的强弱等表象具有一定层次的认知

———————

[1] 高丽波.精神分裂症季节性发病的中医探讨[J].辽宁中医杂志，2014，41（6）：1146-1147.
[2] 刘艳骄.脑与魂魄[J].中医文献杂志，1996，14（4）：24-26.

活动，是一种高级精神活动。李继红等[1]提出魂乃肝之阳气也，是肝中阳气在精神活动方面的一种表现，主要包括谋略、梦幻及恼怒、惊恐之类的情感活动。贾妮[2]将中医"魂魄"理论与现代心理学人格特质理论进行了对比研究，发现中医理论所讲的"魂"是外在的，主动的，与精神活动同步表现出来的，类似弗洛伊德"自我"，荣格的"外向型人格特质"，卡特尔的"表面特质"。认为其二者在认识人精神意识活动的层面具有一定的相似。

赵汉青[3]从发生学角度阐述了对中医"魂"的认识，认为中医理论的"魂"的发展应该是文化背景下"魂"的去神秘化过程。文化产物的"魂"脱壳升华为中医理论的"魂"，其发生的轨迹便是阴阳五行理论引入中医理论所起的介质作用。杨敏春等[4]在对《黄帝内经》有关论述研究的基础上，提出血与魂的关系，从阴阳属性来说，魂以阴血为舍养，其性属阳，阴阳互根互用，相互依存，各以对方的存在为自己存在的前提。所以"肝藏魂"，是以阴血作为物质中介而发生的。

[1] 李继红，李青，曹颖颖，等.对中医肝藏魂理论的再认识[J].云南中医中药杂志，2014，35（3）：83-84.

[2] 贾妮.中医"魂魄"理论与现代心理学人格特质[J].中医杂志，2013，54（15）：1345-1346.

[3] 赵汉青，王志国.试析中医魂、魄理论的发生学原理[J].光明中医，2013，28（5）：882-883.

[4] 杨敏春，黄建波，张光霁.论"肝藏魂"而"肺藏魄"[J].中华中医药杂志，2016，31（10）：3908-3910.

欧宇芳等[1]认为肝所藏之魂作为高级精神活动，与睡眠有着非常密切的联系。肝藏魂是保证睡眠的基本条件。中医不寐的肝藏魂理论根植于中医形神统一的基本思想，重视整体关系。肝魂为神，人体之精气血津液等基础物质为形，神寓于形，两者需达到形神统一，人体的生命活动才能得以持续。王海军[2]亦认为，不寐是由于肝血肝阴失常不能正常舍魂所致，"肝藏血，血舍魂，魂主睡眠"理论是治疗不寐的关键核心机制。

二、肝在体合筋

（一）肝主筋的含义

中医学所说的筋，一般认为包括现代医学所称的肌腱、韧带和筋膜等。贾赫[3]通过对中医学的解剖学概念、体形体质的区别、生理病理的反映三个方面的分析，提出肝所主的筋与现代医学解剖学中的肌肉相近似，脾所主的肌肉不是现代医学解剖学中的肌肉，而与脂肪相近似。田进文等[4]引《素问·刺要论》论针刺由浅入深的顺序是毫毛腠理、皮肤、肌肉、脉、筋、骨、髓，对应现代解剖的深浅层次则应是皮肤表皮层、皮肤真皮层、皮下脂肪层、血管、骨骼肌、骨骼、骨髓，也认为古人所言的肌肉指的是现代的脂肪，筋

[1] 欧宇芳，周德生，胡华.浅谈中医五神之"肝藏魂"理论与不寐的相关性[J].湖南中医杂志，2015，31（4）：14-17.

[2] 王海军.肝不藏魂是不寐发生的关键核心机制[J].时珍国医国药，2015，26（5）：1191-1192.

[3] 贾赫.肝脾所主之筋肌肉实体初探[J].陕西中医，2002，23（7）：624-625.

[4] 田进文，石巧荣，韩成仁，等.论肝脏在体为骨骼肌系统[J].南京中医药大学学报，2005，21（3）：143-145.

指的是现代的肌肉，提出肝脏在体为骨骼肌系统，在体主司运动的是骨骼肌而不是肌腱。陈朝晖[1]认为"肝主筋"主要是指肝对骨骼肌的运动功能具有调控作用，上有相关的运动中枢，中间有传导神经，末端有效应器即骨骼肌及其附属物。中医学的筋与现代解剖学上的Ⅱ型肌纤维、肉与Ⅰ型肌纤维有相关性。冯文林等[2]提出肝主筋不仅仅主管联接和附着骨组织的肌腱和韧带，而且也能维持胃肠弹性的组织以及脏腑间的链接组织。《素问·生气通天论》"筋脉横解"而形成的"肠澼"，即是胃肠具有弹性的筋脉纵弛不收，形成了以泄泻为主症的多种慢性肠道疾患，治疗以祛风、养肝血、益肝阴而荣筋为主，健运脾胃以助消化为辅，选用痛泻要方等治疗。王子正等[3]认为经筋是从经络角度对筋的分类与概括，从整体观的角度来看，经筋与肝系统，在生理方面，经筋的开阖刚柔仰赖肝的疏泄，屈伸废用依靠肝血的濡养；在病理方面，经筋病候、结筋病灶点与肝气血失和也有密不可分的联系。也就是说经筋之为病，当首先责之于肝。周丽等[4]总结以往研究成果，认为肝主筋包括：①平滑肌和骨骼肌及其附属组织肌腱、韧带；②神经；③筋膜（结缔组织）。

［1］ 陈朝晖.《黄帝内经》关于筋的理论及研究［D］.北京：中国中医科学院，2009.

［2］ 冯文林，伍海涛.《黄帝内经》"肝主筋"与"筋脉横解"之肠澼［J］.吉林中医药，2018，38（7）：748-750.

［3］ 王子正，董宝强，林星星.从整体观角度探讨经筋与中医肝系统关系［J］.辽宁中医药大学学报，2017，19（8）：119-121.

［4］ 周丽，皮明钧，谭达全."筋"理论探析［J］.湖南中医药大学学报，2007，27（5）：10-11.

（二）肝主筋的临床应用

李志安[1]在对筋与肝生理、病理关系讨论的基础上，重点阐述了肝主筋理论对临床的指导意义，指出临床上许多有关筋的疾病，可以从肝进行论治，包括宗筋弛缓，理气疏肝；阴缩不止，暖肝可愈；震颤麻痹，从肝论治；关节病变，舒筋补肝；神经元病，从肝从风。

王明绪[2]报道基于肝与筋的关系，选用入肝经及护肝、保肝、治肝的鸡血藤、葛根、川芎、地鳖虫、当归、赤芍、延胡索、伸筋草、续断、甘草等，保持肝脏的藏血、疏泄的功能正常，肝血充足、疏泄正常，以保持筋的收缩弛张、柔韧多力，从而改善和保持椎间盘纤维环的功能，延缓椎间盘的退变，达到治疗和预防颈型颈椎病的目的。研究发现基于"肝主筋"立法组方的康颈方具有舒筋养筋、养血活血作用，能明显改善颈型颈椎病患者症状和生活质量[3]。陈舰舰[4]基于"肝主筋"理论，通过全内窥镜微创技术损伤山羊颈椎间盘纤维环，建立颈椎间盘退变模型，探索了 TNF-α、NF-κB 信号转导途径在颈椎间盘退变发生发展中的相互作用以及"肝主筋"理论与 NF-κB 信号转导通路的关系。认为 TNF-α/NF-κB 信号转导通路在颈椎间盘退变发生发展中可能起重要作用。TNF-α 能够

［1］ 李志安.肝与筋的关系及其临床意义探析［J］.中国中医基础医学杂志，2001，7（3）：10-11.

［2］ 王明绪."肝主筋"组方治疗颈型颈椎病的临床疗效观察［D］.南京：南京中医药大学，2010.

［3］ 谢林，王明绪，施杞.基于"肝主筋"组方治疗颈型颈椎病临床疗效观察［J］.甘肃中医，2011，24（6）：54-55.

［4］ 陈舰舰.基于"肝主筋"组方通过 TNF-α/NF-κB 通路干预颈椎间盘退变［D］.南京：南京中医药大学，2013.

激活 NF-κB 通路,"肝主筋"组方活血舒筋方通过 TNF-α/NF-κB 信号转导途径能相对改善椎间盘营养环境,能有效缓解颈椎间盘退变。李艳等[1、2]基于"肝主筋"理论,从肝的生理功能与筋伤的关系,肝经循行及肝经腧穴与腰腿痛的关系,探讨基于"肝主筋"理论出发治疗腰椎间盘突出症的理论基础,为临床治疗腰椎间盘突出症提供新的辨证取穴依据。研究认为基于"肝主筋"取穴组近期与远期疗效均优于对照组的常规取穴治疗。

衷敬柏[3]从"肝主筋"论述了慢性疲劳病的病因病机与证治,指出从生理上看人的运动源自筋力,筋得肝气滋养则柔顺有力;从病理上看筋不能动是由于肝气衰所致;治疗当以补肝气、调气机为其基本治法,生黄芪为补肝气之要药,重者用生晒参以补元气达到补肝气的目的。翁棉伟等[4]认为肝阴、肝血滋养不足可致筋膜失养、肝用的相对不及而出现慢性疲劳,而肝气、肝阳升发调达功能的绝对不足更可直接导致慢性疲劳。慢性疲劳的病机核心在于肝用不及,不能发挥"罢极之本"的功能。

[1] 李艳,陆华岭,吴耀持.基于"肝主筋"理论治疗腰椎间盘突出症思路探析[J].江苏中医药,2014,46(11):6-7.

[2] 李艳,吴耀持,范兴良,等.基于"肝主筋"取穴治疗腰椎间盘突出症临床观察[J].西部中医药,2017,30(5):107-110.

[3] 衷敬柏.从《黄帝内经》肝主筋论慢性疲劳病因病机与证治[J].中国中医基础医学杂志,2016,22(12):1587,1594.

[4] 翁棉伟,陈一斌.从"肝主筋"理论辨治慢性疲劳[J].中医学报,2019,34(6):1144-1148.

另外，赵永华等[1]从中医理论出发，分析血压的调节主要表现在两个方面，一是脉络中的气血，另一个是脉络舒缩功能，二者协调配合血压自然正常，而这两个方面又都与肝和筋的功能有关。提出肝主筋功能失调可导致气血运行障碍，脉络舒缩失常，或筋脉拘挛掉急，或筋脉弛缓不收，是原发性高血压的主要病机，因此原发性高血压主要属于"肝"病，病位在脉络。张媛等[2]提出肝藏血而主筋，肝血亏虚，筋脉失于濡养是类风湿关节炎（RA）发病的内因之一，临床治疗 RA 可以从"调肝"入手选方用药，补肝血应贯穿RA 治疗之始末。早期在祛风、散寒、除湿、清热基础上疏肝活血通络；中晚期治宜滋补肝肾、强筋壮骨为主，佐以益气养血。鲍新坤等[3]认为从中医筋的理论内涵"主束节、络骨、绊肉、绷皮，利全体之运动"能合理地解释结肠蠕动的生理反射，从"生病起于过用""久行伤筋"的病机能合理地解释慢传输型便秘（STC）患者和动物模型的发病机制和病理检查过程中出现的结肠蠕动神经反射及平滑肌病理改变，故从"肝主筋"理论内涵"肝化气和血养肝筋"出发存在防治 STC 的可能途径。

［1］ 赵永华，项平.从肝在体合筋探讨原发性高血压的中医病理机制［J］.中国中医基础医学杂志，2008，14（5）：341-342.

［2］ 张媛，于清宏.肝主筋理论对类风湿关节炎发病的临证意义［J］.实用中医内科杂志，2011，25（1）：33-34.

［3］ 鲍新坤，林爱珍，孙光军，等.基于肝主筋探讨慢传输型便秘的防治［J］.中国中医药现代远程教育，2018，16（7）：63-65.

三、肝开窍于目

（一）肝开窍于目的机理

喻干龙[1]探讨肝开窍于目的机理为：①肝的经脉上连目系，通过经络的联系，从而使肝与目在生理病理上都可以相互影响。肝藏血，目得血而能视。②目之所以能视万物，辨五色，全有赖于肝之功能正常，肝之阴血和五脏六腑的精气能循经运注于目，以资濡养。③肝主疏泄，肝气通于目。人体气血流行正常以及五脏六腑精气之所以能上注于目，均有赖于肝的疏泄。④肝主筋，司肢节、骨肉、韧带之活动，目之视神经、韧带、梳状韧带、角膜等都似筋类组织，同时视网膜的感光部分是视神经的感应系统，故均可属之于肝。并提出肝病损目可按肝气郁结、肝火上炎、肝阳上亢、肝风内动、肝郁血瘀、肝血（阴）亏虚、心肝火旺、肝肾阴虚、肝郁脾虚九个方面进行辨证论治。邓雅芳等[2]认为肝开窍于目的含义在于：①肝脏的气血阴阳通过经络上达于目，目的功能有赖肝之荣养。②通过目的病理改变可以推测肝脏气血阴阳的变化。肝开窍于目，即肝-经络（足厥阴肝经）-目系（眼睛及其附属器官）成为一个统一的整体。肝血、肝气、五脏六腑精气皆可通过足厥阴肝经上达于目，而目系不仅仅是一个感觉器官，更相当于一个通向肝脏的"窗户"，透过这个

[1] 喻干龙.论肝开窍于目[J].湖南中医学院学报，1981（1）：31-33.

[2] 邓雅芳，徐强，王保和.肝开窍于目理论探析[J].湖南中医杂志，2016，32（3）：139-140.

窗户，根据一些细微的变化（如眼底血管的改变）来推测肝脏甚至五脏六腑的气血变化。张婵等[1]从肝主目，应春，五行属木，五色主青的角度阐述了绿色可以保护眼睛、缓解紧张工作后的疲劳的作用，并从现代医学角度解释了中医"肝开窍于目"。认为维生素A、肝细胞生长因子、脂质代谢、基质金属蛋白酶、矿物质代谢、血糖、甲状腺素等物质皆可通过肝脏的生理或病理代谢对目产生影响。郭承伟[2]从肝肾同源的角度指出肾精化血充肝，肝藏血，目受血而能视，且肝为刚脏，风阳内动则百脉沸腾，上攻于目，若肾水不能涵养肝木则会影响目的功能。

尉迟静[3]从经络传感角度研究肝与目的关系，结果发现针刺足厥阴肝经的大敦穴所激发的刺激感传至人中穴后分出两支微经络感传：一支沿两侧禾髎穴、迎香穴至两侧睛明穴，绕眼睑外侧运行；另一支由人中穴直上，经素髎穴抵山根穴，折向两侧瞳子髎穴，经此深入眼内，绕眼内各组织运行，而抵眼底，越视神经，并循原路返回瞳子髎穴。指出肝与目主要是依靠经络为之贯通，足厥阴肝经的微经络感传能深入眼球内，通达眼底，联系视神经。

（二）肾与目的关系研究

郭承伟[4]通过对古今相关文献系统、全面挖掘和整理，从生理

［1］张婵，陈永，杨梅，等.现代医学角度解释中医的"肝开窍于目"［J］.时珍国医国药，2009，20（1）：233-235.

［2］郭承伟.肾与"肝开窍于目"的关系探讨［J］.山东中医药大学学报，2005，29（5）：349-350.

［3］尉迟静.对"肝主目"的探索［J］.辽宁中医杂志，1986，13（6）：44.

［4］郭承伟.肾主目与补肾填精法防治眼病的文献研究［D］.济南：山东中医药大学，2006.

和病理两个方面，深入阐述了肾在目的形成、发育、视瞻活动和发病学中的主导地位以及在眼科临床诊疗学中的作用，进而对目与脏腑的关系予以重新定位和再认识。临床研究着重从临床实践的角度，探讨了补肾填精作为治疗眼科疾病的基本方法的依据以及应用。在此基础上，提出"肾主目"，肾主藏精、上承明目；肾为十二经之源，目为宗脉之所聚，肾中精血旺盛，真气充盛是正常视瞻的前提；肾藏精化生肝血以滋养目之源，成为"肝受血而能视"的物质基础；肾藏精生髓充脑，目系上通于脑，肾主目的重要环节之一就是通过脑为神明之府得以实现，并在此基础上进一步提出以肾为中心的肾脑目耳一体的假说。故应重视从肾论治目病，将补肾填精作为治疗眼病基本的方法。与此同时，这种理论创新与"肝窍理论"和"五轮学说"等传统中医眼科理论相互支撑、相互补充。周艳艳[1]从肾病及肝、肝开窍于目的角度入手，制造了"惊恐""房劳"复制的小鼠肾精亏虚模型。结果显示：①模型组小鼠视网膜细胞 DNA 呈现细胞凋亡梯状电泳特征性条带，其他组均无类似表现；②模型组小鼠视网膜细胞凋亡主要发生在神经节细胞层（GCL）和内核层（INL）；③凋亡相关基因 Bcl-2 和 Bax 在模型组小鼠视网膜神经节 GCL 和 INL 表达增强。认为肾精亏虚可以引起肝之阴血亏虚，对肝主目功能产生影响。补肝药可以有效地阻止这一病理改变，从而反证了肝之阴血亏虚是肾精亏虚引起视网膜病理改

---

[1] 周艳艳.肾精亏虚对雄性小鼠肝主目功能影响的研究［D］.武汉：湖北中医学院，2006.

变的重要环节。

（三）肝开窍于目与临床

姚勇[1]观察到病毒性肝炎的眼部症候出现率较高，发现急性肝炎多出现眼眦干燥、眼部胀痛；慢性肝炎多出现视疲劳、视力模糊、夜视力下降、复视，也与急性、慢性肝炎相应的病因病机符合，尤其重要的是，不少急性肝炎患者在出现明显的消化道症状之前，即感觉视疲劳、眼眦干燥、眼球胀痛。有的慢性肝炎患者的眼部症候随着肝功能的波动而时轻时重。彭清华[2]通过对眼病患者辨证为肝经瘀滞型46例，肝肾阴虚型65例，脾肾阳虚型14例及正常组103例，进行肝血流图观察，提示眼病患者具有肝循环血流量减少，流速减慢，肝内阻力增大，肝脏血液充盈困难，回流受阻等病理变化，论证"肝开窍于目"的生理病理学基础。张建军[3]选择63例肝病患者，与58例非肝病患者作为对照组，观察其甲皱及球结膜微循环变化，发现肝病患者甲皱微循环变化各项指标均高于非肝病组；球结膜微循环变化较对照组明显，其中微血管形态异常占100%，红细胞聚集、血色变暗、流速缓慢等现象明显多于非肝病组，再次证明了"肝主目"的临床指导价值。宁云红等[4]基于眼科古籍数据挖掘，发现古籍中对内外障眼病从肝论治时，甘以缓急益肝体，辛、苦以调

［1］ 姚勇.病毒性肝炎的眼部症候与"肝开窍于目"——附100例分析［J］.上海中医药杂志，1984（11）：20-21.
［2］ 彭清华，朱文锋，李传课.肝与目关系的研究［J］.辽宁中医杂志，1989，16（4）：11-15.
［3］ 张建军，盛国光.从肝病患者甲皱及球结膜微循环变化看"肝主目其华在爪"的科学性——附64例报告［J］.中医研究，1995，8（2）：25-26.
［4］ 宁云红，陈美荣，郭承伟.基于眼科古籍数据挖掘的"肝开窍于目""目病多火"的认识［J］.辽宁中医杂志，2018，45（4）：679-683.

理肝气肝火的同时，注重配伍酸味药物以补肝体，体现了柔肝养肝的法则，体用同调。高频药物统计，前三位的药物是白芍、当归、甘草。

另外，于红[1]采用慢性应激刺激法制备肝郁证大鼠模型，研究发现肝郁证大鼠 N- 甲基 -D- 天冬氨酸受体 1（NR1）蛋白、基因表达增高，可能是肝郁证影响目的内在因素之一，推测视路损伤的机制与谷氨酸受体兴奋性毒性有关；同时调肝方药逍遥散对肝郁证大鼠目功能有改善作用，反证肝郁对目的影响，进一步说明 NR1 可作为探讨"肝开窍于目"的研究指标之一。

四、肝在志为怒

怒为七情五志之一，由肝气化生，是宣达人体气机的一种方式。根据发作方式的不同，中医古籍中对于怒有"忿怒""愠怒"之分。后世医家结合临床对怒的分类认识逐渐深入、明晰，根据怒的不同表达方式进行区分能更好地指导临床实践。乔明琦等[2]认为愤怒和郁怒是怒的两种基本表达方式，前者是指怒而发泄指向他人或他物，后者是指怒而不发郁结于心指向自我。张㿟珺[3]认为怒产生及致病的生理学基

［1］ 于红.肝郁证视路 N- 甲基 -D- 天冬氨酸受体 1 表达机制研究［D］.太原：山西省中医药研究院，2014.

［2］ 乔明琦，张惠云，王海军.愤怒和郁怒与经前期综合症肝气逆证肝气郁证相关性研究［J］.陕西中医，2006，27（11）：1359-1361.

［3］ 张㿟珺，烟建华.《内经》"怒则气上"学术解读［J］.吉林中医药，2008，28（8）：550-552.

础由肝脏主升、喜条达恶抑郁、体阴用阳等生理特性决定。王朝勋等[1]认为暴怒时由于交感－肾上腺髓质系统兴奋，使肝血流量减少，加重肝脏微循环障碍，肝细胞缺血缺氧更甚，肝功能进一步下降，甚至发生黄疸、腹水、肝坏死等症状。应激性激素释放增加，可导致肝糖原耗竭，蛋白储存下降，肝脏难以适应这种强烈的应激性消耗，导致肝脏功能失去代偿，造成肝脏疾病出现。张铮铮[2]指出心理应激理论与中医情志内伤理论在理论框架与对发病原理的认识上存在一致性。周萍等[3]认为中医情志致病与现代心理应激理论在认识方法上有很大的相同之处，其扼要模式 S-R（S：外界刺激，R：人体心理性的、生理性的多层次的反应）是一致的；从中医角度而言，机体调节应激反应的核心脏腑是肝。现代有关怒的研究很多，具体参见《中医病因病机研究进展》中"怒志的理论与实验研究"一节，此不赘述。

[1] 王朝勋，郑洪新，王继伟，等.怒伤肝与神经—内分泌—免疫系统失调探析［J］.辽宁中医杂志，1997，24（5）：13-14.
[2] 张铮铮.情志内伤与心理应激的比较与思考［J］.云南中医中药杂志，2006，27（2）：63-64.
[3] 周萍，朱文锋.七情学说与应激理论［J］.医学与哲学，1995，16（9）：484-485.

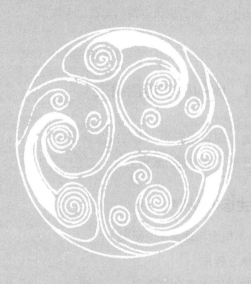

第四章　脾藏象理论研究进展

对脾藏象的理论研究，一直是中医藏象理论研究的热点之一，先后出版的代表性著作有汤一新等《中医脾阴学说研究》、纪立金《中医脾脏论》、杨关林等《脾脏象理论专题研究》《脾脏象源流论》、尹光耀《中医脾胃的中西医结合研究》等，研究内容以脾的生理功能、脾阴理论研究为重点，同时涉及脾的特性、脾与形体官窍的关系等方面。

第一节　脾的生理功能研究

脾的生理功能研究，主要围绕脾主运化展开，同时也涉及脾主升清、主统血、藏意主思、主卫外等功能。

一、脾主运化的研究

（一）概念与理论演变研究

1. 概念研究

对脾主运化概念的研究，主要涉及对"化"的内涵与外延不断深化的问题。翟衍庆[1]提出脾主运化的"化"不等于"消化吸收"，是指脾气摄取水谷精微，将其进一步转化，化生精、气、血、津液，以利于营养全身的过程。于万贵等[2]通过对肥胖治疗的启示，提出脾主运化，应包括消化、吸收、

---

[1]　翟衍庆."脾主运化"的含义之我见[J].甘肃中医，1989（2）：4-5.
[2]　于万贵，姜齐龙，刘玉环.脾主运化新解[J].中医药信息，1996，13（6）：5.

输布及气化四个方面的功能。孟令军[1]将脾主运化定义为：脾转运气化水谷精微的功能，包括转运输送小肠吸收的水谷精微和将小肠吸收的水谷精微气化分别为营气、卫气、津液等。刘毅等[2]认为脾主运化应包括"脾主运"和"脾主化"两方面，"脾主运"阶段在前，反映出对水谷精微的消化、吸收和转运过程（即营养物质的吸收）；"脾主化"阶段在后，反映为将吸收的水谷精微，通过气化作用，化生精、气、血、津液以利于营养全身的过程（即物质间的转化及物质转变为能量）。完整的"脾主运化"功能应该包括消化、吸收、输布及气化4个方面。纪云西等[3]也认为"脾主化"主要是指脾的气化功能，即精、气、血、津液的化生及其精微物质之间、精微物质与能量之间的转化及其能量的输送形式，涵盖了脾的散精功能。

唐元瑜等[4]从中医脾的实体解剖学研究探微脾主运化功能，认为中医对脾的实体解剖认识经历了从"脾胰一体"说到"脾即胰"说的演变，脾主运化包括了"运"和"化"两方面内容，其中的"运"，即运输、转输之意，主要是指脾升清散精、布散精微的功能；而"化"则包含了两层含义：其一为主司气化，即化生精、气、血、津液等精微物质，以温养五脏六腑，荣养四肢百骸；其二为"助消

［1］孟令军.脾主运化论析［J］.中国医药学报，1999，14（2）：9–11.

［2］刘毅，冯晓桃，王文健."脾主运化"理论再认识——"脾主运"与"脾主化"之辨析［J］.中医杂志，2011，52（15）：1264–1266.

［3］纪云西，黄贵华，蒋历，等.脾之"运与化"浅析［J］.时珍国医国药，2013，24（2）：454–455.

［4］唐元瑜，纪立金，王尔宁.从中医脾的实体解剖学研究探微脾主运化功能［J］.浙江中医药大学学报，2011，35（6）：821–823，833.

化"，仅仅是指脾裨助胃腑以化物，脾本身并没有直接参与消化，与胃、小肠的消化谷物有本质的区别。

周丽等[1、2]认为脾主运化的内在动力是气机的升降运动，实质是通过升清降浊主导人体精、气、血、津液等精微物质的气化过程。脾主运化生理体现为脾为气血化生之源，脾主运化水湿和脾助糟粕传化。脾主运化不但指脾主转运、化生水谷精微物质，还包括对机体食物糟粕、水湿浊毒物质的转运、排泄过程。脾主运化是全身组织器官物质和能量新陈代谢活动的调控机制，也是五脏功能正常进行的重要保证。

何晓晖[3]认为脾主运化包括了物质代谢过程中消化、吸收、转运、转化、输布、产能、化生、贮存等八个环节，脾运化的过程可分为肠运化阶段、肝运化阶段、血运化阶段和胞运化四个主要阶段，即西医学的小肠、肝脏、血液和细胞，它们对物质代谢和能量代谢的作用均属于中医脾的运化功能。苏洪佳等[4]认为西医肝脏为中医之脾，胆红素产生、加工、排泄为"脾主运化"的功能表现，临床上乙肝病毒、酒精、寄生虫等病因导致肝脏损害，血胆红素升高，而致黄疸，实

[1] 周丽，纪立金，梁海凌，等.试论"脾主运化"的机制内涵［J］.湖南中医药大学学报，2015，35（4）：24-26.

[2] 周丽，贺龙刚.论"脾主运化"的理论内涵及应用价值［J］.安徽中医药大学学报，2015，34（3）：11-13.

[3] 葛来安，张立.何晓晖教授对"脾主运化"功能的新见解［A］.第二十九届全国中西医结合消化系统疾病学术会议论文集［C］，2017.

[4] 苏洪佳，陈国忠，谢君艳.从"脾主运化"理论浅谈黄疸［J］.辽宁中医杂志2018，45（5）：940-942.

为中气受损，脾失健运的表现，故治当以健脾化湿为法。

2. 理论演变研究

杨关林等[1]探讨了脾主运化理论的源流与发展，认为《黄帝内经》提出脾胃受纳和腐化水谷、输布津液，形成理论基本框架；东汉、隋唐时期，以脾胃消磨水谷为核心，发展理论外延；宋金元时期，提出胃受水谷，脾主运化，创立脾胃学说；明清时期提出脾统四脏，为五脏之本，建立后天地位。从最初在运化水谷的过程中脾胃同论，到之后将脾在运化中的功能分离出来，并在理法方药上不断完善，最终形成了完整的脾主运化理论[2]。刘佳琳等[3]认为脾主运来源主要为五行之土，为土生养万物之衍生；脾主化根于消化水谷；脾主统血源于中焦受气。

王宏利[4]对《黄帝内经》脾藏象术语文化要素的研究认为，"脾为阴中之至阴"的形成文化因素是由于脾居于人体下部最内"窈冥"之处，故为至阴。"足太阴"是《黄帝内经》首创的以三阴三阳对自然事物进行类分方法的最终产物，是以空间方位为逻辑的阴阳类分思维的具体体现。"脾属土"，是将脾与其居"中央"这一方位进行关联取象配属而成。在"脾为中央属土"为前提下，类推得出"脾不主时"与"脾主长夏之时"的不同结论，两种结论具有统一性，

[1] 杨关林，王彩霞，秦微.脾脏象理论专题研究[M].北京：人民卫生出版社，2017.
[2] 杨丽，王彩霞.脾主运化的源流及发展[J].中华中医药杂志，2016，31（5）：1773-1777.
[3] 刘佳琳，王彩霞.脾脏象发生考[J].辽宁中医杂志，2016，43（12）：2518-2519.
[4] 王宏利.《黄帝内经》脾藏象术语文化要素研究[D].沈阳：辽宁中医药大学，2014.

体现了时空统一的自然规律。"脾主为胃行其津液"演化为后世"脾主运化"的理论,"脾藏营"演变出"脾统血"的学术思想。

(二)脾主运化的现代诠释

随着现代医学对人体生命活动认识的深化,以及对中医脾实质研究的不断进展,不少学者对脾主运化从不同角度加以诠释,概括起来主要有以下观点。

1. 物质能量代谢说

刘毅等[1]认为脾主运化是维持人体物质能量代谢动态平衡的中心环节,脾"运"正常,食物中的淀粉、脂肪、蛋白质经过消化,淀粉逐步水解为葡萄糖,脂肪分解为乳糜微粒,蛋白质分解为氨基酸后而被机体吸收;脾"化"正常则进一步将吸收的葡萄糖、氨基酸、甘油或脂肪酸氧化分解产生能量,或合成各种组织蛋白、酶类和激素等及糖类、脂肪、蛋白质三大物质之间的相互转化。脾虚失运,营养物质吸收障碍引起的单纯脾虚证为主,治以补虚,多采用益气健脾助运法,代表方如四君子汤等。脾虚失化,营养物质在体内堆积不能转化或消耗,形成虚实夹杂之症,以郁热、痰浊、瘀血标实为主,兼有脾虚不化,采用攻补兼施,以补虚散邪助气化为主。王朋等[2]通过对古今文献的总结与分析,探讨脾

[1] 刘毅,冯晓桃,王文健."脾主运化"理论再认识——"脾主运"与"脾主化"之辨析[J].中医杂志,2011,52(15):1264–1266.

[2] 王朋,刘桂荣.脾运化功能是脂质代谢的关键[J].江西中医学院学报,2008,20(3):23–25.

运化与脂代谢的关系，认为脾主运化对机体的新陈代谢起着重要的作用，机体内脂质代谢同样依靠脾的运化功能，脾运化功能的正常是保证机体内脂质代谢正常的关键。贾连群等[1]从脾主运化理论探讨脾失健运膏脂转输异常与胆固醇逆向转运（RCT）的关系，认为脾主运化，为精微运化之枢纽，血脂亦由脾运化水谷而生成，并依赖脾的转输功能布散周身，其中胆固醇从外周细胞逆向转运至肝脏的过程必然依赖于脾的运化和转输，脾虚气弱则脾失健运，RCT途径受阻。宋小莉[2]基于文献研究与现代生物学基础理论的贯通结合，提出脾主运化的科学内涵是以物质转运及转化关键蛋白为核心的动态复杂调控系统。

钟飞[3]提出"脾"是中医理论演进过程中对"消化功能"过于强化从而使其"泛化"的产物，是消化 – 代谢多元调控"关系网络"，是人体生命系统不断代谢的一种外化和延伸。脾的"升清"作用，是以"脾"的"化生"作用为背景、为动力的，所谓"化生"，其本质应该是机体的"代谢"作用。各个脏器的机能的深层机制最终就是"代谢"，通过"代谢"，从消化道吸收的营养物质，产生能量，机体通过获取能量维持高效有序的非平衡稳态，这就是"脾"所发挥的"升清"和"化生"用的动力学机制。陈继业等[4]认为中

［1］ 贾连群，杨关林，张哲，等．从"脾主运化"理论探讨膏脂转输与胆固醇逆向转运［J］．中医杂志，2013，54（20）：1793-1795.

［2］ 宋小莉．"脾主运化"科学内涵的研究思路探讨［J］．辽宁中医杂志，2013，40（2）：254-255.

［3］ 钟飞．对中医"脾"现代实质的探析和价值解读［J］．中医药学报，2002，30（4）：3-5.

［4］ 陈继业，张萍．脾主运化，抑酶主运化？——论中医藏象理论脾的功能［J］．现代中西医结合杂志，2006，15（15）：2029-2030.

医藏象理论关于脾主运化功能，实质上就是现代生物化学所指的酶。

2. 线粒体说

刘友章教授[1]早在20世纪80年代，就率先提出了脾主肌肉与细胞线粒体有密切的关系，并开展相关研究工作，对脾虚证患者胃黏膜细胞线粒体变化进行电镜观察，首先报道了脾虚病人胃黏膜壁细胞线粒体数目减少、超微结构受损、能量代谢障碍，提出了中医脾-线粒体相关学说，认为中医脾主运化，不仅仅是指食物在胃肠的消化吸收，即"外运化"；更重要的是营养物质在线粒体的生物氧化产能过程，即"内运化"。其后有许多学者结合相关研究成果，阐述了中医脾与线粒体的关系，如阮诗玮等[2]以中医有关"脾"的主要功能论述为纲，阐述线粒体在其中的重要作用，并结合现有研究以期证明中医脾的实质有其细胞生物学的物质基础。周俊亮等[3、4、5]认为线粒体是细胞的"动力工厂"，氧化分解营养物（水谷精微），提供细胞生命活动不可或缺的能量，是细

[1] 刘友章. 从亚细胞水平探讨中医脾的本质（附51例胃黏膜超微结构之研究）[D]. 广州：广州中医学院，1987.

[2] 阮诗玮，郑敏麟. 中医藏象实质细胞生物学假说之一——"脾"与线粒体[J]. 中国中医基础医学杂志，2002，8（5）：10-12.

[3] 周俊亮，潘佩光，潘奔前，等. 中医脾与线粒体的关系探讨[J]. 中医药导报，2006，12（2）：9-10.

[4] 宋雅芳，刘友章，姬爱冬，等. 脾主运化与细胞线粒体相关再探析[J]. 辽宁中医杂志，2007，34（1）：23-24.

[5] 侯丽颖，刘友章，贺松其，等. 中医脾与线粒体功能的相关性探讨[J]. 上海中医药杂志，2008，42（7）：3-4.

胞的"气血生化之源，后天之本"，或者说是细胞的中医之"脾"。线粒体通过三羧酸循环和氧化磷酸化，氧化三大营养物，并且还利用琥珀酸单酰 CoA 与甘氨酸合成血红素。因此，线粒体（脾）是"气血生化之源"。线粒体通过氧化磷酸化产生的 ATP 推动了机体的各项生命运动。此外，还为细胞代谢过程中经常发生的磷酸化和去磷酸化提供了高能磷酸键的转移。线粒体的三羧酸循环是糖、脂、氨基酸三大营养物质代谢的最终通路和相互转化的渠道。三羧酸循环的中间产物，为细胞合成生命活动所需的各种活性物质提供了前提。所以，线粒体是整个细胞乃至生命体进行各项生命功能活动的枢纽和核心，是"后天之本"。现代研究表明，线粒体是细胞凋亡的重要环节，有人甚至认为它是细胞凋亡的充分和必要条件。线粒体功能的正常与否，直接决定了细胞所在的该器官、系统（五脏六腑）直至个体的生理功能强弱。因此，可以说线粒体（脾）是气血生化之源，后天之本，万物生化之母。线粒体功能正常，则器官、机体的功能正常，即所谓的"四季脾旺不受邪"。如果大量细胞的线粒体肿胀、破溃，则引起该器官或系统功能的衰竭，即所谓的"有胃气则生，无胃气则死"。

杨晔等[1]综合现代有关脾虚与线粒体关系研究的结果，认为线粒体与中医脾在功能上极为相似，为人体的原动力及调控枢纽，线粒体病变很可能是脾虚的物质形态学基础之一。脾虚可导致全身脏腑疾病，并通过线粒体反映出来；或脾虚影响相关脏腑的线粒体结构及功能，引起脏腑疾病。脾虚可导致各系统内的线粒体异常，影

———

［1］　杨晔，刘悦，张帆，等.基于线粒体研究论脾虚与脏腑疾病的相关性［J］.中医杂志，2018，59（20）：1742-1746.

响机体组织细胞的分化、信息传递和凋亡以及细胞能量代谢。由此可见,线粒体可为脾虚相关疾病的发生机制及其诊治研究提供新的思路。

王钰等[1]通过对脾与线粒体相关性研究的 149 篇文献的分析,发现现代从多角度探讨了中医脾与线粒体的科学内涵,表明脾虚证的发生与线粒体物质能量代谢紊乱关联紧密,提示健脾与改善细胞线粒体结构和功能密切相关。脾虚时线粒体相关指标普遍遵循以下变化规律:结构上:线粒体数量减少,形状异常(肿胀,缩小),结构紊乱(嵴断裂,嵴突消失,膜破裂,膜电位降低),基质改变(变淡或空泡化);有氧呼吸相关酶系:细胞色素氧化酶、超氧化物歧化酶、琥珀酸脱氢酶、ATP 酶、谷胱甘肽过氧化物酶、环磷酸腺苷、血清过氧化脂质、呼吸链复合体 I 等酶活性均有不同程度的下降;其他代谢物质:ATP 含量减少;丙二醛含量升高等;基因方面:线粒体 DNA 缺失突变;线粒体呼吸链复合物基因表达下降等。

另外,戎志斌等[2]发现脾虚、线粒体和有氧糖酵解在肿瘤方面的关联性,提出了"脾虚 – 线粒体 – 有氧糖酵解 – 肿

[1] 王钰,武玉,王琪格,等.探讨脾与线粒体科学内涵的中医文献评析[J].时珍国医国药,2019,30(6):1535–1538.
[2] 戎志斌,罗安明,姚乃礼."脾虚 – 线粒体 – 有氧糖酵解 – 肿瘤关联"病因病机新假说[J].医学争鸣,2016,7(1):19–22.

瘤关联"病因病机新假说。刘妹含等[1]认为抑郁症脾虚是中医临床的常见证候，是抑郁症的重要病机，线粒体能量代谢障碍参与了抑郁症的病理生理过程，且脾虚病机的产生与线粒体能量代谢障碍存在密切的相关性，中医健脾益气药对抑郁症及线粒体损伤的改善作用明显。

3. NEI 网络说

卓勤等[2]较早提出脾与神经系统、内分泌系统及免疫系统均有密切的联系，主要表现为脾虚时植物神经功能紊乱，胃肠激素分泌紊乱及免疫系统功能低下。胃肠道中存在大量的神经元、丰富的胃肠内分泌细胞和免疫细胞，神经、内分泌、免疫三个系统之间有足够的机会相互作用，所以，胃肠道是 NEI 调节网络研究的重要领域。中医"脾"发挥功能的主要场所就是胃肠道，因此脾很有可能是通过调节 NEI 网络来发挥其功能的。贾艳敏等[3]认为，NEI 网络中的 β–内啡肽（β–EP）与脾虚证有着密切的联系，β–EP 可能是中药和针灸等治疗脾虚证的一个作用靶点，加强 β–EP 与"脾"的关系研究有助于进一步揭示中医脾的本质。赵巍等[4]整理、归纳 2009—2013 年有关脾虚或脾实相关证型的文献，对病位、病种、脾脏象功能失调相关指标等进行统计分析。结果：805 篇文献中以胃肠

[1] 刘妹含，郭蓉娟，于姚，等.浅谈抑郁症脾虚病机与线粒体能量代谢障碍的相关性［J］.北京中医药大学学报，2019，42（9）：773-777.

[2] 卓勤，金敬善，邓新荣.中医脾与神经内分泌免疫网络调节的关系［J］.中国中医基础医学杂志，2002，8（9）：80-82.

[3] 贾艳敏，王树荣.β–内啡肽与中医"脾"的关系［J］.实用中医内科杂志，2008，22（4）：67-68.

[4] 赵巍，唐晶，刘悦，等.基于现代文献揭示"脾主运化、统血"等脾脏象理论科学内涵［J］.中华中医药学刊，2014，32（6）：1270-1274.

道、内分泌和代谢、泌尿生殖系统疾病为主，412 种脾脏象功能失调相关指标的变化可能与 NEI 网络，物质代谢，凝血因子与微循环，胰脏，线粒体对物质转运、能量转换和信号转导等整合调控对脾脏象的影响有关。说明脾脏象理论的本质涵盖了 NEI 网络，其调控中心在下丘脑，主要靶点定位可能为线粒体，接受肠神经系统等反馈调节，通过对物质转运、能量转换和信号转导等途径，调控物质代谢、免疫机能、凝血、微循环等脾脏象相关疾病发生的关键环节，从整体 – 器官 – 组织 – 细胞 – 线粒体水平揭示脾脏象理论的基本科学内涵。

另外，脑肠互动是指胃肠道与中枢神经系统之间相互联系、相互作用的关系。马祥雪等[1]研究认为机体脑肠互动发生的机制及脑肠互动对机体产生的影响，与脾主运化功能及"脾藏营，营舍意"的情志活动之间存在着深刻而广泛的内在联系。脑肠肽也许可以认为是脾化生转输的精微物质中的一类，并随气机的升降运动分布于脑肠等部位。脾虚时存在着脑肠肽分泌水平的紊乱，脾虚失运所引起的消化功能活动及全身某些功能的紊乱与脑肠肽分泌失调有关。同时健脾类方药对脑肠肽的分泌有重要调节作用，因此，脑肠互动可以作为研究"脾主运化"实质的切入点。

---

[1] 马祥雪，王凤云，符竣杰，等.从脑肠互动角度探讨脾主运化的物质基础与科学内涵[J].中医杂志，2016，57（12）：996-999.

4. 内质网说

吕林等[1]从细胞内质网角度探讨中医脾主运化、脾主统血理论的科学内涵，认为脾主运化、主统血的功能是在内质网功能正常的基础上发挥作用。脾在消化食物、运化水液、调节膏脂、维护血液等方面的功能都需要具有各种不同功能的蛋白质来完成。脾虚是由于各种因素导致内质网发生了内质网应激（ERS），内质网功能受到影响，各种人体所需的蛋白质分泌不足，造成消化不良、水肿、脂肪代谢紊乱、出血等疾病。因此，内质网与中医脾的藏象功能联系最大，ERS是脾虚的本质。

5. 肠道菌群说

王占国[2]较早分别从脾主运化、脾主统血、脾主肌肉、脾主长夏、脾主神志与消化道正常菌群五个方面阐述了中医"脾"与消化道正常菌群有着密切关系。邵铁娟等[3]认为肠道菌群平衡是脾主运化的主要生理功能，而菌群紊乱是脾虚湿困的重要病理因素。贾连群等[4]认为肠道微生物稳态是脾主运化功能正常的重要体现，脾失健运、膏脂转输障碍为高脂血症的关键病机，脾失健运会引起肠道微生物组改变，可能是高脂血症发生的重要因素。可见，肠道微生物稳态失衡是脾虚膏脂转输障碍所致高脂血症的关键环节，以肠道

［1］ 吕林，王凤云，唐旭东，等.基于内质网功能探讨"脾主运化""脾主统血"的科学内涵［J］.中医杂志，2015，56（14）：1174-1177.

［2］ 王占国.中医"脾"与消化道正常菌群［J］.中国微生态学杂志，1991，3（2）：65-68.

［3］ 邵铁娟，李海昌，谢志军，等.基于脾主运化理论探讨脾虚湿困与肠道菌群紊乱的关系［J］.中华中医药杂志，2014，29（12）：3762-3765.

［4］ 贾连群，宋囡，张妮，等.基于"脾主运化"理论探讨肠道微生物稳态与膏脂转输的关系［J］.中医杂志，2017，58（18）：1554-1557.

微生物驱动的三甲胺/三甲胺黄素单加氧酶3/氧化三甲胺（TMA/FMO3/TMAO）通路为切入点，可揭示肠道微生物组与膏脂转输的关系，为中医学"从脾论治"心脑血管疾病提供科学依据，丰富脾主运化理论科学内涵。

6. 水盐代谢说

郭教礼等[1]认为脾主运化的物质功能基础是钠、钾在体内保持一定的比值以发挥其生理作用。钾的不足是脾虚不化精微的根本原因，钠的过多是水饮痰湿中阻的主要病因，体内钠、钾比值的变化可以反映脾虚与脾湿的程度、转化趋势及二者的关系。吕林等[2、3]认为脾主运化水液功能失调所致脾虚湿困证，不仅会引起下消化道的泄泻，还与早饱、餐后饱胀不适、上腹痛和上腹部烧灼感等上消化道不适症状有关系。因此，认为水液代谢紊乱能够导致功能性消化不良，并且为临床治疗功能性消化不良在健脾理气的同时注重运用化湿药提供了理论支持。并从脾主运化水液功能失调，能够导致功能性消化不良（FD）和功能性腹泻，以胃肠动力、内脏高敏感和肠道电解质的分泌和吸收病理机制与相应离子通道的关系为依据，提出离子通道功能与脾主运化水液的联系最大，即对胃肠动力和内脏敏感有重要作用的 Ca^{2+}、与分泌和

[1] 郭教礼，马多巧."脾主运化"实质新假设[J].中医药学报，1988，（2）：8-12.

[2] 吕林，王静，唐旭东，等.基于脾主运化水液理论探讨功能性消化不良症状的产生[J].中医杂志，2016，57（6）：470-472.

[3] 吕林，王凤云，唐旭东，等.基于离子通道角度探讨脾主运化水液的科学内涵[J].中华中医药杂志，2017，32（2）：519-522.

吸收有重要关系的 Na^+ 和 Cl^- 有关。

水通道蛋白在全身各组织器官均有分布，起到介导水跨膜转运的作用，是维持体内水代谢平衡的分子学基础。周正等[1]认为脾主运化水液，对于维持使内津液平衡起着重要作用，水通道蛋白是生物膜上特异性转运水的整合蛋白质，对维持体内水平衡起着决定性作用，水通道蛋白的正常表达可能是脾主运化水液的分子生物学基础。李保良等[2]认为随着生物膜水通道蛋白或水孔蛋白（AQP）的发现和对其功能认识的不断深化，发现 AQP 与"脾主运化"密切相关。并通过对脾主运化与 AQP 功能进行比较，推测 AQP 的正常表达可能是脾主运化水谷与运化水液的分子生物学基础。成西等[3]认为脾主水液的功能与 AQP 的正常表达息息相关，从水液代谢角度而言，脾与 AQP 均是水液代谢的枢纽，脾是宏观的大枢纽，AQP 则是微观的小枢纽。AQP 是中医脾主运化水液功能的生理基础，AQP 的正常表达是中医脾主运化功能得以正常发挥的前提与保证。水通道蛋白是水液代谢的分子生物学基础，从某种层面上来看，AQP 可以作为反映脾主运化功能的客观指标之一。

[1] 周正，黄志新，劳绍贤.脾主运化水液与水通道蛋白内在关系的研究 [J].中医药学刊，2003，21（6）：864-865.

[2] 李保良，罗仁，刘友章，等.水通道蛋白与脾主运化关系探讨 [J].中国中西医结合消化杂志，2005，13（5）：321-323.

[3] 成西，马淑然，邱莎，等.中医脾主运化水液理论与水通道蛋白的关系发微 [J].环球中医药，2016，9（10）：1215-1216.

7. 药物动力说

任平等[1、2]提出脾主药物动力学，认为脾"主管"药物在体内的命运（PK），脾之运化主管药物的分布、代谢和排泄（PK），也包括脾失健运下的PK。"脾主/失运化"与PK的生理、生化意义和病理生理机制及其定性、定量的动态表现形式密切相关。"脾主药动学"的提出，一方面用中医脏腑理论研究药动学，拓宽了现代药理学内涵；同时用药动学方法研究脾虚证本质，开创了一条证本质研究的新途径，是"以药测证"研究的一种全新方式。周丽等[3]也认为"脾主运化"与药物代谢动力学在时空角度以及转运药物方面具有相通性，提出"脾调控药物代谢"的假说，并由此认为临床用药应注重固护脾胃，同时推测健脾类中药或复方通过影响药物体内代谢过程发挥增效减毒的作用。

（三）对中医脾实质的综合探讨

侯灿[4]较早提出中医的"脾"，从总体来说，是一个从大量实践材料经理论思维推导（包括臆测）出来的概念。它的本质和功能决不像是某个单一的解剖学器官单位所能包含，而像是一个包括多器官系统的综合功能单位。中医"脾"的

［1］ 任平，李月彩，黄熙.试论"脾主药动学"的科学依据与意义［J］.中国医药学报，1999，14（5）：23-24.

［2］ 黄熙，任平.论"脾"主药物动力学［J］.成都中医药大学学报，2000，23（1）：5-7.

［3］ 周丽，纪立金，贺龙刚.基于"脾主运化"探讨脾调控药物代谢［J］.中华中医药杂志，2015，30（4）：1225-1227.

［4］ 侯灿.对中医"脾"本质的初步探讨［J］.新医药学杂志，1977，（10）：5-9.

本质主要是包括消化系统以及与能量代谢、转化和水代谢有关的一切器官系统（包括神经体液调节机构）的综合功能单位或机构，这个机构的基本功能是将外界食物中潜在能量转变为机体本身所能利用的能量，并将这些能量输送给全身各器官系统以进行生命活动。从现有材料来看，起码还可能包括免疫、造血等系统。有学者认为脾包括消化系统主要机能，还涉及植物神经、代谢、免疫等的综合性功能系统[1]。张锡兴等[2]认为"脾"主要指的还是胰、脾两脏。脾主运化是中医学对"脾"胰脏功能的描述，脾主统血是中医学对于"脾"脾脏功能的描述。裴宇鹏等[3]尝试探讨从整体观角度构建脾藏象理论模型，这一理论模型以"脾主运化"基本生理功能为核心，包含了"脾藏意"之脾－神系统、"脾散精"之脾－精微系统、"脾统血"之脾－气血系统、"脾为涎"之脾－津液系统和"脾充肌"之脾－肉系统五大模块，形成了以"脾主运化"为核心的，以神、精微、气血、肌肉、津液等脾所主功能为要素的脾藏象理论模型（图4-1）。

[1] 南京医学院、南京中医学院中西医结合研究组.对中医"脾"本质的研究探讨——95例脾虚泄泻研究分析［J］.新医药学杂志，1979，（3）：1-6.

[2] 张锡兴，黄丽慧，黄木全.中医"脾"内涵的实质分析［J］.吉林中医药，2009，29（10）：837-838.

[3] 裴宇鹏，杨关林，陈智慧，等.从"脾主运化"基本概念诠释脾藏象理论模型［J］.中华中医药学刊，2018，36（12）：3010-3013.

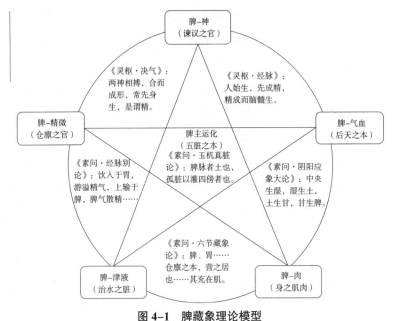

图 4-1 脾藏象理论模型

　　另外，金容辰等[1]从中西医学比较的角度，探讨中医脾的实质，认为脾主运化功能，类似于西医学中胰脏的外分泌功能所起的消化作用。脾在液为涎功能，可以认为与西医学中唾液含有的消化酶 amylase 和 ptyalin 对淀粉所起的消化作用，在功能作用上和胰脏的消化功能，在某种程度上相类似。脾主统血功能，与西医学中认为的脾脏贮藏循环血液中 1/3 以上血小板，并参与止血机制的作用，在某种程度上相类似。脾主肌肉及四肢的观点，和饮食物在胰脏的外分泌功能作用

[1]　金容辰，李龙植.对脾生理功能的东西医学比较研究［J］.天津中医药，2006，23（1）：76-78.

下被充分消化吸收，把营养素供给全身，是人体维持正常生理功能的作用有一定关系。脾主升清、脾在志为思、脾在窍为口、其华在唇等观点，与西医学的胰脏或脾脏没有直接关系。徐华等[1]从解剖、功能、中西医临床角度分析，认为西医之"胰"应与中医之"脾"相对应，中医学所论述的脾在形态、位置、色泽等方面，更接近于西医学脾、胰两脏的结合；在功能方面，脾"主运化，为仓廪之官"的功能和西医学胰的功能有密切联系。因而，中医学的脾在一定程度上包含了现代医学的脾、胰二脏的功能。

二、脾主统血的研究

杨丽[2]对脾主统血理论的发展源流研究认为，《内经》中已经初现了脾不统血的病机，《金匮要略》开始以补阳之方药治疗出血证，明确了阳气统血的作用。三国到唐时期提出血与气相随而行，明确了气统血的作用。宋金元时期提出脾胃虚弱不能统血的病机，以归脾汤治疗出血证，从气统血过渡到脾气统血，明确了脾气统血的作用。明清时期明确出现了"脾统血"，明确了脾统血的含义即为脾统摄血液行于脉内。脾主统血从既有生血，亦有统摄血液的含义，过渡到专指统摄血液。李天天等[3]则提出狭义的脾统血是指脾脏有统摄血液在经脉之中循行，而不溢出脉外的生理功能；广义的脾统血

[1] 徐华，金德忠.现代医学对中医脾的认识 [J].中医药通报，2008，7（6）：17-18.

[2] 杨丽.基于古代文献脾主运化、统血理论的发展源流及从脾论治相关疾病的研究 [D].沈阳：辽宁中医药大学，2018.

[3] 李天天，褚雨霆，杨璐，等.脾主统血理论的内涵与拓展 [J].中医药信息，2015，32（6）：99-102.

应包括生血、行血、止血、裹血四种生理与病理变化过程。其中生血为统血之本，行血为统血之道，裹血为统血之枢，止血为统血之果。刘雅峰等[1]经考证历史文献，结合临床实践，认为《难经》中提出的"脾裹血"是"脾主统血"理论形成的基石。"脾裹血"既是人体解剖与形态结构的集合体，又是人体生理功能的表达体。基于上述特征"脾裹血"可释义到现代医学脾脏功能上，即脾储藏血液、滤过血液等，也间接延伸到人体毛细血管对血液的调节效应上。

纪立金[2]认为人体统血功能，主要是脾气对血液的统摄作用与脾主气血之源、气机之枢的整体调节作用。通过脾的统血、生血及行血而达到人体统血功能正常的目的。马天驰等[3]也从依靠脾气的统摄、脾为气血生化之源、脾胃为气机升降之枢以辅血液运行三个方面，探讨了脾统血的作用机理。王晓玲[4]认为，脾对血的作用主要体现在血液的生成、循行和储存三个方面，其作用通过"脾－脾气（脾阳、脾阴）－血"和"脾－营气－血"这两种机制来实现，脾对血的作用依赖于脾气的气化功能才能实现；营气是脾化生血液的中间产物，且对脾控摄血液的功能具有间接的影响。"脾主统血"理论经

［1］ 刘雅峰，王佳，高宛，等."脾裹血"功能与实质的现代释义［J］.北京中医药，2018，37（3）：240-242.

［2］ 纪立金."脾主统血"的机理探讨［J］.福建中医学院学报，2000，10（2）：36-38.

［3］ 马天驰，王彩霞."脾主统血"机理探讨［J］.辽宁中医药大学学报，2015，17（10）：65-66.

［4］ 王晓玲.中医"脾主统血"核心名词的理论研究［D］.沈阳：辽宁中医药大学，2016.

过了从"脾主裹血"到"脾统血"再到"脾主统血"的演变过程，最终发展成了包含有脾生血、行血、摄血、裹血等内涵的综合性的理论体系。刘雅峰等[1]认为在正常生理状态下，脾统摄血液的生理过程需要"血""气""脉"三要素才能实现。其中，血为统摄的物质基础，气为统摄的动力，脉为统摄的道路。用现代医学术语释义，血相当于现代医学的血细胞，尤其是参与止血过程的血小板；气类似于心肌细胞内线粒体产生的能量；脉比喻为循环系统及其功能的完整性。脾统血全过程涉及中医的五脏和部分腑（府）的密切配合，而现代医学的凝血机制也是多器官功能特性及其产生相关因子作用的结果。

另外，何晓晖[2]认为脾除了运化输布水谷精微的功能外，还如同仓库具有贮藏营养物质、提供机体能量的生理作用。脾藏营的病理变化主要有脾营不足及脾营不运两个类型，前者表现以营养不良为特征，后者表现特点是形盛而体弱。

三、脾主升清的研究

叶庆莲[3]从气的生成和运行，血的生成和统摄，津液的化生和输布，以及内脏位置的恒定等方面，系统论述脾主升清所发挥的重要作用，认为脾主升清，概括了脾的生理功能，运化、统血、散

[1] 刘雅峰，郎海燕，杨丽美，等.脾主统血与多脏腑综合功能效应关联性现代释义[J].中华中医药杂志，2018, 33（8）：3679-3681.
[2] 何晓晖.试论"脾藏营"[J].上海中医药杂志，1989，（6）：45-46.
[3] 叶庆莲.脾主升清论[J].山东中医杂志，2001, 20（11）：643-645.

精、维系脏腑等作用都是在脾主升清下实现的。杨雪等[1]对"脾主升清"理论的发生研究认为，基于解剖实践活动，运用思辨形成的对脾脏功能的初始认识，即一种动态的、重气化的思维倾向，奠定了"脾主升清"理论来源的基础；五行与五脏配属关系的确立，与脏腑阴阳属性认识相结合，决定了"脾性至阴，五行属土"的属性特征，为"脾主升清"理论创生的内在原因；《黄帝内经》气机升降理论揭示了自然界阴升阳降这一气机升降运动的基本形式，在此基础上的天人合一观与脾脏自身"至阴属土"特性的结合，最终推动了"脾主升清"理论的产生。

张挺等[2]对"脾主升清"之源流探析认为，"脾主升清"源于阳气升发与脾气散精之论。东垣详述其理，明清医家繁衍于临床，为其发展提供了坚实基础。金元时张元素开"补脾气佐风药"之先河，李东垣创"补中气升清阳"之大法。明清时医家颇有发挥，喻嘉言详病机阐发升清，张景岳治重危力主升举，黄元御阐经旨纵论升降，叶天士重胃阴不忘升脾，张锡纯论大气巧升拟升陷。

[1] 杨雪，李晓娟."脾主升清"理论的发生学探讨［J］.中医学报，2015，30（11）：1616-1618.

[2] 张挺，李相昌，李其忠."脾主升清"之源流探析［J］.中医药学刊，2002，20（1）：74-75.

四、脾为之卫的研究

《灵枢·五癃津液别》提出"脾为之卫"。刘国晖[1]认为"脾者主为卫",是指脾胃具有祛病邪、防病传,护卫脏腑机体的功能。具体表现在祛病邪方面,卫气却病邪,脾胃为之源;汗液达邪,脾胃为之充;肌肉抗邪,脾胃为之合。在防病传方面,温病传变,制在气分胃之津液;六经传变,权在太阴阳明之阳气。汪运富等[2]认为脾主为卫含保卫机体、抗邪防病之意,其内容包括未病先防、已病防传、虽病易愈。脾为后天之本是其主卫的内在机制,脾还与其他脏腑、体窍密切相关,有着主卫功能的广泛体现。运化失职、气血失和、转枢失调、气火失常是脾主卫失常的病理基础;补脾、祛湿、调它脏是常用的恢复脾主卫之功的方法。王珍等[3]认为脾为之卫的内涵可分为狭义和广义,狭义的内涵强调脾在机体卫外过程中的主导作用,广义的内涵则在此基础上也重视五脏相关而共同发挥的固护人体的作用。刘杰民等[4]从中医学卫气抵御外邪与人体免疫功能相关,以及脾主运化水谷精微不断充养卫气,为机体免疫功能提供物质基础为切入点,探讨中医学"脾为之卫"的科学内涵,认为卫

[1] 刘国晖.试析"脾者主为卫"机理 [J].成都中医学院学报,1985,(3):39-40,25.

[2] 汪运富,迟华基.论"脾主为卫"[J].山东中医药大学学报,2001,25(3):209-214.

[3] 王珍,刘友章,王秀丽."脾乃之卫"理论浅探 [J].新中医,2011,43(3):3-5.

[4] 刘杰民,黄贵华,纪云西,等."脾为之卫"的理论内涵与免疫学外延探讨 [J].新中医,2011,43(5):3-5.

气的免疫防御机能主要由脾来行使。冯珂等[1]认为脾主为卫的内涵应作"脾胃主为卫"。"脾主为卫"的机制是：脾胃运化功能正常，正气充盛，邪不外侵，卫气化源充足，卫外有权。脾胃之气健旺，肌肉丰满，护卫内在脏腑，防止邪气内侵。脾升胃降气机枢纽运转正常，一可调衡五脏之气，防止太过与不及；二可运代五脏之气，适应自然；三可调衡情志，使正常情感活动勿太过与不及。对"脾主为卫"机制的探讨将有助于加深对"内伤脾胃，百病由生"的理解，"脾主为卫"理论对养生和防病具有重要意义。

刘新华等[2]认为脾为之卫揭示了脾在维持人体的正常生理功能和防病祛邪方面的重要作用。研究结果表明，脾气亏虚，影响到人体的免疫系统，表现为免疫机能的低下、紊乱及能量代谢低下和机体老化的倾向，从实验学的角度进一步说明了"脾为之卫"的含义。姜婷等[3]基于微生态学，聚焦肠道菌群，探讨"脾为之卫"的理论依据与科学内涵，认为中医学与微生态学在整体观与平衡观上具有相似性，"后天之本"的脾与被誉为"第二基因组"肠道菌群对机体的重要性相当，脾主运化与肠道菌群在机体消化吸收中相互为用，"脾

[1] 冯珂，纪立金.浅谈"脾主为卫"[J].山东中医杂志，2012,31（9）：627-629，695.

[2] 刘新华，周小青，罗尧岳."脾为之卫"浅析[J].中医杂志，2005，46（9）：715.

[3] 姜婷，纪文岩，陆为民.从肠道菌群浅析"脾为之卫"的科学内涵与临床应用[J].中国中西医结合杂志，http://kns.cnki.net/kcms/detail/11.2787.R.20191105.1435.016.html，1-5.

为之卫"功能发挥依赖肠道菌群的免疫防御作用，健脾中药可改善肠道菌群紊乱。肠道菌群平衡是"脾主运化"功能正常的重要体现，也是机体营养与代谢正常的重要保障；气机调畅是保持肠道菌群稳态发挥其功能的基础；脾主统血、藏意主思均与肠道菌群相关。并从治未病、指导治疗与判断预后、中病即止等方面论述了应用"脾为之卫"理论调节肠道菌群在诊治疾病中的意义。刘杰民[1]、李盛华等[2]从肠道黏膜免疫的角度探讨脾者主为卫之说，认为脾为之卫的免疫学理论与肠道黏膜免疫相一致。肠道黏膜免疫系统包括固有免疫与适应性免疫，涉及多种组织屏障、免疫细胞及免疫分子，主要作用是维护肠道微生物稳态及抵御病原体的入侵。肠道菌群是肠道黏膜免疫系统发育和维持肠道稳态的重要物质，可通过影响肠黏膜中 B 细胞、T 细胞、树突状细胞的增殖和分化，调控肠黏膜免疫系统的发育及功能。研究表明，"脾为之卫"失调的根本在脾虚运化失职，而脾虚证的本质内容表现为免疫系统的变化，脾虚证涉及固有免疫、细胞免疫、体液免疫及肠道黏膜免疫等，而肠道菌群与脾虚关系最为密切。由此可见，肠道黏膜免疫与"脾为之卫"的功能有异曲同工之妙。

另外，王庆其[3]根据黏膜保护、吸收、分泌、排泄等功能特点和被覆于器官内壁的组织学特点，结合《黄帝内经》"脾为之卫"及

［1］ 刘杰民，蔺晓源，王敏，等.基于肠道黏膜免疫的"脾为之卫"理论探讨［J］.中国中医基础医学杂志，2013，19（4）：460，466.

［2］ 李盛华，刘一飞，谢兴文，等.基于"脾为之卫"理论探讨骨质疏松症与肠道免疫相关性［J］.中国中医药信息杂志，2019，26（10）：7-10.

［3］ 肖定洪，王庆其.王庆其"脾主黏膜"学术观点及其在胃肠疾病治疗中的应用［J］.中医杂志，2017，58（15）：1278-1282.

脾主运化的生理功能提出"脾主黏膜"的学术观点，即全身各部位黏膜由脾所主。谢世平等[1]详细分析了艾滋病脾虚患者，脾虚所导致的免疫系统各项免疫指标的改变，联系中医"卫气"和西医学中免疫理论的关系，认为艾滋病脾虚证会出现一系列免疫机制的改变，表明艾滋病中的"伤脾"是与现代免疫学关系非常密切的，从临床现象看，艾滋病患者又通过卫气达到抵御外邪的目的，卫气是依赖脾运化水谷精微不断充养的，从而决定了艾滋病患者脾虚是重要的病机之一，为提高临床艾滋病患者治疗疗效提供了一个较为广泛的思路。

第二节　脾阴理论的研究

从 20 世纪 70 年代始，有关脾阴的研究逐渐得到了广泛关注，在 CNKI 中以主题词"脾阴"＋"中医"检索，可查阅到文献 400 余篇，涉及脾阴的概念、功能、脾阴学说的源流演变以及脾阴虚的证治规律、机理研究等多方面。

一、脾阴的概念与功能

关于脾阴概念的界定，由于历史时期以及不同学者认识的差异，大致可以分为以下几类情况。

---

[1] 谢世平，武兴伟，许前磊，等."脾为之卫"谈艾滋病的治疗 [J]. 中华中医药杂志，2013，28（7）：1936-1939.

（一）脾胃运化水谷精微而成的营血、津液、脂膏之类

汤一新[1]认为脾阴系水谷所化生，具有灌溉脏腑，营养肌肉，辅助运化等作用的营液、脂膏；胃阴是由胃腑分泌，用以滋润食物、腐熟水谷的津液。脾阴主升，胃阴主降。脾阴虚多由内伤气血所致，胃阴虚多为热病伤津；治疗上脾阴虚着重养阴和营，胃阴虚则偏于生津清热。张世平[2]认为脾阴是指水谷所化生的营血、阴液、脂膏之类精微物质。胃阴乃指胃中津液，用以濡润食物，腐熟水谷者。从生理而言，脾胃之阴有别，脾阴偏重于营血，乃阴中之阴。胃阴偏重于津气，乃阴中之阳。赵存娥等[3]认为脾阴实际上就是水谷精微、营血津液、消化液等物质。其功能一可以溶化水谷；二是滋养肌肉，四肢百骸，滑利孔窍；三是灌养五脏。杨匀保[4]提出脾阴是脾脏功能活动的内在物质基础，是滋养濡润脏腑的精微物质。就形质而言，脾阴指水谷所化生之营血、阴液、脂膏等濡养脏腑、四肢百骸所必需的营养物质以及全部消化液。樊英林等[5]认为脾阴为水谷精微物质所化生的"营血""津液"等可濡润脾脏，并能产生和发动脾脏生理功能的阴液物质。黄一卓[6]认为脾阴的内涵指脾布散精中的水谷精微，水谷精微所化生的营血、津液、脂膏等物质，滋养

[1] 汤一新.试论脾阴虚[J].成都中医学院学报，1980（6）：11-14.
[2] 张世平.论脾阴与胃阴[J].中医药学报，1984（5）：46-48.
[3] 赵存娥，张弘.脾阴理论初探[J].山西中医，1990，6（4）：6-7.
[4] 杨匀保.脾阴虚探析[J].安徽中医学院学报，1995，14（3）：14-15.
[5] 樊英林，范晓萍.脾阴初探[J].中医药学报，2001，29（5）：42-43.
[6] 黄一卓.中医脾阴学说古今文献研究与其学术源流探析[D].大连：大连医科大学，2012.

五脏。周向阳等[1]认为脾阴是水谷所化生之精微物质，是脾脏功能活动的物质基础，具体表现在助运化、濡养、制约阳热和宁静功能4方面。脾阴虚则助运失职，水谷不化；阴血耗损，机体失养；阴不制阳，虚火内燔。

另外，时振声[2]认为脾之阴，乃水谷精微所化生，为脾脏营养自身、滋润机体、维持其功能活动不可缺少的物质。脾阴是脾气功能活动的物质基础，脾气可化生阴血，也可摄血固阴。古人言胃阴，常常包括脾阴胃阴在内，正如古人言"胃气"是综合了脾胃功能一样，胃阴，有时也是脾胃之阴的综合概念。严格说来，脾阴与胃阴的作用是有区别的。胃阴主要是濡润食物，腐熟水谷。胃阴虚，以胃之纳化失常为主，脾阴虚则以运化失常为主。

韩存[3]对此观点提出商榷，认为脾胃运化水谷精微所化生的营血、津液、脂膏之类，只是脾的功能活动的产物，而不是脾的功能活动的前提。并且，脾阴只是营养于脾的一类特殊物质，而脾胃运化水谷精微所化生的那些物质却要运行于周身，充养于五脏六腑，不独在脾，故也不能统称其为脾阴。诚然，脾胃运化水谷精微所化生的营血、津液、脂膏之类，在营养周身、灌注五脏六腑的同时，也将充养脾自身，以化生脾阴，但这只能说明这些物质与脾阴之间的相互化生

［1］ 周向阳，王荣林，罗江孝.构建和完善脾阴学说的探析［J］.新中医，2013，45（4）：6-8.
［2］ 时振声.临症探脾阴［J］.陕西中医，1983，4（2）：1-3.
［3］ 韩存.脾阴的内涵及其理论意义的研究［D］.北京：北京中医药大学，2007.

的关系，而在概念上却不能混为一谈。虽然脾阴所涵盖的功能活动是建立在脾脏本身的营血、津液、脂膏之类基础之上的，但并不能说脾脏本身的营血、津液、脂膏之类就是脾阴。他提出脾阴是整体阴属于脾的一部分，是脾的功能活动所依赖的、与脾阳并列的一类基本生命物质，具有滋润、潜降、宁静、收藏等特性。脾阴的生理功能为：协助脾阳，参与运化；与脾气一道，行使统血功能；濡养脏腑四肢百骸。

（二）脾中所藏之精血、津液等

张骎[1]认为脾阴乃贮于脾中之营血、阴液和脂膏，是组成和濡养脾脏的特殊形质，其为水谷精微所化生，为脾脏生理功能的物质基础。故脾阴有滋濡百脉、灌溉脏腑之功。此外，脾阴作为脾气功能的物质基础，还兼有消磨水谷、输敷精微，与脾阳共奏运化中焦的功效。张利静[2]认为脾阴是脾中的营血、津液、脂膏等精微物质，具有濡养、运化、统血的生理功能。脾阴虚证可见运化失司类、阴虚内热类、营血亏虚类、统血失职类、津液匮乏类等症状。李伟然[3]也认为脾阴的内涵是脾中的精、阴气、血、津液。

（三）脾的阴液

与"脾阳"相对，具有抑制、滋润、宁静、内守等作用。周祖贻[4]认为脾阴就是藏于脾中之阴津，由水谷精微化生而来。就是有形之营血、津液等体液，它是脾阳的物质基础。脾阴有滋生血脉，

［1］ 张骎.脾阴简析［J］.安徽中医药学报，1989，8（2）：58-59.

［2］ 张利静.脾阴之理论探讨研究［D］.广州：广州中医药大学，2013.

［3］ 李伟然.脾阴的相关理论研究［D］.哈尔滨：黑龙江中医药大学，2015.

［4］ 周祖贻.祖国医学论脾阴［J］.湖南中医杂志，1996，12（2）：23-24.

化生气血，营养五脏六腑及四肢百骸的功能。王钢[1]认为脾阴是指脾所藏精气中对机体具有滋润、濡养作用的部分，亦即津液、营血等属阴精的部分；而脾阳则是指脾所藏精气中对机体具有温煦、推动、固摄、气化等作用的部分，亦即属阳气的部分。脾阴是脾进行生理活动的物质基础，参与脾主运化、主升清、主统血的功能活动。卢富华等[2]指出脾阴是人体阴液的一部分，指水谷所化生的营血、阴液、脂膏之类的精微物质被脾所贮藏的那部分。脾阴濡养本脏，与脾阳相互协调，共同完成脾脏的运化、升清、统血的功能。此外，脾阴还能濡养其他脏腑四肢百骸及诸窍，脾居中州，执中央以运四旁，脾阴充足，则能润肺金，充心血，养肝木，滋肾水。张俊杰[3]提出脾阴是脾特有的脾气中具有凉润、宁静、抑制等作用的部分。至于精血津液等物质，可以叫作脾中的阴性物质或营养物质之类，但不能称之为脾阴。刘有富等[4]认为脾阴为脾中以滋润、抑制、宁静为主要属性的精微物质，能制约脾阳，共同维持脾正常运化和统血功能。祝建材[5]从

[1] 王钢.略论脾阴[J].遵义医学院学报，1997，20（2，3）：153-154.

[2] 卢富华，陶双友，张小萍.论脾阴及脾阴虚[J].江西中医学院学报，1998，10（2）：71-72.

[3] 张俊杰.脾阴是脾气的一部分[J].江西中医药，2007，38（1）：20-21.

[4] 刘有富，刘凤云，章增加.脾阴的概念及功能探讨[J].实用中医药杂志，2012，28（4）：315-316.

[5] 祝建材.脾阴及脾阴虚辨治探讨[J].四川中医，2012，30（7）：35-36.

阴阳存在的普遍法则以及长期临床实践考析方面，提出脾阴与脾阳在人生命活动中同等重要，是脾的功能活动所依赖的基本物质。何兰娟等[1]从阴阳一体观的角度，结合历代医家的理论，认为脾阴可能是脾脏的阴液，也可能是促进脾气功能的因素；其具有濡养与统血的作用，并与脾阳相互作用。胡济源[2]从矛盾观的角度提出，脾阴为脾脏的阴液，通过水谷精微物质所化生的"营血津液"而起到濡润脾脏、成形和制约阳热功能的阴液物质。它和脾阳相辅相成，协调运动，共同完成脾脏的运化、升清和统血功能。

（四）脾之宁静、濡养、收摄之功能

徐发莹等[3]从阴阳学说立论，认为脾作为五脏之一，亦应有阴阳之分，即脾阴和脾阳。脾阴是与脾阳相对而言的，是对脾脏生理功能中有着濡养、成形和制约阳热那部分功能的概称，它和脾阳相辅相成，协调运动，共同完成脾的运化、升清和统血功能。井贵平等[4]则认为脾阴是脾阳功能活动的物质基础，脾阴的生理功能，主要体现在运化、濡养、成形及制约阳热等方面。邹万成[5]认为脾阴之本质，一是指脾的化生阴液之功能；二是指脾化生的阴液，它具

[1] 何兰娟，朱向东，邓渊.论脾阴及脾阴虚证［J］.陕西中医药大学学报，2016，39（1）：17-19.

[2] 胡济源.从道家矛盾观论脾阴［J］.中国中医药现代远程教育，2018，16（24）：63-64.

[3] 徐发莹，杨敏春，徐珊.试论脾阴［J］.浙江中医学院学报，2005，29（2）：11-12.

[4] 井贵平，郑立升，薛金发.中医脾阴理论初探［J］.河南中医，2007，27（3）：17-18.

[5] 邹万成.脾阴溯源求真［J］.中国中医基础医学杂志，2006，12（10）：727，738.

有濡润滋养全身脏腑组织的功能，且随不同性味、作用趋势药物的引领而滋养不同的脏腑。

此观点将脾阴称为部分功能的概称，又指出脾阴所涵盖的功能活动是建立在脾脏本身的血和津液基础之上的，但并不能说脾脏本身的血和津液就是脾阴，它们都是有形物质，是在脾阴的作用下化生的。郑洪新[1]主编的《中医基础理论专论》认为脾阴，即脾之阴气，同时又言为脾之宁静、濡养、收摄的生理功能。如此，均反映了对脾阴认识的逻辑混乱。

（五）脾的形质、血液、津液等物质

郝军[2]提出脾阴是脾的形质、营阴、血液、水湿之概括，是人体诸营养物质的"仓廪"。它在脾阳的作用下，化生营血津液，输布诸脏，营运周身。王长荣[3]认为脾阴是相对脾阳而言，脾阳代表脾的功能，而脾阴则代表脾的物质基础，它既包括组成脾实体的基本物质，又包括存在于脾本脏的津液、血液和消化液。陶汉华[4]认为脾阴一指脾脏本身（包括组织、血液、津液）；二指脾生理功能（脾气）中起濡润滋养作用的部分。胃阴一指胃腑本身（包括组织、血液、津液）；二指胃生理功能（胃气）中起濡润滋养作用的部分。

［1］ 郑洪新.中医基础理论专论［M］.北京：中国中医药出版社，2016：104.

［2］ 郝军.脾阴初探［J］.河南中医，1984（2）：49-50.

［3］ 王长荣.脾病辨证补白——脾阴虚［J］.湖南中医学院学报，1991，11（1）：1-4.

［4］ 陶汉华.试论脾阴和胃阴［J］.黑龙江中医药，1994，（5）：6-8.

另外，张天侨等[1]一方面认为脾阴为营，即脾所藏阴精。然论其功能，除营气之营养、化血以及与卫气一起抗御外邪外，又认为脾之液为涎，脾阴能化食，将涎也纳入脾阴的范围。郑少林[2]提出脾阴包含两义：一指脾所化生、统摄之营阴，即《灵枢·本神》指出的"脾藏营"；一指脾升清转输之津液。高桂新等[3]认为由于"脾主营""脏真濡于脾"，营系血之前身，与气相对属阴，故曰脾阴，又营与卫气相随，与血相对属阳，所以脾阴是介于血气（阴阳）之间，似气似血的物质，与他脏之阴有异。脾阴是脾气中起濡润作用的阴气，主要功能有主运化、主生营化血与丰润机体，滋润其窍。

关于脾阴的功能，上述概念讨论中已有所涉及，另外，唐雪梅等[4]从《内经》阐述脾阴的生理功能，认为脾阴能够融化水谷，助脾阳以运化；生血养脉，协脾气以统血；滋养脏腑，濡润四肢百骸。

二、脾阴与胃阴的关系

关于脾阴与胃阴的关系，上述论述中已有涉及。还有学者进行了较为深入的讨论。陶志达[5]认为脾阴是水谷所化的营血津液、脂膏之类，具有灌溉脏腑、营养肌肉、濡润筋骨、补益脑髓的作用。尽管承认脾阴、胃阴有所不同，但却认为临床上为了避免分型过多、

［1］ 张天侨，陈伯平.脾阴探讨［J］.四川中医，1984（2）：7.

［2］ 郑少林.脾阴虚证治探析［J］.湖北中医杂志，1994，16（3）：47-48.

［3］ 高桂新，何新伟，岳桂华.气虚发热之我见［J］.陕西中医学院学报，1999，22（5）：8-9.

［4］ 唐雪梅，翟玉祥.从《内经》论脾阴的生理与病理［J］.辽宁中医杂志，2001，28（2）：73-74.

［5］ 陶志达.脾阴虚的初步探讨［J］.新中医，1978（6）：4-7.

过杂，脾阴可通乎胃阴，可以不必过细分开。葛建军[1]认为脾阴指脾本脏的阴精，是构成和滋养脾脏本身的一切阴液、营、血、消化液及津液等。胃阴是位于胃腑的津液，是指胃所分泌的液质。因其质地清轻，故又有"胃津"或"胃汁"之称。不难看出，脾阴与胃阴在概念上是有差异的。首先脾藏精气而不泻，脾阴系水谷精微所化生的营液、脂膏，成分复杂，稠厚浓浊，属阴中之阴；胃阴则成分单一，轻清稀薄，属阴中之阳，二者不能混为一谈。张骠[2]认为脾阴是脾脏中水谷化生之营血，司运磨而以升清为顺，可滋养而和阳；胃阴为胃中之津液，职腐熟而以降润为和，可生津而御热，两者升降有别，纳运有异。且胃中津液随肺之宣发敷散全身，质薄而流动不息；而脾阴乃营血所化，赖脾阳之鼓动方可渗注经络，濡润脏腑，质厚而流动之性逊。徐成贺[3]认为脾阴与胃阴，皆源于中焦脾胃所化，是将水谷营养输送全身外的"自藏""自受"部分。胃阴为津液，形成早于脾阴。脾阴与"营阴"，形成于胃津之后，血液之前，是介于津液与血液之间的重要物质。陆敏[4]认为脾阴是脏阴，属营血；胃阴是腑阴，属津液。两者同源于水谷精微，水谷精微化生津液，荣

[1] 葛建军.脾阴与胃阴小考［J］.浙江中医学院学报，1988，12（2）：14-15.

[2] 张骠.脾阴简析［J］.安徽中医药学报，1989，8（2）：58-59.

[3] 徐成贺.试论脾阴与胃阴之殊［J］.成都中医学院学报，1990，14（1）：7-10.

[4] 陆敏.浅论脾阴胃阴之不同［J］.陕西中医，1995，16（7）：306-307.

胃体、腐熟水谷者，为胃阴；其他生成营液，助脾运，濡养五脏者，为脾阴。韩存[1]认为脾阴是脾脏中具有滋润、潜降、宁静、收藏等功能的一种物质，是脾的功能活动所依赖的基本物质。而胃阴是胃中之津液，又名"胃津"或"胃汁"，"如膏如脂，叠积胃底，即胃阴是也"，是腐熟水谷的物质基础。

第三节　脾的生理特性与应时研究

一、脾的生理特性研究

一般认为脾的生理特性为喜燥恶湿，但近年亦有学者提出异议。张风霞等[2]论证认为脾主湿而不恶湿，脾喜平不喜燥；湿之为病，当责之脾。脾喜燥恶湿的确切含义应该是脾湿证当用燥法治疗。于漫等[3]也认为脾与燥、湿的关系辩证而复杂，在生理状态下，脾脏既不喜燥又不恶湿，应以平为佳；病理状态下，应视具体情况确定治疗方法，但大抵急食苦以燥之，以"脾润平为上"为圭臬。杨振弢等[4]研究认为，脾与湿的联系反映在六个方面，即脾性静兼，其

［1］　韩存．脾阴的内涵及其理论意义的研究［D］．北京：北京中医药大学，2007.

［2］　张风霞，王新陆．论脾喜燥恶湿［J］．河南中医，2008，28（2）：13.

［3］　于漫，蒋世伟，吕凌，等．"脾喜燥恶湿"之考辨［J］．中华中医药杂志，2019，34（3）：981-983.

［4］　杨振弢，李晨龙，葛倩，等．《黄帝内经》脾恶湿理论探讨［J］．环球中医药，2017，10（9）：1069-1072.

能主湿；脾主肌肉，为湿所伤；脾胃相合，与湿伤肉；脾运水液，常为湿困；脾阳升清，湿阻气机；同气相求，亢害承制。

另外，李涵等[1]梳理了脾"其体阴而其用阳"理论的发展脉络，认为脾为五脏之一，藏营贮血，其体属阴，赖脾气发挥运化、统血、卫护功能，其用属阳。因而在治疗中应充分领悟到气血阴阳与气机、润燥、水火之间的关系，注意脾气健运与营血、脾阴、痰湿积饮之间的关系，以收燮理阴阳、升降枢机、统调四旁、卫护健康之功。李成能等[2]提出"脾之阳常不足而阴常有余"的观点，认为脾主运化，脾气主升，其功重在阳气。脾通湿土，湿为阴邪，易损脾阳。

二、脾与时季关系的研究

关于脾与时季的关系，《黄帝内经》就有多种说法，如王彩霞等[3]指出，《内经》关于脾与时关系的论述，可以发现其主流思想是在"五脏模式"下的"脾之应时"说，包括"脾不主时""脾主四时"和"脾主长夏"，此外尚有在"非五脏模式"下形成的"脾之应时"说，即"脾主立秋至秋分四十五日"与"脾应三月、四月"。其中，在重土思想的影响

[1] 李涵，张明雪.脾"体阴而用阳"疏证[J].中国中医基础医学杂志，2013，19（6）：612-614.

[2] 李成能，代建华，杨波.试论"脾之阳常不足而阴常有余"[J].四川中医，2011，29（12）：52-53.

[3] 王彩霞，朱鹏举."脾之应时"理论溯源[J].辽宁中医杂志，2017，44（8）：1616-1617.

下产生的脾寄旺于四季各十八日的思想，催生出"四季脾旺不受邪"的病机理论，而脾主长夏说则影响最为广泛。贾成祥等[1]指出《黄帝内经》脏时相配的矛盾，源于构建其理论体系的哲学基础，即五行与四季之间五与四的矛盾。认为脾居中焦，通过气化布散精微以及气机升降运动，不断将水谷精微输送至脏腑经络组织起到滋养作用，恰似于土能生化万物，四时之中无一时不长养万物一样，这才是脾主四时在生理上的真正体现。陈晓辉等[2]认为脾主时问题的不同观点，实是产生于五行五季与阴阳四季逐渐融合过程的不同时期，并从历法发展与流变的角度，阐释了十月历对脾主时令的影响。郑红斌[3]探讨了《内经》脾主四时理论的发生渊源、理论内涵以及临床指导意义，提出脾主四时理论由来于五行学说，首见在《管子》，奠定在《黄帝内经》，是古代五行时空配属关系的体现，在《内经》的四时五脏阴阳理论中得以全面确立；其理论内涵包括脾主四时之中以及四季之末两大学说，并在土生万物特性中得以统一；突出体现于张仲景、李东垣和叶天士等相关的脾胃思想之中，对中医脾胃学说的发展以及中医临床运用具有重要指导意义。

翟双庆等[4]认为脾不独主时的立论根据是脾属土，而土能生养万物，春、夏、秋、冬四时皆靠土养，故四时之中皆有土气，不可

［1］贾成祥，杨英豪，贾秋英.《黄帝内经》脏时相配的矛盾及其根源［J］.中国中医基础医学杂志，2011，17（7）：708-709，713.

［2］陈晓辉，李敏，杨博文，等.浅析十月太阳历对脾主时令的影响［J］.中国中医药现代远程教育，2016，14（20）：44-46.

［3］郑红斌.《内经》脾主四时理论探讨［J］.浙江中医药大学学报，2009，33（1）：1-5.

［4］翟双庆，崔慧娟.关于脾不独主时问题［J］.中医杂志，1988，29（2）：67-68.

无土；在医学上是因脾的功能是转输水谷精微给全身各部，全身各脏腑组织均靠脾养，不可无脾。故对脾不独主时的理解当以脾旺于一年四季，四时时时刻刻皆有土，脾并不单独主几个十八日为妥，这不仅符合《内经》的理论，而且同脾胃的生理病理及中医临床也是非常吻合的。刘新亚[1]也认为"脾不主时"的真正含义，正是在于强调脾胃为脏腑气血生化之源，人体生长发育后天之本的重要功用。不能被误解为分主四时之末而产生歧义。何秀丽[2]认为脾不主时是脾不单独被哪一季节所主，而是旺于每季的后十八天。每季的后十八天就是脾旺之时，即属于脾土灌溉四旁营养四脏之时。王家琪等[3]认为"脾不主时"的本质是指脾不独主于一时，寄旺于四时之中而长养四脏，为后天之本；而"脾主长夏"本质则指脾与长夏之湿关系密切，长夏多脾病。二者在中医临床应用中相辅相成，发挥着重要的指导作用。

胡正芬等[4]认为五时五脏论成为《内经》中时脏配属的主流后，脾与长夏的配属最终稳定下来并占主导地位。赵东

————————

［1］ 刘新亚.从"脾不主时"谈调养脾胃的重要意义［J］.福建中医药，
    1986，17（5）：58-59.

［2］ 何秀丽.《黄帝内经》"脾不主时"学说的理论内涵［J］.中医药学
    报，2011，39（3）：149-150.

［3］ 王家琪，王彩霞."脾不主时"与"脾主长夏"的内涵及发展［J］.
    中医杂志，2017，58（9）：724-728.

［4］ 胡正芬，刘永涛，郑红斌.从《内经》时脏的确立看脾主长夏的主
    导地位［J］.辽宁中医药大学学报，2007，9（5）：56-57.

峰[1]结合干支理论，认为"脾主长夏"是天干五行相生的逻辑，"脾不主时"是地支脾土居于四脏之末五行的逻辑。张道宗等[2、3]将长夏的概念分为狭义和广义两种，狭义长夏即农历六月，广义长夏指一年中的3月、6月、9月、12月，分别称为"长春""长夏""长秋""长冬"，简称"四长"。提出"四时皆有土"之说，指出"脾土"不独主一时，而是融于四时、旺于四时；突出湿邪在四时转换中的重要作用，是对脾胃学说中有关湿邪病因病机的扩展。赵英日等[4]从脾脏与四季月的"时脏"相应关系入手，并且运用《易经》理论为说理工具，指出虽然表现形式上"长夏"与脾的关系显得尤为突出，但是不应忽略其他季月与脾的"时脏"相应性，随着岁时的更替有时其他季月的"时脏"相应性反而更为明显。

冯珂等[5]从《管子》4种模式及其发展入手，探讨脾与时令配属多种观点产生的起源，揭示《内经》脾与时令配属多样性是阴阳与五行合流在中医理论构建过程中产生的印迹，并表明脾与时令配属多样性从不同角度体现脾的功能活动，其中脾旺四季，突出脾为"生化之源"的重要作用；十八日寄治，从气机角度体现脾的功能活

[1] 赵东峰.干支逻辑解析脾不主时与脾主长夏及略述五运六气研究［J］.陕西中医，2018，39（9）：1288-1291.
[2] 张道宗，韩为.试探四时中的"土"［J］.中国中医基础医学杂志，2002，8（3）：1-2.
[3] 程红亮，张道宗，胡培佳，等."四时皆有土"学术思想的内涵及临床应用［J］.长春中医药大学学报，2015，31（5）：884-887.
[4] 赵英日，崔红花，沈志滨.脾旺于四时［J］.四川中医，2010，28（2）：34-36.
[5] 冯珂，纪立金.从阴阳五行合流看中医脾与时令配属理论［J］.中华中医药杂志，2013，28（10）：2854-2856.

动；脾主长夏，从气化的角度体现脾的功能活动，体现脾的气化为太阴湿气的特点；"脾主时"揭示脾脏与其他四脏地位平等。刘华等[1]从脾气所在、脾胃所主，有形无形、相互推求，先天后天、所重后天，中焦脾胃、万化之源，脾主四时、意贵圆通5个主要方面论述脾主四时。

另外，也有学者从临床、实验的角度探讨脾与时季的关系，如徐梦茜[2]基于"脾主时"理论，在不同时间段运用灸法治疗脾虚腹泻型肠易激综合征，结果显示：长夏组和季末组均有疗效，长夏组在中医证候积分中腹痛、腹泻以及总积分的改善优于季末组，长夏组在肠易激综合征症状严重性量表中的腹痛程度、腹痛天数这两个方面优于季末组（均 $P < 0.05$），长夏组的总有效率为93.55%，季末组的总有效率为58.62%。说明长夏组较季末组更有效。吴同玉等[3]检测一年四时健康成人唾液中免疫球蛋白sIgA、IgG含量的变化，结果显示唾液中sIgA数值在冬季最低，而IgG的含量在冬季最高，表明机体局部的免疫功能在冬季明显低下或略有紊乱，推测中医"脾主四时"理论具有时空性，随着季节更换而有

［1］ 刘华，袁卫玲，孟静岩，等.脾主四时内涵之探析［J］.中华中医药杂志，2016，31（12）：4931-4934.

［2］ 徐梦茜.基于"脾主时"理论运用盒灸治疗腹泻型肠易激综合征（脾虚型）的临床研究［D］.成都：成都中医药大学，2016.

［3］ 吴同玉，李植延，陈妍，等.中医"脾主四时"与唾液免疫球蛋白相关性的研究［J］.光明中医，2008，23（10）：1423-1424.

相应的增强和减弱趋势。何秀丽等[1]还研究从"脾不主时"理论出发用四君子汤治疗脾虚动物模型，结果说明脾虚动物模型通过四时后18d给予四君子汤治疗，能明显改善模型大鼠脾虚状态。

第四节 脾与形窍志液关系的研究

脾与形体官窍时的关系研究，主要涉及脾主肌肉、脾开窍于口以及在液为涎等问题的研究。

一、脾主肌肉

魏贻光[2]提出脾主身之肌肉的含义是：脾主宰人体肌肉的长养，外之头面四肢躯壳，内之五脏六腑以及维系内外各组织使之构成一个功能整体，乃至保持功能整体各部分位置相对稳定的横隔、网膜系膜等所有肉质器官组织均属"脾主身之肌肉"的范畴。肌肉的性状、色泽、弹力、张力、感觉传导、运动状况以及耐力等形态、功能、感受等方面的改变，均与脾胃有关。孙玉信[3]认为中医所说的"肌肉"实际上包括现代医学的肌肉层以及脂肪层，并囊括现在解剖意义上的横膈、网膜等组织，这些组织发生了病变，都可以从中医

[1] 何秀丽，王非，王敏，等．从"脾不主时"理论出发用四君子汤治疗脾虚动物模型的实验研究［J］．吉林中医药，2017，37（8）：814-817.
[2] 魏贻光．"脾主身之肌肉"的含义及证治探讨［J］．福建中医学院学报，1998，8（2）：36-37，46.
[3] 孙玉信．对"脾主肌肉"的认识及临床应用体会［J］．中国中医基础医学杂志，2018，24（5）：710-712.

"脾"来论治。戴娜等[1]认为中医学所言之肌肉，包括现代医学所称的骨骼肌、心肌、平滑肌、脂肪、肌肉组织、皮下组织及保持其功能整体各部分位置相对稳定的横隔、网膜、系膜等所有肉质器官组织。脾主肌肉四肢主要包括两方面内容：①脾气健运使消化吸收功能得以维持正常，保证蛋白质、糖等机体必需物质的足量摄入；②对肌肉组织充分利用这些物质并发挥其正当生理功能过程施加影响，如节省糖元的消耗，促进蛋白质及核糖核酸的合成，防止肌肉组织中代谢产物乳酸的过度升高等。

刘友章等[2]提出骨骼肌的电生理运动和能量代谢密不可分，而机体的能量代谢则主要依靠线粒体。中医脾的功能与线粒体的功能非常近似，从某种程度上说线粒体就是"脾"的重要组成部分，脾主肌肉亦是通过线粒体的功能来实现的。胡齐等[3]也认为从线粒体生物合成的新角度探讨中医"脾主肌肉"的功能实质，有助于揭示"脾主肌肉"的科学内涵。

赵继荣等[4]提出脾－肌肉通过血液循环、神经系统、线

[1] 戴娜，何兰，胡晶，等."脾主肌肉"的理论探讨及其临床意义[J].中医杂志，2018，59（2）：95-99.

[2] 刘友章，刘江凯，弓淑珍，等.中医"脾主肌肉"与骨骼肌舒缩运动中能量代谢关系的探讨[J].江苏中医药，2009，41（4）：5-7.

[3] 胡齐，宋雅芳，孙莹.中医"脾主肌肉"与线粒体生物合成中能量代谢的相关性探讨[J].时珍国医国药，2014，25（4）：1018-1020.

[4] 赵继荣，马同，邓强，等.基于"脾主肌肉"理论探讨脾－肌肉－骨骼－骨质疏松性骨折间相关性[J].中国骨质疏松杂志，2019，25（1）：127-131.

粒体系统等对骨骼形成生长发育乃至退化有重要作用。脾 – 肌肉的功能障碍可导致骨量减少、骨强度下降，最终导致骨质疏松性骨折的发生。

二、脾开窍于口、在液为涎

于漫等[1]从口的生理结构、脾的生理、口唇的病理及治疗特点上，探讨了"脾开窍于口，其华在唇"的理论。系统地论述了脾气通于口知五味，为临床治疗口味病变提供了理论支撑，也为后续脾与味觉的实验研究提供思路。左家明等[2]对269例慢性浅表性、萎缩性胃炎伴发口腔扁平苔藓（OLP）临床分析，发现慢性胃炎组明显高于健康对照组，且随着慢性浅表性、萎缩性胃炎病情的加重，胃黏膜浸润程度的加深及范围扩大、病情的进展活跃，合并OLP呈递增趋势：轻度＜中度＜重度；非活动期＜活动期，多数患者随着病情的稳定缓解或发展变化情况，OLP亦呈相应变化趋势。肖微等[3]基于红外热成像技术对"脾开窍于口，其华在唇"进行相关性研究，结果：脾阳虚受试者中焦与口唇温度都比脾功能正常受试者要低（$P < 0.05$）。相关性分析结果显示脾阳虚受试者中焦与口唇温度存在相关关系（$P < 0.05$）。

[1] 于漫，秦微，王彩霞，等.浅谈"脾开窍于口，其华在唇"[J].辽宁中医杂志，2018，45（2）：278-280.

[2] 左家明，曹俭.再探"脾开窍于口"——269例慢性浅表性、萎缩性胃炎伴发口腔扁平苔藓临床分析[J].中医研究，1995，8（1）：44-45.

[3] 肖微，章文春.基于红外热成像技术对"脾开窍于口，其华在唇"中医理论的研究[J].中华中医药杂志，2018，33（1）：92-96.

高莉莉[1]对"脾为涎"的探讨认为，从生理角度而言，涎来源于脾液，赖脾之阳气以蒸化输布，受脾之阳气控制、调节。从病理变化看，脾之阴阳偏盛，虚实之变均可致口涎分泌异常，或满溢于口外，或干涸于口中，如脾阴虚口涎匮乏，脾阳受困口涎输布障碍，脾气阳虚则口涎分泌失约，脾经实热涎液过多等。潘文奎[2]从脾主涎的生理病理及实验研究等方面加以阐述，脾开窍于口，涎为口中之液，从唾液腺所在的解剖位置及其开口部位来看，正属于足太阴脾经的循行所在，揭示了唾液腺分泌与脾的生理功能直接有关；脾主饮食物的消化，涎液之分泌，不仅用于迎粮纳谷润泽食物，更主要的是对食物进行初步消化，由此也可反证脾主消化与涎液之内在关联；脾主运化水湿，津液在体内的调节主要责之于肺、脾、肾三脏，其中脾贵在于"制"，口中之涎液则仗脾之制约，既不溢于口外酿成滞颐，也勿少涎干涸而致口咽干燥。病理上，脾经实热、水湿内蕴、脾阳不振可致多涎，脾阴不足则涎少口干。从实验方面看，有关涎液的分泌量、酸碱度、渗透压、蛋白质含量、淀粉酶活性、免疫功能等研究，说明脾与涎有一定的内在联系。孙理军[3]从唾、涎的内涵及生理、病理等方面对《内经》"脾为涎""肾为唾"的理论做了探析，认为唾、涎属脾肾共同所主，以脾为主。

[1] 高莉莉.略论"脾为涎"[J].辽宁中医杂志，1988（9）：6-7.

[2] 潘文奎.脾主涎的生理病理及实验研究[J].湖南中医学院学报，1993，13，（2）：10-12.

[3] 孙理军.唾、涎与脾肾关系探析[J].陕西中医学院学报，2000，23（4）：7-8.

另外，黄瑞国[1]从脏腑生理、经络生理、临床病理及治疗实践各方面证明了脾（胃）主司味觉的功能。脾的功能失常，则出现味觉功能减退或感知异常。

三、脾藏意主思

关于脾藏意主思的含义，蒋力生[2]认为，《内经》中"思"有两个不同的概念范畴：一是认知的范畴，属思维意识活动，是为实现某种意愿而反复研究、思考，属于心主导下的精神活动的一部分；一是情感的范畴，也即情感之"思"，与喜、怒、忧、恐并提，是集中精力，运用智慧考虑问题时的精神状态。纪立金[3]提出思有认知之思，有情感之思。认知之思，是为了实现某种意愿而反复研究、思考的神志变化；情感之思，是对外来精神刺激进行思考思虑的情绪反映，进而表现出应答性反应，或喜、或悲、或忧、或恐等情绪变化。不论认知之思还是情感之思，皆属脾所主，是脾主气机之枢在情志方面的体现。杜文东[4]认为"思"作为致病情绪，其实质可等同抑郁情绪。

施毅[5]认为脾藏意而主思虑的内涵有三个方面：人的思虑与脾的关系甚为密切，思虑过度可造成脾胃功能受损，进而影响到其他

[1] 黄瑞国.脾主味浅诠[J].中医药学报，1989，17（3）：7-8.
[2] 蒋力生."思伤脾"考识[J].云南中医学院学报，1990，12（4）：7-9.
[3] 纪立金.论脾藏意主思[J].福建中医学院学报，2001，11（1）：28-30.
[4] 杜文东.论"思"的实质及其临床意义[J].中医杂志，2001，42（3）：
      187-188.
[5] 施毅.试论"脾藏意而主思虑"的临床意义[J].北京中医学院学报，
      1993，16（1）：11-12.

脏腑；除思虑之外，其他的精神情志刺激亦会损伤脾胃之元气，故诊治脾胃内伤诸证，不可忽略心身兼治；常见的情志疾病多有后天生化之源受伐的病因病机，调理脾胃可益气安神，补血养心，疏肝解郁。白正勇等[1]认为意是精神活动的一种表现形式，主要指意识、回忆或未成定见的思维，脾藏意体现了脾主运化水谷，化生营气，以营养意的生理，而思是对外界事物的内在心理转变，主要表现为思考、思虑，脾主思则主要体现了脾主气机之枢，以调节、推动与激发机体对外界事物的内在心理转变时的情志表现。思也是其他情志活动的中心，脾思的变化可以影响各脏及其情志变化。谢静涛等[2]认为"脾藏意"的心理基础主要有记忆、思维、注意三个方面；思有两个方面的含义：一是指机体对外界信息进行反复研究、思考的神志变化，是一种思维意识活动过程，是认知范畴；二是指七情之思，对外来情志刺激进行思考、思虑的情绪体验，进而表现出忧、悲、怒等应答性反应。不管是认知范畴的思，还是七情之思，都是机体对外界的心理反应，都由脾所主。思为七情时空的中心，是七情的出发点和归宿点。于迎等[3]认为脾藏意的"意"除了回忆、记忆含义外，还可解释为心接受外界变化的刺激而有所反应，形成

［1］　白正勇，纪立金.中医脾脏藏情相关浅析［J］.福建中医药，2002，33（3）：44-45.

［2］　谢静涛，王米渠.试论脾藏意主思的心理病理基础［J］.湖南中医药大学学报，2008，28（4）：10-12.

［3］　于迎，宁艳哲，贾竑晓."脾藏意主思"的现代心理学内涵［J］.中国中医基础医学杂志，2018，24（7）：890-893.

的初步意向，即为实现某种意愿而反复研究、思考的思维过程。将脾主思之"思"解释为"思虑，忧思、焦虑"之意，更加全面，也更能显示"思"的情绪心理学本质。

有学者从现代科学研究的角度诠释脾藏意主思，如欧阳五庆等[1]认为现代研究为探讨脾胃与神志间的关系提供了新的线索和思路。首先，神经系统与胃肠道之间在起源与功能上，有着更为密切的关系。在消化道与脑之间，可能存在着未知的庞大的联络网，二者可能存在着反馈关系。甚至有人认为，胃-肠-胰内分泌系统，通过脑肠肽影响脑肠轴，很可能是脾胃既为高级神经活动提供有关的物质基础，又调节神志活动的平衡。其次，脾胃升降相因是调节神志活动的重要方式，也是脾胃之调节对气血津液的平衡互相协调与脏腑功能活动相统一的综合作用。郑则宝等[2]认为大脑与消化系统在解剖上有着紧密的联系，大脑分泌的一些物质对胃肠的分泌和运动有影响，反之，胃肠分泌和运动活动的变化也会影响到大脑的功能。药理研究表明，调理脾胃药物可以改善人的思维、意识活动，对神经、精神性疾病有很好的治疗作用。说明脾与意识、思维活动密切相关。陈丽娟等[3]阐述脾与脑的关系认为，脾胃为气血生化之源，脾胃产生的水谷精微通过脾的升清作用充养脑髓。脾藏营舍意主思是脏腑情志理论的重要体现，说明脾胃与脑之间存在着密切联

[1] 欧阳五庆，颜水泉，李育良.试论中医"脾在志为思"[J].中医药学报，1998，26（4）：6-7.

[2] 郑则宝，郭义."脾主思"的现代科学基础[J].山东中医杂志，2008，27（4）：221-223.

[3] 陈丽娟，冯珂.论脾与脑的相关性[J].山东中医药大学学报，2016，40（1）：11-13.

系，脾胃的气机升降功能是脾脑相关的桥梁。脾与脑的相关性主要体现在脾藏营舍意主思与脾胃为枢的功能上，为防治脑部病变提供理论依据。刘凌云等[1]认为中医脾藏意主思与肠道菌群调控宿主行为有着最为直接的相关性，通过健脾益气养血，调理气机升降，兼调他脏，多法并用，可有效缓解或改善抑郁症患者的身心症状。吕美君等[2]认为在"脾藏意主思"理论的指导下，探讨肠道微生物稳态失衡与情志疾病的关系，将有助于从肠道微生态角度优化情志疾病治疗措施，为中医学"从脾论治"情志疾病提供科学依据。

另外，李荣华等[3]认为"脾在志为思""脾藏意"的理论实质，在于脾摄取运化水谷精微生成营气和津液，并发挥升清作用，将营气和津液一方面奉心化赤而充养了血液，一方面上充脑髓，再进一步通过脾气的统血功能参与维持血液的正常循行，最终使血液和脑髓正常发挥了支持、承载思维记忆的功能。

[1] 刘凌云，严灿，吴丽丽.从脾藏意主思理论探讨肠道菌群与抑郁症的相关性[J].中医药导报，2019，25（8）：21-23.

[2] 吕美君，贾连群，宋囡，等.基"脾藏意主思"理论的肠道微生态稳态失衡与情志疾病的关系探讨[J].时珍国医国药，2019，30（7）：1688-1689.

[3] 李荣华，聂慧.浅析"脾在志为思""脾藏意"的理论实质[J].四川中医，2010，28（4）：46-47.

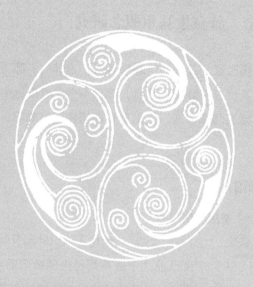

第五章　肺藏象理论研究进展

对肺藏象理论的研究，主要集中在基本概念的研究、肺藏象生理功能、特性以及与形窍志液时的关系、肺与大肠相表里研究等方面。

第一节　肺藏象基本概念研究

历代医家论及肺的生理病理时，言肺气、肺阴、肺津者较多，甚少言及肺阳、肺血，近来不少学者根据中医理论的完整体系及临床实践，提出重新厘清和研究肺阳、肺血的必要性。

一、肺阳

（一）发展脉络

王宗殿[1]总结历代文献，论述了认识肺阳及肺阳虚的历史过程。认为东汉以前之中医典籍已内涵肺阳的生理病理，并实阐肺阳虚之证治，以及其时肺阳与肺气的主要区别之一在于是否具有温煦功能。然其终未点明肺阳，故此称为孕育阶段。唐元时期诸家已对肺阳、肺阳虚的名称，肺阳虚的病机、证治等均有较明确地提及，然其所论终属肇始，应属初创阶段。明清医家已对肺阳的生理功能认识到主要有宣降、温煦、主气及参与水液代谢等，对肺阳虚的临床表现、治疗、

---

[1] 王宗殿.简述认识肺阳及肺阳虚的历史过程 [J].安徽中医学院学报，1991，10（4）：66-70.

方药等也有论述；近代以来诸医家对肺阳及肺阳虚的基本概念，肺阳的生理功能，肺阳虚的成因、病理变化、主要临床表现、治疗方药及其与肺气虚的鉴别均有论述并渐趋成熟。邵雨萌[1]在查阅中国历代中医文献基础上，对"肺阳"理论进行梳理，按时间顺序整理了历代对"肺阳"的论述，发现汉及汉以前是肺阳理论的初始阶段，唐宋元时期认识到了肺阳的存在，明代对肺阳的认识逐渐增多，清代开始对肺阳的认识逐渐透彻，近现代呈现百家争鸣的状态。

（二）肺阳的概念

由于古人少提"肺阳"，一段时间以来，普遍以肺气概言肺阳，认为肺阳的生理功能被包含在对肺气的论述中，如《中医基础理论》五版教材[2]说："肺气与肺阳难以区分……肺阳的升散作用，概括于肺气的宣发功能，肺的阳气不足，即指肺气虚。"但随着理论研究的深入和临床实践的需要，越来越多的学者认识到厘清肺阳概念的必要性，如程畅和等[3]认为既然各脏均有阴阳，肺就应有肺阳；沈承玲等[4]提出肺阳是客观存在的，世间万物皆具有阴和阳相对立的一面，既有肺阴，不可能没有肺阳。

对于"肺阳"概念的界定，首先要厘清肺气、肺阴与肺阳的关系。姜桂宁等[5]指出肺阳乃与肺阴对待而言，是指肺气中具有熏蒸、温煦、推动、激发动力作用的部分。肺气即肺的生理功能活动，

［1］ 邵雨萌.浅述"肺阳"理论历史源流［J］.中医研究，2012，25（9）：1-3.
［2］ 印会河.中医基础理论［M］.上海：上海科学技术出版社，·1984：122.
［3］ 程畅和，朱向东.论肺阳和肺阳虚证［J］.中医药信息，2003，20（6）：5-7.
［4］ 沈承玲，孙塑伦，高颖，等.肺阳的概念及其与肺气的关系［J］.中国中医基础医学杂志，2005，11（2）：103-104.
［5］ 姜桂宁，吴素芹."肺阳""肺气"正名［J］.光明中医，1997，12（4）：1-2.

是对肺脏生理功能的概括，肺气包括肺阴、肺阳，肺阴、肺阳各为肺气的一个方面。孙广仁[1]更加明确地指出：气分阴阳，肺阳不等同于肺气，仅是肺气中的一部分，即为肺之阳气。由此可见，肺气是推动和调控肺的呼吸和水液代谢等功能的一类精微物质，是对肺生理功能的概括；而肺阳与肺阴相对而言，是肺气中具有温煦、宣发、推动等作用的部分。张弘等[2]认为，阴阳不仅仅是气的功能属性的子集，它们三者还有并列的关系，即气有自身无法划分阴阳的属性，因此"肺气""肺阴""肺阳"三者之间不是包含与被包含，被构成与构成的关系，"肺气"具有"肺阴""肺阳"不能划分的独立的属性，而"肺阳"则是可以划分阴阳属性的肺功能中具有阳的特性的那一部分，"肺气"与"肺阳"即是并列且关联的。

从方法言，肺阳的概念是运用阴阳学说建立的，因而要反映阴阳概念所具有的对待、属性、功能之象等特征，所以，综合上述观点，肺阳可定义为：是肺气中具有温煦、升散、推动、化水、卫外等功能作用的部分。

（三）古人少提肺阳的原因

关于历代少提肺阳的原因，现代医家从不同角度加以解释，概括而言，主要有：①肺喜润恶燥，阴虚多见，阳虚少

［1］ 孙广仁.肺阳、阳虚饮停与小青龙汤刍议［J］.安徽中医临床杂志，1999，11（1）：51-52.

［2］ 张弘，张小霞，何峰.论肺阳虚［J］.中医文献杂志，2007（2）：36-38.

见。如王宗殿[1]提出"肺阳"病变不如肺气虚、肺阴虚见证之多，故少提。刘凤云等[2]认为原因在于肺独特的生理特性上，指出肺五行属金，且肺为娇脏，火克金，易受燥火之邪困扰。同时，燥与火也属阳，而肺阳本盛，所以导致阳盛则阴病。张哲等[3]认为明清时期鲜有涉及肺阳，是因为这一时期温热病、肺痨、吸食鸦片流行，病家多为肺阴不足，医家多用滋阴润燥之品，形成了"肺喜润恶燥"的理论。②用肺气代替肺阳。如谢莉莉等[4]认为，肺有主司一身之气的生成和运行的作用，则古今医家比较重视肺气的概念，且气虚及阳虚在临床表现上只是轻重程度上的差异，故肺气虚与肺阳虚常会混淆。并认为在我们所认识的补阳药中，没有入肺经的，即使黄芪，也只能说是升阳，而不是补阳。所以，我们便很少提及"肺阳虚"这个概念了。从中药角度的解释明显有本末倒置之嫌。③肺覆盖于五脏六腑之上，肺气主降，因阳主升，故不喜提肺阳[5]。④脾阳概言肺阳。如李如辉[6]认为脾肺之间关系密切，肺脾同属太阴，肺为人体后天之"天"，脾为人体后天之"地"，脾土生肺金，以

[1] 王宗殿.试论"肺阳"[J].辽宁中医杂志，1984，11（3）：11–12.

[2] 刘凤云，刘有富.历代文献少论脾阴、肺阳、肝阳的原因探析[J].中国民族民间医药，2013，22（4）：43–44.

[3] 张哲，陈德潮."肺阳"、阳虚饮停与小青龙汤刍议[J].安徽中医临床杂志，1999，11（1）：51–52.

[4] 谢莉莉，聂源，李双梅，等.肺阳虚浅议[J].亚太传统医药，2016，12（9）：64–65.

[5] 谢平金，卢锦东，胡伟雄，等.肺阳在过敏性鼻炎发病及治疗中的作用探讨[J].中国中医基础医学杂志，2014，20（12）：1673–1676.

[6] 李如辉.历代文献少论肺阳的原因再发现[J].河南中医，1998，18（3）：140–141.

"脾阳"即可概言"肺阳",因此历代不提"肺阳"。⑤黄宇新等[1]认为：从兑卦卦象看，上为阴爻，初、中为两阳爻，阳多阴少，阳下阴上，且肺为心火之上；而在乾卦卦象中，三爻皆为阳，阳气旺盛，两卦皆具阳象。并从阴阳爻相比之下，足以看出肺阳之盛，肺阴之虚，肺阳虚则少见，故少提。此解释明显脱离中医临床实际，显得十分牵强。

（四）肺阳的生理功能

关于肺阳的生理功能，段光堂[2]认为肺阳生理功能有三：一为宣化精气朝百脉而温养全身。二为化气行水通调三焦水道。三为外合皮毛，司皮表肌肤的温养及汗孔的开阖，防御外邪的入侵。沈红艺[3]则认为有五个方面，分别为相傅而主治节、主卫外、演变宗气、化生气血及藏魄。常兴等[4]认为其生理功能可以归纳为温煦机体、防御外邪、司肺气之宣发、调节全身水液输布和代谢等几个方面。总之，对肺阳功能的认识，多是基于肺的生理功能及阳的属性特征推导出来的。

二、肺血

肺血一词古代历来提及较少，现代临床观察发现肺病累

［1］ 黄宇新，史桐雨，谢平金，等．从八卦中"乾兑"二卦探讨肺的生理作用［J］．辽宁中医药大学学报，2017，19（11）：175-179.
［2］ 段光堂．略论肺阳［J］．北京中医杂志，1985，4（1）：17-19.
［3］ 沈红艺．略论肺阳［J］．河北中医药学报，2000，15（2）：3-5.
［4］ 常兴，张恬，颜培正，等．"肺阳"与"肺阳虚"理论及其现代研究探析［J］．中国中医基础医学杂志，2018，24（8）：1046-1047，1069.

及血分者相当常见，引发学者们对肺与血关系的探讨，重新提出"肺血"的概念，并对其相关理论和临床应用展开了研究。

（一）肺血的概念

苏新民[1、2]较早提到肺血的概念，认为肺血就是一身之血循行至肺并供养肺的血。并通过分析《中华医典》检出的肺血相关条文，发现古代所言肺血包括：①指因肺功能失常所导致的吐血、便血、唾血等出血；②指肺出血；③指肺经血分，与肺经气分相对而言；④指肺脏之血，具滋润营养肺脏的作用，与肺脏之气（肺气）相对而言。翟华强[3]补充说：肺血，包括肺经之血和肺脏之血，肺血的生理功能为滋润濡养本脏，是神志活动的物质基础。鉴于我们用基本概念表述各脏功能时，一般多提其生理意义而少提病理意义。对于肺藏象而言，也应该用具有生理意义的概念来指称。因此，肺血的概念应定义为：肺血即肺脏之血，是指藏于肺中，具有营养和滋润作用的红色液体，是构成肺和维持肺功能活动的基本物质之一。

（二）历代少提肺血的原因

从五脏气血阴阳理论来看，五脏皆有气血阴阳，所以肺血当然应该存在。但古人为什么少提肺血，其原因可能是：①肺主气功能的影响。张琰[4]认为古人少提肺血及肺血虚证是因为在人们的习惯

［1］ 苏新民.历代少提肺血的原因再探［J］.时珍国医国药，2006，20（7）：1816-1817.

［2］ 苏新民，马芝艳，孙广仁.肺血的概念及相关的几个问题［J］.江苏中医药，2010，42（4）：65-66.

［3］ 翟华强.肺血病证的理论探讨［J］.新中医，2005，37（11）：6-8.

［4］ 张琰.试论"肺血虚证"的存在性［J］.天津中医学院学报，1999，18（1）：45.

思维中更多地将肺的呼吸功能放在首位，首先想到的是肺与"气"的关系，而"血"对于肺脏而言，就只有退居其次了。在临床中，肺部疾患或损伤所致的大出血远不及心、肝等脏器出现大出血机会多而常见。所以，古人在从宏观观察、凭经验判断的条件下忽略肺脏多血是完全可能的。魏凤琴[1]认为肺脏生理功能的维持以气、津两种物质状态为主，故表现为显性；相反，维持肺脏的功能需求量少的物质则处于隐性状态，肺对血这种物质需求量少，所以在功能表现上为隐性。既然为隐性，肺血及其功能就表现不明显，所以少提肺血。②从肺的解剖特征推导。苏新民[2]提出：《医贯·内经十二官论》曰："喉下为肺，两叶白莹。"白莹二字，指明了肉眼所见的肺的颜色，应该是指颜色白而有光彩。色白偏淡，一方面是肺脏血少的原因；另一方面，是相对他脏器的颜色为淡。由此推论，色浅的肺必然不会是多血之脏。

（三）肺血的生理

1. 肺与血的关系

肺通过其生理功能实现生血和行血作用，关于肺生血、行血的机制，孙慧媛[3]、田梅[4]、张朝宁[5]等持有大致相同

［1］ 魏凤琴.五脏精气血津液理论及其指导意义［J］.中医药学刊，2006，24（5）：897-898.

［2］ 苏新民.历代少提肺血的原因再探［J］.时珍国医国药，2006，20（7）：1816-1817.

［3］ 孙慧媛，李圣耀，李英贤，等.浅谈肺生血［J］.中华中医药杂志，2019，34（2）：507-508.

［4］ 田梅，张伟.浅论肺生血.新中医［J］.2017，45（7）：1-2.

［5］ 张朝宁.试论"肺生血"及肺血虚证［J］.中国中医药信息杂志，2019，26（8）：117-119.

的观点，概括为四个方面：第一，肺主气，气能生血、行血。宗气贯心脉行血气，营气注之于脉化以为血，营、宗二气均和血液生化运行密切相关，而二气的产生均离不开肺司呼吸的功能。第二，肺主宣发肃降。在血液化生中，肺的宣发、肃降调节全身气机，尤以肺气的肃降，可将营气、津液灌注脉中形成血。第三，肺朝百脉。肺内汇集各经脉之血液，经呼吸完成气体的交换，化而为血，又在肺气推动下输送周身。第四，肺藏津，津生血。津血可以互化，津液和调入脉中，变化而赤为血。

田梅等[1]观察发现临床上肺血虚证和肺血瘀证并不少见，并通过查阅文献，认为肺脏在一身血液的生成和运行中具有重要的作用，因此肺脏不仅为气脏，亦多血，故肺为血脏。

2. 肺血的功能

既然肺能生血、行血，那么肺脏之中必定有血存在，即"肺脏之血"，其生理功能为滋润濡养本脏，是神志活动的物质基础[2]。具体而言，肺血具滋润营养肺脏的作用[3]，是"魄"神的物质基础。

第二节　肺的生理功能研究

肺的生理功能研究，主要围绕肺主气、宣发肃降、肺朝百脉、通调水道、主治节的含义、作用与现代科学诠释等展开。

[1]　田梅.张伟.论肺为血脏 [J].中华中医药杂志，2014，29（3）：680-682.
[2]　翟华强.肺血病证的理论探讨 [J].新中医，2005，37（11）：6-8.
[3]　苏新民，马芝艳，孙广仁.肺血的概念及相关的几个问题 [J].江苏中医药，2010，42（4）：65-66.

一、肺主气的研究

"肺主气"一词，源出于《素问·五脏生成》"诸气者，皆属于肺"和《素问·六节藏象论》"肺者，气之本"。对"肺主气"的研究主要集中在理论内涵、功能作用的阐发以及现代医学的诠释方面。

（一）理论内涵

孟令军[1]将肺主气、司呼吸这一功能归纳为：①肺主呼吸之气，即肺有节律地布张和收缩运动，主持着呼吸之气。②主持宗气的生成。宗气是由肺吸入的清气和脾上输于肺的水谷精微，在肺中相互结合而成的。因肺为宗气的生成提供了必需的物质和场所，故说肺主持宗气的生成。③肺有节律的呼吸运动是全身气机运动的一部分，对全身气机保持协调有序的运动具有调节作用。邓鸥鸥等[2]认为，肺主气理论的基本内涵：一是肺气主一身之气化；二是肺气主肌腠的开合；三是促进血液的生成及运行；四是肺气主水道的通行；五是肺气促进大便的调畅；六是肺气主呼吸言语。洪素兰等[3]认为：肺主气，是指肺有化生、调节人体宗气、营卫之气、清阳之气等后天之气的功能，称肺所主之"气"为"后天之

[1] 孟令军."肺主一身之气"辨析［J］.安徽中医学院学报，1995，14（1）：11-12.

[2] 邓鸥鸥、王玉生.肺主气理论内涵探要［J］.陕西中医，1996，17（11）：502-503.

[3] 洪素兰，孙永红.从《内经》谈肺主气［J］.河南中医药学刊，2000，15（1）：1-2.

气"。江涛[1]支持这一观点，提出"肺亦为后天之本"的观点，认为气是生命的本源；肺主呼吸之气，主一身之气，为气之本；百病生于气，万病不离调气；养生重在调肺，故肺亦为后天之本。

（二）现代科学诠释

1.自稳调节说

马淑然等[2]应用现代自组织理论，认为"肺主气"实质是肺气对人体之气的自稳调节。肺气通过对人体之气的自主调节来维持机体反应性稳态：肺气能根据机体和环境的变化，随时自主调整呼吸的频率、深度，以满足机体保持各种理化指标和生命指征在相对范围内的稳态；调节元气、宗气、营气、卫气以及脏腑之气的生成与运行，而且可以调节全身气机，通过改变呼吸的节律和深度，机体宣发和肃降的程度、比例、方式等也相应改变，从而根据机体需要调节人体之气的运动，维持机体气机和气化活动的稳态。中医"肺主气"与系统自组织理论关于机体自稳调节机制的论述不谋而合。

2.细胞自噬说

颜培正等[3]通过对于肺气的概念、功能作用的认识，探讨细胞自噬过程中信息传递、表达的过程受肺气虚影响的机制，认为肺气可通过对全身脏腑组织气机的自主调节来维持机体反应性稳态，而在应激条件下，自噬与机体的稳态平衡密切相关，一身之气的升降

［1］ 江涛.肺主气的文献研究及肺亦为后天之本论［D］.济南：山东中医药大学，2016.

［2］ 马淑然、苏薇、刘晓燕、等."肺主气"本质与机体自稳调节机制［J］.上海中医药大学学报，2006，20（3）：14-16.

［3］ 颜培正、张庆祥、孟庆岩、等.肺气虚与细胞自噬的相关性研究［J］.辽宁中医杂志，2019，46（10）：2061-2064.

出入，气化功能的正常发挥，皆赖于肺气的推动，故而肺气为气化之本，肺气通过其宣发肃降功能调节气机，保证气化功能的正常进行，影响细胞自噬的过程。肺气可以通过对人体之气的调控影响自噬过程中的信息传递，而肺气虚弱会导致气化失司，影响自噬相关通路的表达或是自噬信息传递过程中的某些环节，从而使得自噬失调。同时，肺卫之气虚损和自噬失调会导致人体的防御机制异常，使机体更易感邪或邪气难去。

3. 代谢器官说

戴明德等[1]认为：肺主一身之气其因有二：一方面是肺负责机体的气体交换，以保证体内物质代谢所必不可少的氧的供应和排出代谢产物二氧化碳；另一方面，肺又是一个"代谢器官"，具有转化、释出激素的作用，是某些血管活性物质代谢的重要场所，并参与蛋白、脂肪、糖三大物质的代谢。肺血管内皮细胞营养丰富，血管活性物质可在肺内迅速代谢。大量的乙酰胆碱在肺内灭活，肺脏富含组胺，并释放慢反应物质。在肺内血管紧张素Ⅰ转化为血管紧张素Ⅱ，并且它是唯一不对血管紧张素Ⅱ进行灭活的器官。肺是前列腺素生物合成、释放和灭活的主要场所，亦是人体中含前列腺素浓度最高的组织之一。缓激肽通过肺脏时有80%被灭活，去甲肾上腺素有20%～35%由肺循环灭活，5-羟色胺通过肺部后有90%～95%被肺截取而灭活。肺参与能量利用，参与

[1]　戴明德，泰树仙.肺的形态与功能［J］.云南医药，1980（3）：56-59.

脂肪酸合成，类脂的脂化，类脂类的水解，脂肪酸的氧化过程。肺大量摄取和利用葡萄糖，亦攫取循环中的代谢产物。而肺内蛋白质的合成和分泌对表面活性物质、免疫球蛋白、气道分泌物的产生均有一定影响。肺脏还参与类固醇的代谢，在肝功能减退时尤为突出。肺脏可能是通过它的"呼吸器官"和"代谢器官"的功能进行气体交换，参与体内的物质代谢，包括能量代谢，合成、转化和释放激素，特别是对生物活性物质代谢活动的干预，调节并影响全身功能，从而发挥其"肺主气"的功能。

4. 黏膜免疫说

陈柏君等[1]从黏膜免疫的角度，诠释肺主气的功能：从胚胎学理论阐述，皮肤与肺均由外胚层发育而来，说明了肺与皮毛在胚胎学上的联系，为黏膜免疫与"肺主卫气"的相关性提供了实质依据。肺主宣发卫气，对机体起着屏障保护的作用，与黏膜免疫识别和消除抗原异物的功能具有相似性，分泌型免疫球蛋白A是体现肺主卫气功能的重要物质基础。由于肺主气与黏膜免疫在生理上有着密切关系，故当肺气虚时，也常见黏膜免疫低下的表现。

二、肺主宣发肃降的研究

宣发肃降是肺气运动的基本形式，也是肺其他功能的基础。鉴于肺宣发肃降在肺功能活动中的特殊地位，关于这一主题的讨论主要集中在概念内涵及其生物学原理的诠释方面。

[1] 陈柏君，杨梅，许琰，等．浅议肺主气与黏膜免疫的关系［J］．南京中医药大学学报，2014，30（3）：210-212.

（一）概念内涵

1.宣发肃降的定位

一般认为，宣发肃降是肺的基本生理功能，其他生理功能都以此为基础，但也有学者认为是肺气的运动特点。如谢宇霞等[1]提出，肺气的宣发和肃降是肺的两种运动形式，是气的升降出入运动在肺中的具体体现，肺的任何生理功能都是依靠肺的这两种运动来实现的，若肺的宣降运动失调，则可致肺系的各种病理变化。普通高等教育"十五"国家级规划教材《中医基础理论》[2]将"主宣发与肃降"从原来的生理功能项下转入肺的"生理特性"之中。然而，关于"宣发肃降"应该属生理功能还是生理特性的争议一直存在，如李如辉[3]认为，宣发肃降具有较高的抽象性，是肺脏最基本的生理功能。作为哲学理论的阴阳五行学说，所用以说明或推导脏腑生理功能的，总是其"属性"及"特性"。但用阴阳五行的"属性""特性"说明或推导脏腑功能，被说明或推导的功能并不能因此而转化为特性。因此，以宣发肃降为肺脏生理特性的观点并不足恃。肺气宣发肃降包括了肺脏的其他功能，是对肺脏主要生理功能的高度概括。李如辉的观点得到许多学者的支持，如人卫版"十二五"规划教材仍然将"肺主宣

[1] 谢宇霞、皮明钧.论肺气宣降[J].中国中医药现代远程教育，2009，7（3）：81-82.

[2] 孙广仁.中医基础理论[M].北京：中国中医药出版社，2002：81.

[3] 李如辉.肺气宣发肃降的发生学诠解[J].上海中医药大学学报，2000，14（3）：10-12.

降"并列为肺的生理功能。

2. 肃降的含义

一般认为肺气肃降是谓肺气清肃、洁净、下降，具有向下肃降和向内收敛的运动功能。但韩洪刚[1]认为"肃"是有区别于宣和降的生理意义，指肺具有清除废浊之物的作用，如肺合皮毛，皮肤上遍布的"气门"有散气、调节呼吸的呼浊吸清的作用；通过汗孔的出汗也可排除代谢产物，逐邪于外；如肺与大肠相表里，水谷中的糟粕经大肠传导下行经魄门排出体外，大肠中的废浊之气也可通过矢气排出。这些也都与肺的清肃功能分不开。肺的清肃功能又表现在自身洁净方面，如呼吸时空气中尘埃、细菌等异物经鼻毛、湿润的黏膜等阻挡，部分进入气管者则被气管分泌的黏液吸附，通过气管壁的纤毛运动及咳嗽一系列过程排出体外。张小虎等[2]也认为"肃"与"降"是两个概念，赞同韩氏的观点。高维琴等[3]认为，肺之清肃不惟"肃降"的作用，而是关乎"宣"和"降"方面。肺气宣清，其清所指大致为两个方面：①肺气本身具有喜好清洁的特性。②肺气对人身的气血津液中之内外之邪均具有清肃作用。而无论是保持自身的洁净还是肃清人体气血津液中的内外之邪，都须通过肺气"宣"和"降"二者的协调合作来达到。

［1］ 韩洪刚.论肺的宣、肃与降［J］.中医文献杂志，1999，17（1）：21-22.

［2］ 张小虎，古继红，区永欣，等.《黄帝内经》"肺气肃降"思想及其临床应用探讨［J］.湖南中医杂志，2008，24（1）：57-58.

［3］ 高维琴，顾军花.肺气之清肃在于宣降［J］.浙江中医药大学学报，2012，36（2）：117-119.

另外，刘二军等[1]提出了与以往认识不同的观点，认为肺主肃降功能中"肃清肺和呼吸道内的异物"与临床实际情况相悖。肺主肃降是一个向下的、向内的运动，如何能清肃肺与呼吸道中的异物，以保持呼吸道的清洁？与此相反，"肃清肺与呼吸道内的异物"应当归属肺主宣发之列，改写为"宣清肺与呼吸道内的异物"。至于"保持呼吸道的清洁"之功能，则当隶属宣发和肃降两个方面。因为，呼吸道的清洁是以肺的吸进清气和呼出浊气为基础前提的，肺的宣发与肃降功能本身就是一对相互对立统一的运动方式。

（二）现代科学诠释

白钢[2]研究发现"宣肺解表"药物中存在着与肾上腺素受体信号转导相关的药效物质；而肺主宣发"宣散浊气、转输精微、宣发卫气、助心行血"的内涵又与肾上腺素受体调控的交感神经节后纤维所支配的效应器官的生理功能相吻合。肾上腺素受体分为 α 和 β 两类，共计9个亚型。①肺"宣散浊气"的功能，其本质是使肺内气体与外界气体进行交流，吸入氧气排出二氧化碳，参与能量代谢。在人的肺部 β1 和 β2 受体的比例是20%和80%，虽然 β2 受体在纤毛上皮、黏液腺、血管内皮、肺泡上皮及肥大细胞等肺组织细胞内均有分布，但90%的 β2 受体位于肺泡壁上。β2 受体激动剂通过兴奋气道平滑肌表面的 β2 受体舒张气道平滑肌，缓解

［1］ 刘二军，王声强，吴中秋，等.关于肺主宣发肃降几个问题的探讨［J］.河北中医药学报，2010，25（3）：8-9.

［2］ 白钢.基于肾上腺素受体相关肺主宣发的藏象理论及药效物质基础的现代生物学思考［J］.中草药，2013，44（9）：1069-1077.

哮喘症状并用于治疗慢阻肺。②肺朝百脉，即肺具有调整血液循环和经络的作用。而在解剖生理上β受体在调节心肌收缩功能中起到主要作用。心肌中的β1和β2受体都通过与gas耦联而活化AC，进而激活蛋白激酶A（PKA），并使肌球蛋白和钙调蛋白磷酸化，最终增强心肌的收缩。β1受体在心肌细胞的表达占80%左右，在调节心肌收缩方面起主要作用；另一方面选择性激活β2受体有利于心力衰竭的治疗。因此β1和β2受体在调节心输出量和血压方面起主要作用。而β3受体在心肌中也有少量表达，β3受体阻断剂对心力衰竭有良好的保护作用。③转输精微是指营养物质的代谢与输送。在糖脂代谢方面，肾上腺素受体调节着肝脏糖原的分解，且β受体比α受体有更强的生理作用，儿茶酚胺类药物能增强有氧糖酵解率，释放肌肉中的葡萄糖，并抑制胰岛素介导的糖原生成。此外，肾上腺素和去甲肾上腺素能通过脂肪细胞上的β3受体刺激脂肪分解和产热，增加骨骼肌对葡萄糖的摄取。④宣发卫气，指出了肺气宣发，输精于皮毛，通过皮肤和毛孔来调节体温。而人体体温的调节主要是通过皮肤和肺的散热调节方式来进行，皮肤散热占总散热量的90%，而发汗是最快捷有效的方式。研究发现汗腺细胞上同时存在α和β受体，拮抗α受体，交感神经紧张度降低，皮肤小动脉舒张，血流量增加，可以促进发汗；而激动β受体，皮肤小动脉舒张也有助于发汗，但拮抗α受体对发汗起到决定性作用。另外，尿道内平滑肌细胞上有大量β3受体的表达，选择性的β3受体激动剂可以松弛膀胱平滑肌，在临床上已经被用于治疗膀胱功能障碍，而选择性的α1受体拮抗剂也被用于治疗良性前列腺增生症。有相当部分的下尿路功能障碍是由传导机制受阻引起的，目前增强膀胱传入机制已经成为治疗排尿功能障碍的重要手段，其中β3受体激动剂充当了主要角色，因此肾上腺素受体与"开宣肺气而通调水道"密切相关。通过对天然激动剂/拮抗剂的药物筛选与发现，以及受体选择性、构效关系的总结与分析，可以解释"宣肺"的效应与肾上腺素受体相关；通过对药物配伍可以增强肾上腺素受体信号转导的协同作用分析，揭示宣肺中药配伍使用的科学性。

郑敏麟[1]认为，"肺"即细胞内外物质的分隔和交换系统，其亚细胞结构为细胞膜（广义上包括所有的生物膜）。从细胞角度看，细胞膜覆盖于细胞的最外层，为其他"四脏之上盖，通行诸脏之精气"，它主持着细胞的呼吸。通过膜上的自由扩散、各种载体蛋白的协助转运、主动运输以及胞饮、胞吐作用（宣发肃降），实现细胞内外物质的交换（吐故纳新，气的升降出入，通调水道）。当细胞膜把细胞内的生理或病理产物通过胞吐等作用分泌到细胞外以实现其功能（如汗腺细胞分泌汗液）则称为"宣发"，当细胞膜通过载体运送细胞所需要的物质以保证内液的各种物质成分的稳定，则称为"肃降"。从宏观角度看，所有以分隔和（或）交换功能为主要功能的器官组织，如肺、气管、支气管、血管、肾小球（主要结构为肾小囊和毛细血管球）、皮肤，都为"肺"所主。血管内皮的舒缩直接影响着血液的流畅与否，故中医有"肺朝百脉""气为血帅"。肾小球是尿液从血中过滤的最开始之处，这也应是"肺为水之上源"的另一个侧面的意思。

---

[1] 郑敏麟.中医藏象实质细胞生物学假说[J].中医药学刊，2004，22（6）：1068-1070.

三、肺通调水道理论研究

"通调水道"，语出《素问·经脉别论》，一般认为通调水道即指肺主行水的功能，对这一主题的研究，主要集中在理论探讨、机理诠释方面。

（一）理论探讨

陈明等[1]总结了肺通调水道的理论内涵及意义，认为"通调水道"乃是指肺能疏通调理全身水液输布、运行和排泄的道路，主要包括两大水道系统：一是由肺到皮毛、腠理，称为外水道系统；二是由肺到中、下二焦，称为内水道系统。肺"通调水道"是靠肺的基本生理功能——宣发和肃降来调节，肺宣发则调节外水道，肺肃降则通达内水道，两大系统相辅并行，不可偏废。肺"通调水道"的意义，在于役使水精四布周身皮毛，通灌五脏之经脉。同时，肺通调水液之运行，须应合于自然界四时气候的变化，反映在阴阳两大水道系统间的协调对四时寒暑的变迁所做出的适应性调节上。傅慧婷等[2]认为，肺所通调的水道系统分为肺内水道和肺外水道。肺内水道是指肺之络脉，作为通调水液的功能结构，似无形而确切存在；肺外水道主要为三焦，作为水液运行、输布的通道，却为无形之腑。正常情况下，肺内水道通畅，肺津输布正常，方呈"上焦如雾"之状；肺外水道通畅，肺所布之津畅行无阻，则痰饮不生，二

[1] 陈明，郭选贤.试谈肺"通调水道"[J].国医论坛，1990，5（6）：13-14.
[2] 傅慧婷，余小萍.肺通调水道功能与气道黏液高分泌[J].新中医，2013，45（3）：5-7.

便自利。沈承玲等[1]通过分析研究，提出以往"肺主行水"理论没有明确提出肺阳及其作用，主张明确肺阳的概念及其与肺气的关系，强调肺阳在水液输布中的重要作用。肺阳不等同于肺气，仅是肺气中的一部分，即肺之阳气。在肺主行水的功能中，肺阳为肺主行水提供了动力源泉，并宣发卫气以调节肺系统水液的代谢，也促进了肺中水液的输布运行。

另外，张效霞等[2]对当今中医基础理论"肺主通调水道"的定论提出了异议，并详考《内经》原文，结合后人的相关论述，认为"通调水道"一词并非由肺所主。"通调水道"即"水道通调"，其本意是说下焦功能正常，水液（包括津液）归于膀胱。所谓"肺主通调水道"，其实是由于对《素问·经脉别论》一段经文的误读所致。

（二）现代科学诠释

1. 生物进化说

李莱田[3]从比较生理学和分子生物学的角度探讨肺通调水道，一是对低等动物比较生理学的研讨，发现原生动物的细胞膜系统既是"皮毛"，亦是"肺"；既完成"肺主皮毛"的功能，亦完成着肺"通调水道"的功能。发展到多细胞的海绵动物的水沟系和两胚层腔肠动物水螅型的原始消化

［1］ 沈承玲，孙塑伦，高颖，等.论肺阳在肺主行水中的作用［J］.中医药学报，2005，33（2）：68-69.

［2］ 张效霞，王振国.通调水道考析［J］.中医药学刊，2005，23（9）：1627-1629.

［3］ 李莱田.肺"通调水道"初探［J］.山东中医学院学报，1982，6（3）：35-37.

腔（相当于高等动物的原肠腔）特别是腔肠动物的水母型的水管系，这些结构既起着肺的呼吸作用，也完成着"通调水道'的水液代谢功能。对于大多数三胚层动物，特别是高等动物和人类，由于适应陆生环境的复杂化机体结构亦随之复杂化，已不是一个单一的水液代谢结构而是由一系列器官的协调作用来完成的，但它们胚胎发育中仍然都经过像腔肠动物原始消化腔一样的原肠胚阶段，也可以说仍反映着肺"通调水道"的演化历程。其次，许多实验证实前列腺素起着显著的利钠和利尿作用，甚至被称为排钠激素，控制着尿液的排出，而这些前列腺素又都经过肺脏灭活或有的直接由肺脏分泌，前列腺素的动脉浓度及全身效应是由肺脏控制的。这可能就是"肺为水之上源"，肺对全身水液代谢起着"通调水道""下输膀胱"的协调作用的实验证据。再次，肺主皮毛，而皮肤出汗又是属于皮毛的功能，正常情况下皮肤表面水分的蒸发每日可达 500mL，而汗腺调节排出水分则变化很大，多时一日可达数升以上，也是肺"通调水道"的一个方面。

2. 抗利尿激素说

马吉庆等[1]研究认为，改变肺通气的深度和压力能影响到肾脏的泌尿机能，现代研究认为，正压呼吸所引起的抗利尿效应是由于回心血量减少、心房内压下降，存在于心房壁的压力感受器经迷走神经的上行冲动减少，致使"丘脑下部－垂体后叶"ADH 分泌和释放量增加；而在负压呼吸时回心血量增多，心房压力升高，其感受器发放冲动增多，抑制了 ADH 的分泌和释放所致。可知，肺的通气

[1] 马吉庆，王德山．肺主通调水道的现代医学基础［J］.辽宁中医杂志，1984，11（11）：40-41.

深度或压力的改变确能影响肾脏泌尿机能的作用，说明肺脏通过呼吸运动的变化，能影响"丘脑下部－垂体后叶"ADH的分泌和释放，可能是肺主通调水道的实质之一。

3. 心钠素说

王晓东等[1]认为，肺通调水道功能可能主要与肺内的心钠素样物质有关。心钠素具有强大的利尿、利钠、扩张血管和降低血压作用。实验证明肺内存在具有强大利尿作用的心钠素样物质，这很可能是"肺主肃降，通调水道"的现代生理学基础。肺气的宣发与肃降，通过肺内心钠素样物质的分泌，利尿利钠，通调水道，使水液不断下输膀胱，保持小便的通利。

4. 肺水转运蛋白说

尹硕淼等[2]认为，现代医学对于肺脏参与人体水液转运的认识，与中医学所阐述的"肺主行水""通调水道"等论述不谋而合。生理状态下，肺水的转运和重吸收主要包括被动转运和主动转运，两者均是肺水代谢的方式，共同维持着肺水正常转运。被动转运被公认是肺水转运的经典模式，被动转运属不消耗能量的运输过程，靠的是各方面压力和张力从而达到肺水转运和重吸收的效果，其物理力主要取决于肺泡膜的通透性、肺组织间隙与肺毛细血管内静水压与胶体渗

---

[1] 王晓东，赵军宁."肺主肃降，通调水道"与肺内心钠素样物质的关系[J].重庆中医药杂志，1990，6（3）：31.

[2] 尹硕淼，陈远彬，于旭华，林琳.肺水转运蛋白与中医"肺主行水"理论的相关性探讨[J].中医杂志，2019，60（10）：841-844.

透压、肺泡的表面张力和淋巴回流等。肺水的主动转运依靠的是肺泡细胞或者毛细血管细胞上的蛋白，是一个消耗能量的过程。影响肺水转运的主动转运蛋白主要包括 AQP、ENaC 和 $Na^+-K^+-ATPase$，而肺水正常转运功能的维持依赖于 ENaC、$Na^+-K^+-ATPase$ 和 AQP 对肺水的重吸收。AQP 为细胞膜上决定水通透性的蛋白，其中分布于肺中的有 AQP-1、AQP-3、AQP-4、AQP-5、AQP-8 和 AQP-9 等，通过多种机制参与了肺呼吸道的湿化、肺泡中液体的吸收等。ENaC 为主要分布在肺泡上皮 II 型细胞上的一种跨膜蛋白，由 3 个亚基（α ENaC、β ENaC、γ ENaC）构成，均参与肺水代谢，其中 α ENaC 可能为转运 Na^+ 的主要基团。$Na^+-K^+-ATPase$ 为镶嵌在细胞膜上的一种 ATP 酶，也被称为钠泵，能够每分解一个单位的 ATP 就将 3 个钠离子转移到细胞外，同时把 2 个钾离子转移到细胞内，从而形成细胞内外离子浓度差，利于水液的代谢，维持细胞的稳态。结合现代医学发现的肺水转运机制和中药现代药理学研究，认为肺水转运蛋白是中医"肺主行水"理论的一大佐证，两者具有明显的相关性。

5. 肾素－血管紧张素－醛固酮系统说

马吉庆等[1]指出，醛固酮是肾上腺皮质所分泌的、具有促进肾远曲小管和集合管对 Na^+、Cl^-、水重吸收作用的激素。体内醛固酮的分泌调节主要因素之一则是"肾素－血管紧张素－醛固酮系统"（RAAS）。现代研究发现肺通气深度及压力变化能够间接地调节植物神经中枢的活动，而且还可以通过"心肺－肾反射"来影响 RAAS

[1] 马吉庆，王德山.肺主通调水道的现代医学基础［J］.辽宁中医杂志，1984，11（11）：40-41.

的活动，从而调节着肾脏的泌尿机能。已有文献指出，动物在正压呼吸期间，尿中醛固酮的排出量有显著意义的增多。排出尿液中的 Na^+ 与 Cl^- 的比例降低，在负压呼吸期间肾小管对 Na^+ 的重吸收率明显降低，尿量增多，从而为肺通气深度及压力改变能够通过交感神经系统及 RAAS 调节和影响肾小管重吸收机能提供了佐证。正因为肺脏具有影响肾脏泌尿机能的途径，所以当肺脏发生某些病变可使肺泡扩张或萎缩，其肺泡内压发生改变时，常伴有全身水肿、尿量减少、血浆中 Na^+ 浓度降低等水液代谢失衡的症状。

四、肺朝百脉的研究

"肺朝百脉"一词，首见于《素问·经脉别论》，后世用以概括肺的生理功能，说明肺与血、脉、心等关系。由于"肺朝百脉"在生理、病理及临床应用方面的意义极为重要，因而相关研究较多，集中在概念释义、作用机理等方面。

（一）概念释义

关于"肺朝百脉"，以王冰、张介宾、马莳等为代表的历代医家多认为是"百脉朝肺"的倒装句。如王冰、马莳皆训释为："肺受百脉之朝会。"对于这一观点，许多现代学者感到未尽其意，遂展开了讨论和补充，观点如下。

1. 肺潮动百脉说

"朝"在古代与"潮"可同音假借，音义相同。如鲁昌源[1]认为"肺朝百脉"应释为"肺使百脉潮汐"之义，肺

---

[1] 鲁昌源."肺朝百脉"当议[J].湖北中医杂志，1982（4）：52-53.

居上焦，其气主宣降而使荣卫气血得以均匀弥漫地运行敷布，亦即"肺使百脉潮汐"之义。余自汉[1]、陈明[2]、王居正[3]、王强等[4]认为古代医家从"天人应合"的观点立论，以自然界水的运行对应人体内经脉的运行，应当按"潮动"之义来理解"潮"字。"肺朝百脉"的本意是"肺潮动百脉"或"肺使百脉如潮"，是指肺具有使全身经脉如同海水潮汐运动、起落有常的功能。这一功能是由肺宣发肃降、主呼吸、主一身之气来决定、来完成的。

2. 肺朝向百脉说

雷平[5]认为，本节原文其中"入""流""归""朝""输""行""留"都是方向性动词，这段阐述前后关联，一气呵成，不可能唯独中间的"朝"属倒装句。既已言"经气归于肺"，又何须再用"肺朝百脉"之倒装句？而且，若释为百脉朝肺，那肺就是百脉气血的汇集处，又怎么"输精于皮毛""行气于府""留于四脏"呢？并从句意、谷食代谢、肺与宗气和病理四方面进行论证，"肺朝百脉"实乃肺朝向全身经脉，即通过肺的宣发、肃降，将脾上输的谷食精微敷布到全身经脉。

[1] 余自汉."肺朝百脉"辨识[J].中医药学报，1984（2）：35-36.
[2] 陈明.试谈"肺朝百脉"——兼论《内经》之脉[J].河南中医，1989（6）：5-7.
[3] 王居正."朝"与"潮"音义相通——"肺朝百脉"浅析[J].陕西中医函授，1993，13（6）：5-6.
[4] 王强.肺朝百脉：肺使百脉如潮[N].中国中医药报，2011-03-23（1）.
[5] 雷平.也谈"肺朝百脉"[J].四川中医，1990，8（11）：3.

3.肺调百脉说

孙孝忠[1]认为在上古音中"调"与"朝"为定母双声，幽、宵韵旁转，古音极近，具通假之基础，更进一步从书证及语境角度证实"朝"乃"调"之假借字，"肺朝百脉"即肺调百脉。方莉等[2]也认为，依照清·钱大昕的"古无舌上音"理论，"朝"的上古音韵近似"调"，二者为通假。因此"肺朝百脉"可解释为"肺调百脉"。但不管是使动用法的"朝"，还是通假字的"调"，其内涵不变，仍是肺气对百脉与经络之气血运转的调节。

4.肺受百脉朝会说

对古人观点持支持态度的学者不在少数，如《素问今释》[3]认为："朝，朝向、会合之意。肺朝百脉，是说全身的血液都要流经于肺。"龚占悦[4、5]针对各种不同观点，坚持认为，"朝"不是"潮"字之通假借。只有百脉朝会于肺，才能使"脾气散精，上归于肺"的精微物质，通过肺的宣发作用，经百脉输送至全身和皮毛。现行国家规划教材《内经讲义》[6]

[1] 孙孝忠."肺朝百脉"考[J].南京中医药大学学报，2002，3（1）：37-38.

[2] 方莉，王传博.肺朝百脉主治节理论研究评述[J].中国中医基础医学杂志，2016，22（2）：149-151.

[3] 王琦，李炳文，邱德文，等.素问今释[M].贵阳：贵州人民出版社，1981：118.

[4] 龚占悦."肺朝百脉"辨[J].中医药学报，1985（5）：33-35.

[5] 龚占悦.评《"肺朝百脉"再辨识》[J].中医药学报，1986（4）：53-55.

[6] 贺娟，苏颖.内经讲义[M].北京：人民卫生出版社，2019：97.

亦采用了古人的观点。

5. 肺既朝会亦潮动百脉说

荣鸿[1]通过文献考证和语法分析，认为"肺朝百脉"应理解为：百脉的气血流行到大的经脉里，大经中的气血回到肺脏，肺又将气血朝归百脉，输精到皮毛中去。黄建庄[2]认为，"肺朝百脉"指的是肺能输送气血充盈百脉，使百脉之气血如潮水般地规律运行。既有"肺朝百脉"之说，又有"经气归于肺"之论，充分体现了肺为相傅之官的作用。王景明等[3]从肺及其相关结构、肺的生理功能、子午流注理论等方面进行了探讨，认为"肺朝百脉"不仅是指"肺受百脉之朝会"的传统意义，也应包含肺推动血液运行及肺使气血"似潮汐节律"而运行的意义。

6. 肺朝百脉之气说

范铁兵[4]提出，将"肺朝百脉"理解为"朝百脉之血"，这与中医五脏功能分属、肺主治节的理论皆不相符，正确的说法应该是"肺朝百脉之气"。"肺朝百脉之气"提示了气、血、脉、心与肺之间不仅在生理上相互联系，而且在病理情况下相互影响；临床上对于血行不畅所致的疾病，除用活血化瘀的药物外，同时应加用行气、补气之品。

———————————

[1] 荣鸿."肺朝百脉"之我见[J].湖南中医学院学报，1987，7（1）：38-39.

[2] 黄建庄.也谈"肺朝百脉"[J].中医药学报，1990，18（3）：52-53.

[3] 王景明，张振勇.对"肺朝百脉"的再认识[J].云南中医学院学报，2000，23（2）：7-9.

[4] 范铁兵.肺朝百脉：百脉之气朝于肺[N].中国中医药报，2011-03-11（004）.

以上诸说从不同角度论证了"肺朝百脉"内涵意义，可以互相补充。作为一个单独的概念来解释，似乎上述诸说的观点有所不一，但如果我们从《素问·经脉别论》本节原文前后联系起来考察，并结合肺的其他功能，诸观点在理解"肺朝百脉"的生理意义上差别不大，概括起来有三个要点：一肺助心行血，二肺通百脉，三肺调节气血运行的节律。

（二）作用与机理

1.肺朝百脉与气的运动

鲁昌源[1]认为肺居上焦，其气主宣发肃降而使营卫气血得以均匀弥漫的运行。王威等[2]从气运动的角度，认为肺朝百脉是气的双向调节。心为诸经之君主，主血脉，脉气流于诸经，诸经之气归于肺，这体现出了肺在收纳诸气朝会。而肺为五脏之华盖，所谓脏真高于肺，以行营卫阴阳，肺脏不单单受纳诸气，更要将诸气输出到脏腑肌表。肺朝百脉，在气的调摄中实质是一个双向调节，既是肺朝向脉，也是脉朝向肺。肺朝百脉也是气体内体外通过宣发肃降双向调节功能的补充。陈明[3]论述了肺之所以能"朝百脉"的机理：一是肺居上焦，覆盖心君，下俯诸脏，位高宣降，辅君理国，帅掌"治节"大权，故能潮动一身之经脉而运行营卫气血。二

[1] 鲁昌源."肺朝百脉"刍议[J].湖北中医杂志，1982（4）：52-53.

[2] 王威，袁林.浅论"肺朝百脉"是气宣发肃降的双向调摄[J].云南中医中药杂志，2014，35（4）：6-7.

[3] 陈明.试谈"肺朝百脉"—兼论《内经》之脉[J].河南中医，1989（6）：5-7.

是肺主气，能帅血运行于经脉。三是肺主司血液之生成。生血原料——水谷精微（营气、津液），由脾升注于肺，在肺内与清气结合，经肺气化合（亦有心气的赤化作用协助）而生成血液。四是六腑通过经脉隶属于五脏，而五脏除脾之外，其经脉皆上注于肺，从而得肺之宣降而潮运于周身之经脉，五脏六腑皆得其养。

2. 肺朝百脉与经脉循环

柯新桥[1]据《灵枢·经脉》之"手太阴肺经起于中焦，下络大肠，还循胃口，上隔，属肺"，《灵枢·营卫生会》之"中焦亦并胃中……泌糟粕，蒸津液，化其精微，上注于肺脉，乃化而为血"，得出血液首先在肺脉里产生，自肺脉有序依次循行于十二经脉，最终回到肺脉，周而复始，把血液输布至全身以营养人体整个脏腑组织的结论。王维民[2]提出，"肺朝百脉"作用机制之一是肺与经脉间的生理学联系，六腑通过经脉隶属于五脏，而五脏除脾外，其经脉皆上注于肺。方莉等[3]论述了肺与百脉的联系，认为在结构上，"百脉"不仅是指血管，而且也包括经络，而诸经与肺脏有一定的关联。在功能上，肺乃华盖，为十二经的起始，又受百脉的朝会，即肺能使人体全身的经络气血汇聚于肺，这在实质上是对肺在血液生成、循行中作用的高度概括。肺朝百脉的功能作用，一是助心行血。气能行血，肺气有助心行血的功能；肺吸入自然界清气与谷气相结合，在胸中化生为宗气，贯心脉行血气。二是应时潮动。肺主呼吸，调

[1] 柯新桥."经气归于肺，肺朝百脉"浅识[J].河北中医，1985，7（2）：6.

[2] 王维民.试论"肺朝百脉"[J].山东中医药大学学报，2002，26（4）：256-257.

[3] 方莉.王传博.肺朝百脉主治节理论研究评述[J].中国中医基础医学杂志，2016，22（2）：149-151.

节气机，百脉之气血在肺的作用下如潮水般有规律、有节奏地周期运行，调节脉管搏动、维持人体生物节律。

3. 肺朝百脉与生命节律

人体气血的节律变化与肺朝百脉的功能密切相关。肺朝百脉，治节出焉，可使呼吸运动、气血运行有节律地进行，并与日月星辰的运动变化相一致。张胜忠[1]认为，肺与人体月相节律的关系尤其密切。月球的引力及月亮的光照改变都可影响人体十二经脉在不同时间里有着相应的生理变化及反应。人体亦为一小天地，而肺主太阴，肺朝百脉亦尤如月潮大海，其理相似。

（三）现代科学诠释

刘青等[2]根据现代研究成果，认为肺通过对肺内代谢物质如前列腺素、血管紧张素等的生成、激活或灭活，以产生相应的血管收缩和舒张，发挥调节血容量与血压的作用；并通过调节肺内凝血与抗凝血机制的动态平衡，使循环中的血液保持流态的稳定性，从而使血液循环不止。这些调节机制正是"肺朝百脉"的功能表现。"肺朝百脉"的生理功能充分体现了肺与血、肺与脉的相互关系。邸若虹等[3]从现代医学角度解析了"肺朝百脉"的作用机理，体现在：一是调节血液流态。肺内含有丰富的凝血活酶，可促使凝血酶原转化为

---

[1] 张胜忠.月相盈亏对人体的影响［J］.中医药信息，1991，8（1）:5.

[2] 刘青，伍春珠，刘世明，等."肺朝百脉"与肺血病证的辨证施治［J］.实用中医药杂志，1994，10（1）: 30–31.

[3] 邸若虹，何新慧，李永健."肺朝百脉"文理医理考［J］.湖北中医杂志，2006，28（4）: 19–21.

凝血酶。肺组织含有的许多肥大细胞可产生较高的肝素，肝素能与凝血酶Ⅱ结合，因而具有强大的抗凝血作用。肺通过调节凝血与抗凝机制的动态平衡，可使循环中的血液保持流态的稳定性，维持正常血液循环。二是调节血管舒缩。肺脏可通过产生或激活某些物质来调节血管的舒缩，调控血压。

综上所述，"肺朝百脉"的功能体现在助心行血、调节脉动、维持人体生物节律等多个方面，其作用机理，离不开肺主气、司呼吸、主宣发肃降等生理功能，并通过气的运动和经络系统的联系沟通得以实现。"肺朝百脉"是对肺与血、肺与脉、肺与心相互作用的高度概括。

五、肺主治节的研究

《素问·灵兰秘典论》指出："肺者，相傅之官，治节出焉。"后世据此概括为肺主治节，将其视为肺的功能之一。现代学者对"肺主治节"的研究较多，以"肺主治节"为主题词在中国知网可检索到论文达 80 余篇，其研究情况概括起来主要有肺主治节的理论、生物学基础等方面。

（一）理论研究

关于何为肺主治节，古今医家认识不一，现代学者对肺主治节的研究，也主要集中于肺主治节的含义探讨方面，总括各家所论，可概括为以下几个方面。

1. 治理调节说

将"治节"理解为治理调节，是现代大多数学者的观点，如现代规划教材《中医基础理论》认为：治节，即治理调节，是对肺主要生理功能的总概括，包括调节呼吸运动、调节全身气机、调节血液运行、调节津液代谢四个方面[1]。李泽庚等[2、3]对"肺主治节"多有研究，认为肺主治节是对肺各种生理功能的高度概括，是对全身气血及脏腑组织的治理调节，以使气血及各脏腑组织能发挥正常功能，包括治节气、血、津液、脏腑与经络，核心是对气、血、水的治节。其后又提出肺主治节包括对呼吸运动的调节、对津液输布的调控、对卫气布散的调节以及对宗气生成和布散的调节[4]。王旭东[5]认为肺在施行治节的环节中，"朝百脉"是实现"治节"之途径，"宣发、肃降"是实现"治节"之方式，而"司呼吸""通调水道""主皮毛"等则是"治节"作用的部分生理体现，肺治节功能应扩大到对全身功能的治理调节上来认识。

上述解释虽然从医理上可以讲通，但从文理与《素问·灵兰秘典论》原文语境的角度而言，却存在着以下问题：一是"节"在古汉语中没有调节之意；二是原文中"治节"与"神明""谋虑""伎巧"等相提并论，均为名词，而治理调节则成了动词，与原文体例不符；三是"神明""谋

[1] 王键.中医基础理论[M].北京：中国中医药出版社，2016：45-46.

[2] 李泽庚，王传博，彭波.肺主治节之我见[J].辽宁中医杂志，2010，37（1）：56-60.

[3] 李泽庚，彭波，童佳兵，等.肺主治节与肺系"三角理论"[C].全国中医内科肺系病第十四次学术研讨会，2010：308-310.

[4] 郑莉莉，王婕琼，李泽庚."肺朝百脉、主治节"之理论探析[J].长春中医药大学学报，2017，33（5）：693-695.

[5] 王旭东."肺主治节"及临证治疗[J].中医研究，1991，4（1）：10-12.

虑""伎巧"等所论均为五脏各脏功能的一个方面，故"治节"也当如此，不应视为对肺脏功能的概括。另外，在对"治节"所概括的肺脏功能的解释方面，亦有过度诠释之嫌或逻辑错误。如梁启军等[1]提出肺主治节是邪气外出的通道之一等。李家民等[2]提出肺主治节实乃肺主气功能的扩大和延伸，明确有逻辑错误。因为肺主治节应是以肺主气功能为基础的，并不是肺主气功能的扩大和延伸。

2. 生命节律说

任应秋[3]在1978年研究生班的讲课时，较早提出肺主治节与人体生命节律有关，他认为"节"是节奏、节律之意；肺主呼吸，一呼一吸是有节律的，肺气、心血的运动节律，通过呼吸表现出来。人体营气、卫气都是通过宗气来带动的，而这个带动是有节奏的、有节律的……这就是"治节"的意思。马惠迪[4]提出，治节，就词义来讲，应该是正常而有秩序的节律。肺主治节，即肺通过主呼吸运动，调节其他脏腑的工作节律，使人体整体趋向协同有序。肖国钢[5]认为"治"者，平也，衡也；"节"，有节律、节度、节制之义。"治节"者，权衡节度也。提出肺主治节的含义指肺对机体"节律""节度"的权衡节度，涉及心搏之数、呼吸之节、二便摄纳排泄之度、月经盈泻之期、气机升降出入之贯序、营血循行之次递、

[1] 梁启军，李存霞，王鹏."肺主治节"理论的内涵及应用 [J].河南中医，2010，30（9）：846-847.

[2] 李家民，陈慧.肺主治节的理论内涵及临床意义 [J].长春中医药大学学报，2014，30（6）：965-968.

[3] 任廷革.任应秋讲《黄帝内经》（素问）[M].北京：中国中医药出版社，2014：90.

[4] 马惠迪.浅谈"治节" [J].中医杂志，1986，17（4）：70.

[5] 肖国钢."肺主治节"探讨 [J].四川中医，1993（6）：16-18.

胃肠满实之互替、寤寐昼夜之交递等，都有一定的节度和规律。故肺主治节的理论，临床可用于调节心律失节，调治二便失节，调整月经周期。进一步扩展了肺主治节调理生命节律的范围。李亚莉[1]认为"治"为稳定、协调，"节"为节奏、节度。肺主治节，即指肺能统领各脏腑协调运动的节奏。并通过日常生活中人对呼吸的自主调节以及古代气功健身中"意守"与"吐纳"相结合、"心息相依"加以论证。李如辉等[2]提出肺主治节的含义是肺参与主持正常的生理节律（或比例），包括呼吸节律、心搏节律及心率与呼吸频率之间的比例、卫气节律与寤寐节律。他们认为对以上生理节律尤其是呼吸节律、心律、心率、心率/呼吸频率之间的比例的细密观察，是《黄帝内经》肺主治节理论赖以发生的必要条件。临床上，以上生理节律的破坏便构成了肺失治节的特定病理内容。由于肺主治节功能的根源在于肺气宣发肃降的动而中节状态，因此，治疗肺失治节，则从调理宣降着手。梁超等[3]也认为治节即治理、调节、有序、有度之义，是指肺脏负责、掌管并维持人体脏腑一切有秩序、有节制、有规律、有法度及节奏的功能。

[1] 李亚莉.论"肺主治节"[J].陕西中医函授，1994，14（6）：10-11.

[2] 李如辉，张珍玉."肺主治节"理论的破译[J].浙江中医学院学报，1998，22（4）：48-50.

[3] 梁超，谭漪.从肺主治节治疗节律紊乱疾病探讨[J].四川中医，2000，18（12）：9-10.

叶发期[1]从《黄帝内经》语境出发，认为"治"作为形容词与"乱"相对而言，表达一种宁静有序的和谐状态；"节"则是节度、节律、规律等，对于人体而言则应包括生理活动的节律性与周期性，如呼吸节律、心搏节律、寝寐节律、月经盈泻节律等。治节不应是对肺的生理功能的高度概括，而是肺通过主气、宣发肃降等生理功能，实现对人体气机、血液运行、脏腑功能的协调，使天人相应，使机体达到一种周期和节律和谐有序的状态。但他在另一文献中又否定了肺主节律的观点，认为肺主治节是肺主治气节，即肺通过与天相应，感知天气季节之变化并传之于心及其余各官，使各官生理规律与天相应[2]。张洁[3]也提出肺主治节主要是通过肺气的宣发肃降调节一身气、血、津液，从而调节五脏六腑、形体官窍、经络百骸的功能，来调控和维持人体生命活动中各种生理节律。

上述解释从文字、语境的角度而言，较为符合《素问·灵兰秘典论》的原意，但将月经盈泻、二便摄纳排泄、胃肠满实互替等均纳入肺主治节的范围，则有过度诠释之嫌，不大符合中医临床实际。

3. 功能节律综合说

近年来有学者试图综合上述两说，提出肺主治节是对肺的相关功能的节律性、周期性的概括。如孟令军[4]认为肺主治节表现在对呼吸运动、宗气合成与分布、卫气布散、血液运行、津液分布、脏腑气机的治理调节，其中治节呼吸运动包括了使呼吸节律与脉搏节

[1] 叶发期.肺主治节原意及其临床应用价值[J].中医研究,2010,23（6）:4-5.

[2] 叶发期."治节"本义考[J].中医杂志,2010,51（增刊1）: 61-62.

[3] 张洁.浅谈肺主治节与人体的节律[J].福建中医药,2007,38（4）: 62-63.

[4] 孟令军.肺主治节的内涵[J].安徽中医学院学报,1997,16（1）: 14-15.

律构成1∶4的比例，以及调节呼吸节律和深度以适应机体变化需要；治节卫气布散具体表现在顺应四季气候寒热变化及御邪或驱邪两方面。李成立[1]认为治节乃平衡节度的意思。肺主治节包括肺脏基本生理功能、肺对其他脏腑的辅助作用及对人体生命节律性的平衡节度作用。肺失治节可导致气机逆乱、津液输布失常、气滞血瘀、生命节律失衡，并由此产生种种疾患。褚桂克等[2]认为"节"有节气、节律、节制的含义，肺主治节一方面是对肺的生理功能的概括，另一方面，还包括肺通过主气、司呼吸使人体与自然界气候变化及"节气"顺应一致，达到天人合一；通过主气、司呼吸，宣发肃降和通调水道等生理功能，对人体脏腑功能、气血运行、经络循行、气机变化的节律和周期性变化起到节制、协调和制约的作用。李家民等[3]认为肺主治节包括对"心主血脉"、人体正气、其他脏腑功能及津液代谢、生命节律、机体废物的治节。方莉等[4]认为肺主治节的核心功能是对呼吸运动、津液分布、卫气布散以及宗气合成和分布的调节，是肺通过主气、司呼吸、宣发肃降和通调水道等生理功能，对人体脏腑功能、气血运行、经络循行、气机变化的节律和周期性变化

［1］ 李成立.浅谈肺主治节［J］.天津中医药，2004，21（4）：304-306.
［2］ 褚桂克，范梁松，侯文光.从"节"的内涵探讨"肺主治节"［J］.中医学报，2012，27（9）：1094-1095.
［3］ 李家民，陈慧.肺主治节的理论内涵及临床意义［J］.长春中医药大学学报，2014，30（6）：965-968.
［4］ 方莉，王传博，王婕琼，等.肺朝百脉主治节理论研究评述［J］.中国中医基础医学杂志，2016，22（2）：149-152.

起到节制、协调和制约作用，使人体达到气血通畅、脏腑功能和谐、阴平阳秘的状态。

上述解释明显是为了弥合治理调节说与生命节律说二者的差异而提出的一种折中方案，仅仅是对两种不同解释的拼凑，并没有明确阐明二者的关系。

4. 生理秩序说

王玉兴等[1]从上下文意的角度考释认为，肺为相傅之官，包含了肺有佐心治理和协调其他脏腑及营卫气血的作用。"治节"一词的含义应指"安定有序"，全句意谓肺的治理调节，可使全身机能活动和气血运行达到"安定有序"的生理状态。具体体现在肺司呼吸，可使呼吸运动保持一定的深度、频率和节律；肺主一身之气，可使全身之气生成有秩、运行有序；肺主宣发肃降，可使机体新陈代谢有条不紊；肺主通调水道，可使津液输布畅达通利；肺朝百脉，助心行血，可使气血调匀，循行有序。林琳等[2]认为"治"与"乱"相对，即治理有序之谓；"节"，制也，犹适也，即限制无过之谓。"治节出焉"之含义，即是通过肺脏的治理调节作用促进、协调脏腑营卫功能，维持其正常生理秩序。贺诗峰[3]也认为肺主治节并非肺主气、司呼吸、宣发肃降功能的简单概括，而是肺脏调节人体适应大自然气候变化、人体所处小环境的变化和机体自身状态变化的能

［1］ 王玉兴，阴斌．"治节"含义再识［J］.中国中医基础医学杂志，1996，2（1）：55.

［2］ 林琳，郑杨，张静，等．"肺者，相傅之官，治节出焉"考略［J］.中医药学报，2000，28（3）：78-79.

［3］ 贺诗峰．从肺主治节谈变应性鼻炎的防治［J］.中华中医药杂志，2017，32（10）：4525-4527.

力。也就是说肺能维持生命活动节律性，使生命与自然相应，和谐有序。

上述解释亦有过度诠释之嫌，因为要维持人体的生理秩序以及人与自然相应，和谐有序状态，必须以心为君主的十二脏相使方可，绝不是肺一脏之功能所能胜任。

5.肺主治理关节说

由于"节"的本义为竹节，可引申为关节、节气。《黄帝内经》中"节"亦有关节与节气之意，且从数术思想的角度，关节与节气有相应的关系。故有学者提出肺主治理关节之说。如崔世奎[1]通过考证认为"节"指关节。肺主治节是指肺有统帅治理关节的作用，对关节的控制通过卫气的作用实现。卫气在经络中循行时会停留在关节发挥卫外、温煦作用，同时有助于关节发挥神气之所游行出入、髓孔易髓、以应四时、主司运动等作用。并由此论证了肺主治节与痹证的关系。向勇等[2]也提出"治节"可以理解为使"节"的生理功能处于一种安定和谐的状态。肺的功能，就是在调节人体"节"的正常功能，维持人体关节正常的功能活动。仲梅等[3]认为在肺主治节包括治理全身诸关节理论的基础上，对肺系疾病出现的诸多关节症状及骨关节疾病并发的肺部症状，可以做出

[1] 崔世奎.从肺主治节论治痹证探讨［J］.国际中医中药杂志，2012，34（4）：338-339.

[2] 向勇，王春林，董有康，等.从"肺主治节，忧伤肺"探讨焦虑、忧郁对骨关节疾病的影响［J］.环球中医药，2018，11（1）：82-83.

[3] 仲梅，陈宪海.从肺系疾病与骨关节疾病相关性探赜"肺主治节"［J］.中国民族民间医药，2018，27（20）：60-61.

理论分析及指导临床治疗。虽然此说有一定的文字学基础，但缺乏充足的医理论据，明显为一种过度诠释。

按照哲学诠释学的观点，诠释对象具有其自身的历史境遇，诠释者带着主体的历史境遇与客体相周旋，在周旋中彼此交融渗透，诠释对象因诠释者的理解而昭显它在当下的真理性意义，诠释者则因诠释对象的提升而获得经验与创造力。对"肺主治节"的诠释也是如此。从《黄帝内经》所用语词、所论语境以及相关论述的角度而言，"治节"，可理解为正常节奏、节律，主要指人体呼吸、心跳、脉搏以及气行节律。《黄帝内经》认为肺主气，司呼吸，参与宗气的生成，《灵枢·邪客》说："宗气积于胸中，出于喉咙，以贯心脉，而行呼吸焉。"《灵枢·动输》曰："肺气从太阴而行之，其行也，以息往来，故人一呼脉再动，一吸脉亦再动，呼吸不已，故动而不止。"《难经·一难》曰："人一呼脉行三寸，一吸脉行三寸，呼吸定息，脉行六寸。"即肺通过宗气参与人体呼吸、心跳、脉搏以及气行节律的调节。现代规划教材将"治节"理解为治理调节，认为是对肺的功能的高度概括，只能说是站在现代语境下一种新的发挥。至于认为肺治节功能应扩大到对全身功能的治理调节上来认识；或将生理节律扩展到寤寐、二便、月经等方面；或认为肺主治节使人体与自然界气候变化及"节气"顺应一致，达到天人合一等解释，都有过度诠释之嫌。

（二）生物学机理研究

由于对肺主治节的含义认识并不一致，因此，有关肺主治节的生物学机理探讨，学者们的角度也差异较大。吴江昀[1]提出肺主治

---

[1] 吴江昀."肺主治节"与膈肌运动[C].2017世界针灸学术大会暨2017中国针灸学会年会，2017：657.

节指各脏器活动有赖于肺的治理调节，其作用与膈肌运动密切相关。膈肌运动是呼吸机制下产生的生理运动，膈肌运动的节律对肺与腹腔器官安定有序、和谐稳定的状态有重要作用。柴程芝等[1]借鉴生理病理学研究进展，提出"肺主治节"与血管内皮功能相关的观点，认为肺主治节体现了肺对血管舒缩以及血液供应的调节功能，在心血管疾病防治中具有重要的理论价值。白钢等[2、3]通过对植物神经相关的脏腑调节机制，以及肺主治节的药效物质基础与方剂配伍的探讨，提出肺主治节的内涵与植物神经节后纤维所支配的效应器的生理功能相关，并进一步通过肾上腺素能受体和胆碱能受体的功能探讨，受体激动剂/拮抗剂药物的作用机制和临床用药情况分析，以及治肺中药的药效物质基础解析等方式，诠释"肺气"的运行与交感及副交感神经功能的相关性。认为β-AR/cAMP/PKA 信号通路是肺主宣发发挥效应的关键通路之一，肺主治节所体现的核心内容与肌球蛋白轻链的磷酸化水平的调控密切相关。

综上所述，肺主治节作为中医藏象理论的一个重要问题，

[1] 柴程芝，庄先飞，陈茜，等.基于"肺主治节"理论探讨生脉散防治心血管疾病作用机制研究设想 [J].中国中医基础医学杂志，2015, 21（4）: 390-392.

[2] 白钢，姜民，侯媛媛，等.试论"肺主治节"与植物神经功能的相关性 [J].世界科学技术——中医药现代化，2014, 16（7）: 1451-1457.

[3] 白钢，侯媛媛，姜民，等.基于"肺主宣发"与"肺主治节"的中药药效物质基础及其生物学机制研究 [J].中草药，2017,48（19）: 3901-3909.

现代学者从不同角度、用不同的方法进行了多方面研究，但由于对其内涵认识的争议，导致临床应用与现代科学诠释研究难以有效开展。因此，当代首先应基于诠释学理论与方法，明确肺主治节的基本内涵，避免过度诠释，然后在此基础上进一步规范开展临床研究与科学诠释研究。否则，临床研究与科学诠释研究将缺乏依据与标准，各说各话，难以有效推动中医学术的发展。

另外，关于肺功能概念间的逻辑关系，张登本等[1]运用种属概念进行了分析，认为：其一，宣发、肃降是肺气的运动特点而不是肺的具体功能，体现在肺的一切生理活动中，是生理活动的属概念；而肺主气、司呼吸、通调水道、肺朝百脉等为种概念。其二，根据《素问·灵兰秘典论》，肺主治节是以"相傅之官"为前提的，其内涵是协助心治理和调节全身气、血、津液及各脏腑组织活动的作用。"主治节"为肺生理活动中的属概念，而主气、司呼吸、脉朝百脉、通调水道等为种概念。其三，肺"主气"与"司呼吸"仍是"属概念"与"种概念"的包含关系而非并列关系。其四，"肺朝百脉"应以更简捷明了的"肺助心行血"概念替代。

[1] 张登本、孙理军．中医基础理论中概念的困惑与思考诠释［J］．中医药学刊，2004，22（9）：1573-1575.

第三节 肺的生理特性与应时研究

一、肺的生理特性研究

对肺的生理特性的研究，主要围绕肺为娇脏而展开。《黄帝内经》及《难经》等经典著作，并无"肺为娇脏"之说。刘佳羽等[1]认为此说最早出现于宋元时期，秦玉龙[2]则认为大约兴于明末清初。20世纪50年代始，今人将其以肺的特性之一编入《中医理论概说》[3]中。

关于肺为娇脏的含义，各家理解不一，主要有以下观点：①狄玉敏等[4]持"娇"为"娇嫩"说，认为肺脏质地疏松，"虚如蜂窠"，在五脏中最为娇嫩，不耐寒热，易于受邪。张星平等[5]从发生学的角度，认为《难经》七十五难之"西方虚"堪称后世"肺为娇脏"之鼻祖。肺具有"不耐寒热、易损难愈"的特点。由于肺脏娇嫩，喜润恶燥，在诊断治疗过程中除了需要考虑病邪的因素，同时也需要考虑到勿被药邪所伤，尤其是需要考虑到温燥之药的伤津、耗液问题。②秦

[1] 刘佳羽，陈震霖，李绍林.肺为娇脏研究评析[J].环球中医药，2015，8（7）：817-819.

[2] 秦玉龙."肺为娇脏"探析[J].浙江中医杂志，1999（6）：255-256.

[3] 吕维柏，林平青.中医理论概说[M].北京：人民卫生出版社，1959：15-30.

[4] 狄玉敏，夏锦堂.论"肺为娇脏"[J].河北中医，1993，15（2）：4-5.

[5] 张星平，陈强，刘敬标.从"肺为娇脏"谈五脏的非均衡性[J].中华中医药杂志，2010，25（6）：827-829.

玉龙[1]认为"娇"之义本为"骄",肺具有捍卫机体抗御外邪的作用,是乾金坚强之气以固其形的结果,将"娇"字解释为"娇嫩"不可取。肺为骄脏正是言其位高,居于各脏之上,故易为邪侵。另外,认为肺为娇脏实同肺为牝脏,言其属阴。③李贺明等[2]持"娇"通"矫"字说,可从两个方面理解:一方面,肺为人体矫健之脏。首先,肺居胸中,处于高位,称为"五脏六腑之华盖",犹如一座房屋,有护内御外之作用,故非矫健、强壮之体难能承当矣;其次,肺气主表,其卫气行于脉外,充于皮毛,为机体的外卫,具有滋养腠理,启闭汗孔,护卫肌表之功能,其性刚悍,能抗御外邪从肌表侵入,故有"藩篱"之称。另一方面,肺为人体"矫枉"之脏。从生理上讲,肺主气,司呼吸,开窍于鼻,与机体外界相通,吸清呼浊以完成气体交换,这个过程有赖于肺的清肃、"矫枉"功能,将有害物及外来致病因子拒之于外,同时又将肺内代谢产物排出体外,此为其一;肺主治节,在人体生命活动中起着治理、调节气血的循环、组织器官及肢体本能活动的作用,此为其二。陈明明等[3]则在前人论述的基础上,分析了肺的生理作用,认定"肺为强脏"。其一,肺属金,金性坚强。其二,肺脏居于胸中,处于高位,称为"五脏六腑之华盖",有护内御外之作用,是五脏六腑的屏障,故非强壮之体难能承当;再次,称肺宣发卫气行于脉外,充于皮毛,具有滋养腠理,启闭汗孔,护卫肌表之功能,其性刚悍,能抗御外邪

[1] 秦玉龙."肺为娇脏"探析[J].浙江中医杂志,1999(6):255-256.
[2] 李贺明,张立华,高学功."肺为娇脏"浅见——与苏志峨同志商榷[J].时珍国医国药,2001,12(8):728-729.
[3] 陈明明,矫承媛,陈以国.论肺为强脏[J].辽宁中医杂志,2005,32(5):404.

从肌表侵入。

刘佳羽等[1]总结了古今医家的观点，从训诂学、生理、病理等角度做出综述，认为"娇"有四种解释：一是通"骄"作"高"解。言其位高，后逐渐演变为"肺为华盖"之说。二是通"矫"作"正"解。言肺的清肃具有"矫枉"的功能。三通"娇"作"强"解。肺覆盖于五脏六腑之上，宣发卫气于体表，具有保护诸脏免受外邪侵袭的作用。四是"娇"为"女"（属阴）。大约自南朝以后"娇"代指年轻女子、美女。从阴阳属性上讲，女为阴。娇脏实同牝脏，言其属阴。

二、肺气通于秋的研究

王琦[2]认为：肺与秋季相通应，是由于同气相求，肺气在秋季最为旺盛，而秋季也多见肺的病变。张俊龙等[3]认为：《素问·六节藏象论》中所说"肺者，气之本……通于秋气"中所谓"通"，即相互通应之意。根据"天人相应"的理论，肺气旺于秋，肺病在秋季得自然界之气的滋助可以好转，患者感到舒适。当然，秋季气候过于燥烈，又容易损伤肺气，耗伤肺之阴津，产生干咳少痰，皮肤干燥等病症。刘燕池等[4]认为：肺气通于秋，在生理上肺为清虚之体，性喜清润，

[1] 刘佳羽，陈震霖，李绍林.肺为娇脏研究评析[J].环球中医药，2015，8（7）：817-819.

[2] 王琦.中医藏象学[M].北京：人民卫生出版社，2004：520.

[3] 张俊龙，郭蕾.中医藏象学[M].北京：科学出版社，2001：176.

[4] 刘燕池，雷顺群.中医基础理论[M].北京：学苑出版社，2004：61.

与秋季气候清肃，空气明润相通应；病理上秋季气候干燥，容易损伤肺津，引起口鼻干燥，干咳少痰，痰少而黏的肺燥证。吴同玉等[1]认为，"肺应秋"的内涵是指肺的肃降功能在秋季旺盛，并在当令之季节具有重要的调节控制作用。即肺通过调节机体五脏及自身肺系统的生理功能，使机体做出某些相应的适应性变化，从而体现人与自然环境是一个协调、统一的整体。马淑然等[2]借助现代自稳调节的概念，对"肺应秋"的内涵阐释的较为合理，提出"肺应秋"的本质内涵为：肺是机体应时而变在秋季起主要调节作用的时间调节系统。肺在当旺的秋季，其肃降功能增强，并且处于支配地位，发挥着对自身肺系统及其他四脏重要的调控作用。而在其他季节则处于从属地位，协助或抑制其他四脏以维持机体应时而变的调节稳态。而肺在秋季宣发卫气津液护卫肌表能力相对低下，表现为机体免疫力降低，易发呼吸系统疾病。杨超[3]认为，秋季乃万物生机归敛的季节，故而机体气机的运转亦应时而变，呈下降内敛的趋势，因而肺脏肃降功能得以增强。肺五行属金，其气肃降属秋，故而肺气通于秋。

马淑然等[4]还论述了中医"肺应秋"理论对临床的指导意义：一有助于分析呼吸系统季节性发病规律的机理：有研究发现，秋季

[1] 吴同玉，刘燕池，马淑然．论肺应秋的适应性调控机理［J］．中国中医基础医学杂志，2004，10（7）：12-15.

[2] 马淑然，郭霞珍，刘晓燕，等．从机体自稳调节机制探讨"肺应秋"内涵［J］．山东中医药大学学报，2006，30（5）：342-343.

[3] 杨超．肺应秋理论对预防肺系疾病的相关性研究进展［J］．齐齐哈尔医学院学报，2015，36（4）：550-552.

[4] 马淑然，郭霞珍，刘晓燕，等．从机体自稳调节机制探讨"肺应秋"内涵［J］．山东中医药大学学报，2006，30（5）：342-343.

出生的哮喘儿童占全部病例的 32.0%，明显多于其他三季出生的患者，且哮喘发病年龄为（1.66±1.07）岁，早于春夏、冬季出生的患者。他们在外界气候变化的影响下，极易"外内合因"，发生呼吸系统疾病[1]。二有利于临床对呼吸系统季节性发病时间及其间甚的诊断：病情随四季更迭而有轻重变化，亦受四时之气及脏气应时衰旺的影响。三有益于指导临床呼吸系统疾病季节性发病的预防和养生：应该顺应秋气的内敛、肃降以养生保护肺的气阴，则机体会健康无病。四有益于指导临床呼吸系统疾病季节性发病的治疗：呼吸系统疾病存在着季节性发病规律，慢性阻塞性肺疾病在天气转暖或治疗后会缓解，但秋冬季节或感冒后易复发，其病机总由肺失肃。用药上，要在辨证论治的基础上，考虑时间因素加用润肺、肃肺、降肺气的药物，并酌情配以宣肺以辅助肺气的宣发肃降的调节功能，使其恢复到正常的范围。

第四节　肺与形窍志液关系的研究

一、肺合皮毛

　　中医学认为肺与皮毛关系密切，现代多表述为"肺合皮毛"，并从理论、生物学机理等多方面进行了研究。

---

[1] 李敏，李兰.儿童哮喘发病的相关因素调查［J］.现代预防医学，2005，32（3）：271.

（一）理论研究

皮毛，一般认为指体表的皮肤、黏膜、汗腺、发须、毫毛等，李浩等[1]认为"皮毛"不特指皮肤和毛发，而是肺系的抗邪屏障，相当于呼吸道的免疫防御机制。杨如哲[2]将肺与皮毛的关系归纳为二方面的含义：一是并列的关系。即肺与体表皮毛相合，这是一种脏器与组织相关的联系。肺主呼吸，皮毛、汗孔也有调节呼吸的作用。二是主从的关系，称"肺主皮毛"。"皮毛"为一身之表（包括皮肤、汗腺和毫毛等组织），有分泌汗液、润泽皮肤和抵御外邪等功能。皮毛的这些功能的发挥需要肺输精于皮毛和肺气宣发的力量。这种关系是肺气生养和主管皮毛的关系。虽然有"肺合皮毛"与"肺主皮毛"两说，但前者多见于古代医著中，后者在近代著作中见到较多。认为不论从论证上，还是实际应用上，不论从古代还是现代的科学详述中都以"肺合皮毛"较为妥当。

欧阳兵[3]则认为，关于肺与皮毛的关系，《内经》有多种表述，主要有肺合皮毛、肺应皮毛、肺生皮毛、肺主皮毛等。后世常常混用，但不同表述寓意不同，四者不可混淆。其中肺合皮毛、肺生皮毛、肺应皮毛表述了肺与皮毛的三种关联形式：肺合皮毛着重表述肺与皮毛在生理上相互配合，共同主持人体的某些生理机能；肺生皮毛突出了肺对皮毛的主宰作用，肺为皮毛之母，主司且维持着皮毛的营养与润泽；肺应皮毛重点从皮毛角度说明两者之呼应关系。

[1] 李浩，高雪，侯辉，等.护表御邪－肺主皮毛的实质[J].中国中医基础医学杂志，1999，5（5）：5-6.
[2] 杨如哲.古今论"肺合皮毛"及其在临床中的应用[J].辽宁中医杂志，1984，8（1）：12.
[3] 欧阳兵.肺主皮毛小议[J].北京中医.1993，11（3）：5.

皮毛在肺的统领下，配合肺的功能，呼应并不断反馈着肺的信息；肺主皮毛，是言肺主持、掌管着皮毛。"主"字概括了肺与皮毛的总体关系。肺主皮毛是这合、生、应三者的总体概括。肺主皮毛揭示：肺与皮毛共同主司人体的呼吸，调节体液代谢，维持正常体温，有着天然而不可分割的联系。陈明等[1]认为，肺主皮毛与肺合皮毛不尽相同。①肺主皮毛，即肺主宰皮毛，这说明肺与皮毛的关系是主从关系，皮毛必赖肺宣发以养，皮毛的功能是隶属于肺之功能的。②肺合皮毛，即肺与皮毛相联合。这说明肺与皮毛的关系是并列关系，二者无主次贵贱之分。主要体现在肺司呼吸的功能形式之中，肺为内外气体交换的场所，这是肺司呼吸的主要方式；而皮肤在肺气宣发至体表的卫气控制下执行呼吸运动，这是肺司呼吸不可分割的一个方面。"肺主皮毛"强调了肺对皮毛的滋养温煦作用，其作用趋势是由内向外、自脏及体，失常则肺先病，继而导致皮毛为病。"肺合皮毛"着重于皮毛对肺的卫御、调节作用，其作用趋势是由外向内、自体及脏，失常则皮毛先病，继而引发肺疾。这两种方式相互依赖，相互为用，"主"乃"合"之物质基础，"合"乃"主"之功能前提。

对于肺与皮毛相关联的作用机制，各家观点大同小异，基本没有异议。大致从三方面认识：一是肺对皮毛的作用：肺主气，主宣发，输精于皮毛，营养皮毛，维持皮毛的生理功能。二是皮毛对肺的作用：皮毛有排汗、散气，抗御病邪

[1] 陈明，张传兰，李树林.试谈肺与皮毛相关——兼论肺司呼吸 [J].国医论坛，1991，6（3）：16-17.

的作用，起到保护肺的屏障作用，协助肺之气司呼吸；同时，反映肺的生理病理变化。三是肺与皮毛共同作用：共同完成呼吸运动、调节体液代谢、维持体温相对恒定。对肺与皮毛关联的中介，基本也达成共识，如欧阳兵[1]认为肺主皮毛的媒介、途径是通过卫气实现的。卫气靠肺的宣发输布于皮毛，传递、反馈着肺的信息，卫气是肺与皮毛联系的介质。古继红等[2]也认为，肺主皮毛的功能实际上是以肺气宣发卫气透达体表为生理基础，以卫气失调为共同的病理基础。肺－卫－皮毛之间有密切的联系，卫气是肺与皮毛联系的中介环节。周光等[3]指出"肺主皮毛"理论内涵之一是通过肺的宣发和调节营卫来维护皮肤的"疏泄"与"润泽"功能与状态。"疏泄"包涵皮肤的"通透"与"开阖"，发挥着防御外邪，调节体液代谢，调节体温，辅助呼吸的作用；"润泽"包涵皮肤的"濡润"与气血、津液敷布的生理状态与功能表现。

（二）现代科学诠释

1. 生物进化说

斯里兰卡学者[4]从胚胎学理论报道：在人类胚胎期，原始的组织包括外胚层、内胚层及中胚层，皮肤与肺均从外胚层发展而来，

［1］ 欧阳兵．"肺主皮毛"的科学内涵和临床意义［J］．安徽中医学院学报，1996，15（4）：12-13.

［2］ 古继红，区永欣，张小虎，等．"肺主皮毛"理论的实质探讨［C］．中华中医药学会第九届内经学术研讨会论文集，2008，104-105.

［3］ 周光，陈露．中医皮肤"疏泄"与"润泽"理论构架概述［J］．中国中医基础医学杂志，2012，18（3）：259-260.

［4］ 陈维养．中国传统医学中肺与皮毛的关系［J］．国外医学·中医中药分册，1982，4（3）：封3.

故肺与皮毛有着"先天生就"的关系。李莱田[1]运用比较解剖学、比较生理学的资料，以系统演化、进化发展的理论研究从蛋白质体到单细胞生物，从原始多细胞的海绵动物到两胚层分化的腔肠动物，从三胚层的涡虫到两侧对称的蚯蚓，其呼吸作用和物质交换均由相应的细胞膜或皮肤来完成，其"肺"和"皮毛"几乎是合一的外呼吸。从七鳃鳗到两栖类亦清楚显示肺和皮毛的表里相合，共同完成主气、司呼吸的功能，尤其两栖类几乎仍以皮肤呼吸为主。随着动物进化的越高等，机体的内环境越稳定，稳定的水的内环境逐渐代替了多变的水的外环境，肺也由两栖类低能的肺进化成人类强大的肺，逐渐完善的肺呼吸完全代替了皮肤呼吸，但就其靠肺泡上皮（及其上微血管网）通过表面薄的水层与外界空气进行气体交换来看，仍与低等动物靠皮肤或细胞膜通过水的环境进行气体交换是基本相同的，这就是通过各进化阶段动物"肺"与"皮毛"关系的比较而得出的人类"肺主气""肺外合皮毛""天气通于肺"的比较解剖生理学基础。

2. 免疫协同说

胡作为等[2]从免疫学的角度探讨了肺与皮毛之间的关系，认为呼吸道黏膜及黏膜下存在的淋巴细胞是执行局部特异性免疫功能的主要场所；而皮肤的表皮和真皮层多存在免疫细胞和局部淋巴结，构成了具有免疫作用的独特功能单位。皮

［1］ 李莱田.从系统演化论"肺外合皮毛"［J］.山东中医学院学报，1981，4（1）：48-51.

［2］ 胡作为，周燕萍.肺主皮毛及其现代免疫学基础刍议［J］.辽宁中医杂志，2004，31（3）：200.

肤、黏膜上皮是机体内部和外界环境之间的屏障，构成重要的第一道防线，故而呼吸道黏膜和皮肤的免疫功能是一致的、协同的。赵润杨[1]认为，皮肤是一具有独特免疫功能的系统，在免疫学领域中有着十分重要的作用，表皮与胸腺上皮在结构和免疫学上有类同性；皮肤是识别、处理和提供抗原的场所；正常皮肤内T淋巴细胞具免疫活性，一些炎性皮肤病浸润的细胞大多数为T淋巴细胞，恶性T细胞具有特殊的向表皮特性；皮肤产生分化T细胞的免疫因子；胶原细胞可以增强皮肤内T细胞介导的免疫反应；皮肤具有免疫监视功能。综合上述，皮肤应当被看作一个具有独特免疫功能与整体免疫系统密切相关的组织器官。提示我们从免疫学角度进一步理解与认识"肺合皮毛"的深刻内涵与意义。

3. 结构相似说

罗再琼[2]指出，古人已观察到肺与皮毛在解剖位置和组织结构上的密切关系。可以认为，肺与皮毛均为多孔窍的组织，肺通过孔窍完成气体交换，使外界的清气得以吸入，体内的浊气得以排出，以维持呼吸运动。皮毛则通过汗孔，使气随肺的宣降而出入，以助肺呼吸。杨如哲[3]认为，机体的表面和肺脏腔内部都铺衬着一层薄片状的上皮组织——被覆上皮，体表的被覆上皮层次多而厚，称复层扁平上皮；肺脏腔内衬的层次少而薄，称为单层扁平上皮。在上

［1］ 赵润杨."肺合皮毛，开窍于鼻"实质研究［D］.济南：山东中医药大学，2008.

［2］ 罗再琼.谈"肺合皮毛"的机理［J］.中医函授通讯，1992，10（5）：14-15.

［3］ 杨如哲，陆孝夫.古今论"肺合皮毛"及其在临床中的应用［J］.辽宁中医杂志，1984，8（1）：12-14.

皮下皆有丰富的毛细血管，这些都是交换气体、发散热量的必要条件。二者在解剖组织学上相似。

以上诠释，部分说明了肺与皮毛共司呼吸、共调体温、共御外邪的现代机制。

二、肺开窍于鼻

"肺开窍于鼻"之说，源出于《素问·金匮真言论》，另外，《黄帝内经》尚有"肺主鼻""肺气通于鼻"等论述，均阐述了肺与鼻的脏窍关系。现代研究主要从理论阐释、实验研究、临床应用等方面展开。

（一）理论研究

在中医传统观点的基础上，李凡成[1]将"肺开窍于鼻"的生理病理基础总结为肺与鼻共同呼吸、肺与鼻同司嗅觉、鼻为肺之外候、肺鼻疾病互及等四个方面。刘妍彤等[2]认为肺与鼻之间联系，一是经络连属；二是生理同司，共同完成司呼吸、主嗅觉、助发音的生理功能；三是病机同源，肺病与鼻病互为因果；四是证候互参，通过对鼻部的形态、色泽等征象进行观察，进而测知肺脏的病变及其性质；五是肺鼻同治，治疗肺病时应以通窍祛风，治疗鼻病时应以清利肺气为主，配合疏散肺热、清泻肺火、益肺固表、滋阴润肺等治法。

[1] 李凡成.试论"肺开窍于鼻"[J].湖南中医学院学报,1982(4):3-5.
[2] 刘妍彤，吕晓东，庞立健，等.从"肺开窍于鼻"论肺系疾病易感体质[J].辽宁中医药大学学报, 2016, 18（8）: 72-73.

（二）现代科学诠释

对于"肺开窍于鼻"的现代科学基础，李凡成[1]从组织解剖学和生理病理学基础两方面进行了总结。在组织解剖学基础方面：鼻、气管、支气管、肺具有连续性；鼻呼吸区黏膜与气管、支气管及肺的导管部都为假复层纤毛柱状上皮，其黏膜层都有杯状细胞、浆细胞，分泌腺体；黏膜下层和毛细血管周围都分布有肥大细胞，都有交感与副交感神经支配，作用机理一致。在生理病理学基础方面，表现在呼吸的生理病理、鼻肺反射、鼻与肺的防御及其病理的关联性。这些相关性形成了肺与鼻的密切关系，也许是"肺开窍于鼻"的现代科学实质。李钟剑[2]通过总结国内外鼻肺相关研究，从鼻肺反射弧的生理现象探讨了中医"肺开窍于鼻"的理论。刘妍彤等[3]也认为鼻与肺分属于上、下气道，在解剖上具有连续性，两者共同维持呼吸系统功能的稳定。并举例说明鼻病与肺病的相关性，解释了肺与鼻的密切关系。

三、肺藏魄应忧悲

（一）肺藏魄

魏小东等[4]论述了魄的特点和作用，认为魄在阴阳之中属阴，

［1］ 李凡成.试论"肺开窍于鼻"［J］.湖南中医学院学报，1982（4）：3-5.

［2］ 李钟剑.从鼻肺反射再论肺与鼻的关系［J］.湖南中医药导报，2004,10(1):4-6.

［3］ 刘妍彤，吕晓东，庞立健，等.从"肺开窍于鼻"论肺系疾病易感体质［J］.辽宁中医药大学学报，2016，18（8）：72-73.

［4］ 魏小东，张星平，陈俊逾，等.肺藏魄理论与肺不藏魄不寐证治［J］.中华中医药杂志，2016，31（2）：372-375.

魄为阴神；魄主感觉能动；魄主安卧。肺藏魄的机理是：肺主气，气生精，阴精为魄，故肺为魄之处；在五行中肺属金，主肃降，金之精为魄，故肺属金藏魄；肺为魄之处，魄汗为气中阴精所生，而肺主皮毛，主腠理开合功能正常，则魄汗出入有常。并且肺不藏魄则肺魄不入于舍，在不寐病中会出现以夜寐轻浅、易寤或频寤等为主症之不寐，表现为痰湿蕴肺、痰瘀阻肺、肺阴不足、肺气不足等不同证型；肺不藏魄不寐的治疗主要在辨证施治的基础上辅以安肺魄为法。甘盼盼等[1]从《灵枢·天年》篇"气衰魄离"之论，结合临床治疗，探讨了高龄老年性肺炎的论治，提出补肺益气，调和营卫；健脾助运，化气制邪；振奋心阳，资气温肾；竣补元气，醒脑安神的多层次治疗法则。

（二）肺与悲忧

张伟等[2]认为"肺在志为忧"，通俗地讲，肺是表达人类忧愁、悲伤的主要脏器，忧愁和悲伤均属非良性刺激的情绪反映，对于人体的重要影响是使气不断地消耗，即"悲则气消"，由于肺主气，所以悲忧易于伤肺。反之，在肺气虚时，机体对外来非良性刺激的耐受性就下降，而易于产生悲忧的情绪变化。此外，肺开窍于鼻，在液为涕，因此，当人忧愁而哭泣时，常会痛哭流涕；肺主气，司呼吸，悲伤忧愁时，可使肺气抑郁，日久耗气伤阴，出现感冒、干咳、气短、咯

[1] 甘盼盼，全毅红.从"气衰魄离"理论探讨高龄老年性肺炎的中医治疗[J].新中医，2015，47（8）：1-2.

[2] 张伟，张晓蕾.浅谈悲（忧）伤肺[J].中医药学报，2013，41（1）：4-6.

血、音哑以及呼吸频率改变等症状，严重者就会成为"肺痿"；肺主皮毛，所以忧愁还会使面部皱纹增多，面容憔悴，在临床上不少因精神情志因素引起的荨麻疹、斑秃、牛皮癣等皮肤病与此相关。

第五节　肺与大肠相表里研究

肺与大肠相表里理论的研究，是近十余年来中医理论研究的热点之一，曾得到了多个国家自然科学基金、国家重点基础研究发展计划项目的支持，发表论文 300 篇以上，从理论、临床、实验等多方面进行了深入研究。

一、理论内涵探讨

李鸿涛等[1]近来深入挖掘"肺与大肠相表里"理论内涵，认为"肺与大肠相表里"脱离了"表里"原有的指代里外深浅等脏腑解剖位置的表述，是以脏腑、气化和经络为基础，用以描述肺脏与大肠腑相关，诠释肺与大肠之间生理与病理通应关系的概念范畴。其内涵包括三层含义：表示阴阳、内外的相互对应关系；表示经脉络属关系；表示脏腑气化机能的协调关系。并提出肺与大肠的表里关系不是一成不变的，而是根据临床病理表现运动变化的，所以应理解为肺与大肠互为表里[2]。此则有过度诠释之嫌，导致概念的泛化。

[1] 李鸿涛，高思华，王柳青，等.藏象学说中"肺与大肠相表里"内涵及其在温病辨治中的运用［J］.中医杂志，2011，52（4）：271-273.
[2] 王柳青，李鸿涛，莫芳芳，等.肺与大肠经络表里对应关系初步探讨［J］.中医杂志，2012，53（11）：906-908.

田甜等[1]认为肺与大肠相表里的内涵有四个方面：经脉络属是肺与大肠表里关系的基础，升降相因是肺与大肠表里关系的核心，病理相传是肺与大肠表里关系的表征，肺肠同治是肺与大肠表里关系的应用。指出气机升降失常是肺肠病的病机重点之一，调理气机升降是治疗肺与大肠疾病的关键。郜峦等[2、3]提出肺与大肠在经脉上相互络属，构成肺与大肠在生理上相互联系，病理上相互影响的基础。在气机升降活动中，两者相辅相成，密切相关；在津液代谢中两者都起着重要作用；在水谷传导、阴阳润燥方面也相互为用，相互影响。并概括为经脉络属、气机升降、水液代谢、水谷传导、阴阳润燥、表里通应六方面关系。莫芳芳等[4、5]认为"肺与大肠相表里"理论所表达的基本内涵——肺与大肠之间通过互相观察彼此，可相互表征彼此，以体现相互配合的关系。这种肺与大肠关系的实现以经络为沟通联络基础，以气机升降为功能基础，以气血津液为重要物质基础，以阴阳五行学说为

[1] 田甜，马淑然，莫芳芳，等."肺与大肠相表里"内涵再认识[J].环球中医药，2015，8（3）：340-343.

[2] 郜峦，王键，邓勇.肺与大肠的脏腑关系探讨[J].安徽中医学院学报，2010，29（3）：1-3.

[3] 郜峦.基于文献分析的"肺与大肠相表里"证治规律及其关系研究[D].北京：北京中医药大学，2011.

[4] 莫芳芳，马师雷，李鸿涛，等.基于中医古籍研究的"肺与大肠相表里"理论源流及其内涵探讨[J].环球中医药，2015，8（2）：165-168.

[5] 莫芳芳，李鸿涛，王柳青，等.从阴阳相关论"肺与大肠相表里"[J].中华中医药杂志，2011，26（5）：1022-1025.

哲学基础。并从阴阳学说分析，认为肺与大肠存在着阴阳、表里、藏泻、通守的对立统一关系。

郑晶[1]提出肺与大肠间"升降相因"是肺与大肠相合的核心机制。孟庆岩等[2]从"津液相关"探讨肺与大肠相表里，认为肺通调水道功能与大肠主津功能在生理上相辅相成，病理上相互影响。一方面，肺宣发肃降、布散津液、濡润肠道；另一方面，肺通调水道，使体内津液平衡，保证大肠燥化有度，大肠传导糟粕的功能才能正常发挥。大肠主津功能正常，一方面将重吸收的水液上输心肺，促进肺的宣发肃降；另一方面，保证肠道润滑，大便成形，使腑气通畅，保证肺气运行正常。王东强等[3]认为肺与大肠相表里，在气机角度，主要表现在气的升降、出入、聚散、气之清浊、闭脱等方面有着密切的关系。赵吉平等[4]根据古文献的有关记载，着眼于经、穴互通角度，从生理的结构互通和功能互用、病理的反应相应与诊断相合以及针灸治疗的同治和互治等方面探讨肺与大肠表里相合的密切关系，认为肺与大肠的内涵体现"肺－肺经"系统及"大肠－大肠经"系统的多维、复杂联系，也从一个侧面反映出人体本身的

［1］ 郑晶.肺与大肠间"升降相因"的理论研究［D］.福州：福建中医药大学，2015.

［2］ 孟庆岩，张庆祥，高思华.从"津液相关"探讨肺与大肠相表里［J］.北京中医药大学学报，2013，36（11）：729-731.

［3］ 王东强，刘恩顺，张国骏，等.从气机论肺与大肠相表里［J］.辽宁中医杂志，2011，38（7）：1345-1346.

［4］ 赵吉平，刘兵.肺与大肠表里关系的经、穴互通基础研究［J］.北京中医药大学学报，2010，33（9）：592-594.

完整性与复杂性。田甜等[1]从全息生物学的角度提出肺、大肠、皮毛的物质统一体是一个"全息界面",并认为三者的功能相关性表现为"卫气"的卫外功能,这一功能与现代免疫学中的基于公共黏膜网络的免疫反应较为相似。

二、理论形成与机理研究

王键等[2]研究认为"肺与大肠相表里"理论的发生演变经历了秦汉时期初现雏形、隋唐时期渐进发展、宋金元时期趋于完善、明清时期日臻成熟的几个阶段,此后,仍有不少医家做了补充和发挥,使肺与大肠相表里理论及应用日臻丰富。孟庆岩等[3]检索《中华医典》408 部古代医籍相关文献录入数据库,运用频数分析方法探寻肺与大肠功能关系在文献中的分布情况,统计结果显示,在肺与大肠表里关系中,频数所占比例较高的功能关系依次为经络络属、气机升降、津液相关、呼吸作用及糟粕传导作用。提出"肺与大肠相表里"理论的形成依据为经络络属关系,气机升降和津液相关功能是肺与大肠表里的功能基础,鼻和魄门是肺与大肠表里的解剖基础。张敏等[4]认为肺与大肠之间存在相同的一面,来源

[1] 田甜,马师雷,高思华.从"全息界面"角度诠释"肺与大肠相表里"[J].中华中医药杂志,2012,27(8):206-208.

[2] 王键,郜峦,邓勇,等."肺与大肠相表里"理论历史源流和发展[J].中国中医基础医学杂志,2012,18(9):932-935.

[3] 孟庆岩,颜培正,相光鑫,等.基于古代文献数据库肺与大肠表里关系研究[J].中国中医基础医学杂志,2017,23(1):26-28.

[4] 张敏,纪立金,高思华.肺与大肠"相合"的理论探讨[J].中华中医药杂志,2013,28(10):2840-2843.

上均同源于元气；在形态上，具有相类似的色白、中空结构；在时间上同应秋，同属阳明燥气，同气相求，相互感应，通过经脉络属行气，二者具有同源、同构、同气的生理基础，相同而合。同时，肺与大肠之间上下部位相对，阴阳相异，具有内在相互吸引的力量，相异而合。陈丽斌等[1]提出肺与大肠"相表里"的内在机制在于二者的"同气相求"，"同气"与"相求"这两方面互为基础，相互作用，从而使肺与大肠异位同源、异属同性、气机气化相求、时空相求，构建肺与大肠经脉、脏腑表里的理论。

另外，蒋洪耀[2]结合传统中医理论和现代解剖学，认为食管与大肠等一样具有"传化物而不藏""实而不能满""更虚更实""以通为用"的中医学特性，"肺与大肠相表里"，实际指的是肺与食管相匹配。

三、现代科学诠释

（一）形态结构相关

张玉苹等[3]比较呼吸系统和消化系统在杯状细胞数目、黏蛋白和 AQPs 种类及表达、以及黏液屏障组成和结构，发现肺与大肠在黏液分泌结构和功能上具有很多相似之处。肺组织杯状细胞分泌的黏蛋白包括分泌型 MUC5AC、MUC5B、MUC2 及 MUC19 等，形

[1] 陈丽斌，纪立金，高思华 . 基于"同气相求"理论探索肺与大肠的表里构建 [J] . 中华中医药杂志，2013，28（12）：3483-3486.
[2] 蒋洪耀 . "肺与大肠相表里"理论的重新认识 [J] . 中国中医基础医学杂志，2001，7（2）：16-17.
[3] 张玉苹，王青青，邓秀兰，等 . 基于黏液分泌特性差异的"肺"与"大肠"津液相求的内涵探讨 [J] . 中华中医药学刊，2016，34（3）：557-559.

成的黏液屏障分为上、下两层，细菌在上层，通过纤毛运动促进其清除。大肠作为肠道中含杯状细胞较多的部位，释放的黏蛋白虽然以分泌型 MUC2 为主，但黏液屏障同样分成上、下两层，细菌同样位于上层，黏液屏障具有隔绝病原体、有利细菌排出，又允许共生菌存在的作用。另外，AQPs 还对黏液状态产生影响，参与黏膜表面液体调节。

刘元等[1]基于"肺与大肠相表里"的中医理论基础、西医理论基础、慢性阻塞性肺病和炎症性肠病病理串扰的机制分析等，提出"肺肠串扰"的概念，并对其分子机制进行深入的探讨，认为呼吸道和胃肠道有许多组织结构上的相似性，二者均有广泛的高度血管化的管腔表面积，由选择性上皮屏障和覆盖其上的黏液层保护，免于共生菌、病原体和外来抗原的侵袭。这些上皮细胞表面覆盖了一层疏松结缔组织和黏膜相关淋巴组织构成的黏膜下层，由常驻淋巴细胞组成。这些淋巴组织调控抗原提呈、淋巴细胞转运和黏膜宿主防御。Rubio S 等[2]发现结肠和肺中表面活性剂脱辅基蛋白 A（SP-A）的基因序列完全匹配，反向转录脱氧核糖核酸（CDNA）也完全相同。

[1] 刘元，王新月.从"肺与大肠相表里"理论谈 COPD 和 IBD 病理过程的肺肠串扰[J].世界华人消化杂志，2013，21（10）：886-893.

[2] Rubio S, Laeaze MT, Chailhey B, et al. Pulmonary surfactant protein A（SP-A）is expressed by epithelial cells of small and largeintestine[J].J Bis Chem, 1995, 270（20）: 12162-12169.

另外，韩国栋[1]认为从解剖生理学角度看，肠源性内毒素经下腔静脉回到右心房，并经肺动脉和毛细血管首先到达肺脏，而后才经左心房和动脉及毛细血管灌流到其他脏器。推测大肠的实热积滞等病态，可能是通过肠源性内毒素而导致肺损害的。

（二）生理功能相关

胃肠道内气体主要依靠肠壁血液循环吸收，由肺部排出。肠内气体经肠壁血液循环吸收再由肺部排出的量较由肛门排泄的量高出20多倍[2]。如肺部排泄气体功能因肺炎或支气管哮喘等病变而发生障碍时，胃肠道气体的排泄也受到影响，因而引起腹胀。此时若泻下通里、排便并排出气体，使肠道气压下降，不但对肠道组织和功能恢复有利，而且可减轻肺部排泄气机的负担，间接改善微循环和肺功能，促进病灶清除[3]。

（三）黏膜免疫相关

机体的黏膜系统是人体防御外邪的第一道屏障，而消化道和呼吸道黏膜又在整个黏膜免疫系统中占据了主导地位，黏膜部位的免疫细胞和免疫分子数量均超过系统免疫，使黏膜免疫系统成为机体中最大的免疫器官；另外在黏膜部位的神经介质、内分泌细胞与激素分子都是机体中数量最集中的部位，这说明在机体神经、内分泌、免疫调节网络中，黏膜部位具有绝对的重要性；也说明黏膜免疫反

———————————————

[1] 韩国栋."肺与大肠相表里"理论中西医结合研究进展[J].天津中医，1995，12（4）：45-48.

[2] 匡调元.中医病理研究[M].上海：上海科学技术出版社，1980：145.

[3] 江锡权.略论喘证的肺与大肠同治法[J].新中医，1983，15（5）：11-12.

应受到高度严密的调控[1]。周东浩等[2]认为，肺与大肠相联系的机理，实质是免疫调节网络，胃肠道和呼吸道的黏膜都是公共黏膜免疫系统的一部分，可相互传变，这种黏膜免疫的物质基础是分泌型 IgA。靳文学等[3]从黏膜免疫系统 SIgA、归巢机制角度探讨"肺与大肠相表里"理论，提出黏膜免疫是肺肠相关的物质基础之一。叶威等[4]对肺肠微生态之间的作用研究认为，二者存在着类似于"肠-肝"轴，"肠-脑"轴之间的联系枢纽，现代学者将其称之为"肺-肠"轴。"肺-肠"轴的理念和"肺与大肠相表里"的中医理论具有一致性。肠道是机体最大的免疫器官，消化道菌群的构成和功能的改变通过共同黏膜免疫系统影响到呼吸道，具体途径可能有代谢产物影响肺部炎症、肠道菌群驱动肺部免疫反应、肠道微生物能抵御外来微生物的侵袭。肺部发生疾病时，肠道微生物也会产生影响，但具体机制仍不明确。在排除流感病毒直接引起肠道局部损伤的可能性后，CCL25/CCR 轴介导肺源性 CCR9+、CD_4^+ T 细胞进入肠道而改变肠道微生物。

[1] 高杰英. 黏膜免疫向免疫学提出了新问题[J]. 上海免疫学杂志，2000，20（5）：257-269.

[2] 周东浩，张蕾，周明爱. 肺与大肠相表里今释[J]. 中国中医基础医学杂志，2003，9（8）：7-9.

[3] 靳文学，杨宇. 从黏膜免疫系统看"肺与大肠相表里"[J]. 四川中医，2005，23（12）：1-3.

[4] 叶威，王新华. 从肺肠微生物群变化探讨"肺与大肠相表里"治疗呼吸系统疾病[J]. 浙江中西医结合杂志，2019，29（7）：592-596.

（四）神经免疫相关

刘萍[1、2]认为中枢神经系统和免疫系统的双向联系为肺肠相关提供了联系，局部黏膜受到刺激或损伤信号通过免疫 – 神经途径传到中枢，经整合后反馈到黏膜系统调节免疫应答。由于结肠和支气管上皮在形态学和生态学上存在相似性，循环免疫复合物介导的全身免疫反应参与了支气管和结肠病变，造成不同黏膜部位对局部刺激产生程度不一的免疫应答，这样就形成了神经 – 内分泌 – 免疫网络，加强了肺与大肠在生理上的相互联系，由回肠结肠的 H 细胞分泌的血管活性肠肽，能够刺激呼吸和松弛气管，诱发肺通气过度，内分泌物质是肺与大肠相表里的物质基础之一。

[1] 刘萍，程静，陈刚，等.应用代谢组学研究"肺与大肠相表里"理论的思路和方法［J］.辽宁中医杂志，2011，38（3）：428–430.

[2] 刘萍，王平，陈刚，等.肺与大肠相表里的理论探讨和临床运用［J］.辽宁中医药大学学报，2010，12（11）：15–17.

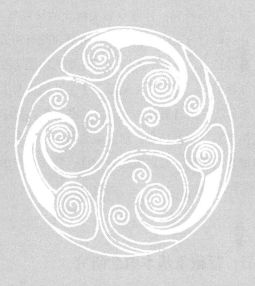

第六章　肾藏象理论研究进展

藏象学说作为中医理论体系的核心，历来都是中医理论研究的重点。作为"先天之本"，肾藏象的研究可谓重点中的重点。自 20 世纪 50 年代开始，人们陆续采用多种方法与技术手段，对肾藏象开展了多层次、多系统深入研究，研究的内容主要涉及肾藏象的发生学研究，肾与肺、脾、膀胱、脑、骨、耳等的关系研究，肾藏象相关疾病的研究等多个方面。中医学肾的概念与现代医学中的肾脏概念既有相通之处，又有其自身的特点。中医学的肾除了主水的功能与西医肾脏的泌尿功能相似外，其他如主藏精，主生长发育与生殖，主纳气等，与形态学的肾脏基本无关。这些功能由肾主司，实际上是整体观察思维的结果。对肾藏象理论的研究，主要集中在基本概念的研究、肾藏象生理功能、特性、与形窍志液的关系研究等方面。

第一节　肾藏象基本概念研究

肾藏象相关概念众多，诸学者从不同层面进行解释说明，探究其间逻辑关系。概念研究与肾藏象生理功能、生理特性研究相辅相成，是肾藏象现代研究的重要内容。

一、肾精、肾气、肾阴、肾阳

肾的精、气、阴、阳概念，明显是移植于中国古代哲学，又加以改造而成。对其概念的界定及关系的认识，至今尚无定论，其争议的焦点在于肾气、肾阴、肾阳是物质还是功能表现。

（一）肾精、气、阴、阳物质论

张登本[1]认为无论从理论上和实践上都证实肾之精、气、阴、阳是共存于肾中的不同物质，有密切的联系，又有明显的区别，不可混称。并按事物的阴阳属性对肾精、肾气、肾阴、肾阳进行归类，肾阴肾精同属阴类，肾阳肾气同属阳类，故可把肾阴肾精统称为肾中阴精，肾阳肾气统称肾之阳气，但绝不能以"阳"代气，以"阴"代精。张超群[2]认为肾的精、气、阴、阳属于肾中不同种类的精微物质，它们形成于先天，补充于后天，且可由其他脏腑同类物质转化而来。肾精和肾阴的共同生理效应是滋养和濡润，即生髓、充骨、养脑，但肾精又为构成胚胎的原始物质，肾阴较之肾精偏重于濡润；肾气和肾阳以推动、固摄和温煦为其共同生理效应，即激发和维持性功能，摄纳呼吸，固摄精关、冲任和二便，但肾阳较之肾气偏重于温煦。郑洪新[3]对肾精、气、阴、阳做出界定：肾精为肾中所藏之精，来源于先天之精，得后天之精及五脏六腑之精的补充，是机体生长、发育、生殖、生髓、化血、主骨、荣齿、生发等功能的主要物质基础，对机体的智力和体力具有作用强力的生理功能，并可化生生殖之精，繁衍生命。肾气由肾中精气所化，以先天元气为基础，受水谷精气所充养，并藏五脏六腑之精气。肾气具有推动机体

[1] 张登本."肾精、肾气、肾阴、肾阳"析[J].陕西中医学院学报，1982（1）：24-26.

[2] 张超群，白界辰.肾的精气阴阳探析[J].湖南中医学院学报，1992，12（4）：1-2.

[3] 郑洪新，李敬林."肾藏精"基本概念诠释[J].中华中医药杂志，2013，28（9）：2548-2550.

生长发育与生殖、精血津液代谢、肾与膀胱及其相关形体官窍功能活动的作用，并具有调控和固摄精、气、血、津液的代谢，调控和固摄冲任二脉，调控和固摄二便等生理功能。肾阴又称"元阴""真阴"，肾之阴气具有宁静、滋润、濡养、成形等生理功能，对各脏腑的生理功能具有滋润、濡养作用，为各脏腑阴气之根本。肾阴与肾精都是肾中属阴的精微物质，所不同的是肾精为肾中所藏之精，与肾气相对而为阴，是构成和维持人体生命活动的最基本物质，有着滋养全身脏腑、精血津液的作用，促进人体生长、发育与生殖。肾阴是肾中精气具有濡养、滋润、凝聚、抑制作用的精微物质，为一身脏腑阴气之根本。肾阳亦称肾中阳气，为肾中具有激发温煦作用的功能及其精微物质。肾气与肾阳同属于阳，都有着激发、升腾之性。但肾气属阳是和肾精相对，肾阳属阳是与肾阴相对，二者有着不同的生理功能。肾气是肾中所蕴含构成人体生命活动的最基本的物质，与肾精密不可分，相互依存不可分割，因此很多情况下并称为肾中精气，是人体生长、发育与生殖、肾系统生理功能的推动力。肾阳是肾中精气具有温煦、活跃、激发作用的肾中阳气，为脏腑阳气之本。

（二）肾精、气为物质，肾阴、阳为功能论

张磊等[1]认为，肾精与肾气是两个对等的概念，肾精是人体内一身之精分布于肾的部分，是肾中所藏的先天之精和后天之精的总称，是构成胚胎的原始物质和生命产生的本原；

[1] 张磊，刘迎迎，郭伟星.肾精、气、阴、阳辨析［J］.辽宁中医杂志，2013，40（8）：1557–1560.

肾气乃一身之气分布于肾的部分，是肾中所藏的先、后天之气和自然界之清气及其生理功能的概称，是肾之生理功能活动的物质基础和维持生命活动的本原与动力。肾精与肾气互生互化、相互为用，类似阴阳的互根互藏互用关系，但不能相互制约，不可将两个概念等同。从来源上讲，肾精化生肾气，是指大部分肾精而言，而非全部，有一部分则化为生殖之精；肾气源于肾精，是指大部分肾气而言，亦非全部，小部分肾气源于肺吸入的自然界之清气。从功能上讲，肾精是构成胚胎的原始物质和生命产生的本原，偏重于强调肾精物质方面的特性；肾气是激发和维持机体生命活动的本原与动力，偏重于强调肾气功能方面的特性。肾阴与肾阳也是两个对等的概念，都以肾气为物质基础，是肾气中两种不同属性的部分。肾阴是肾气中具有凉润、滋养作用的部分，属阴，偏于滋润，可滋养脏腑形体官窍，制约阳热偏亢；肾阳是肾气中具有温煦、激发作用的部分，属阳，偏于温煦，可激发、推动脏腑形体官窍的生理功能，制约阴寒偏盛。二者是肾气中两类相互对立、相互依存、相互制约的功能活动的体现，不仅维系了肾脏的阴阳平衡，而且对整个机体的阴阳协调也有重要的调节作用，进而推动和调控着脏腑的各种生理功能。从来源上讲，肾阴与肾阳皆源于肾气，但阴阳属性不同。从功能上讲，肾阴与肾阳相反相成，反映的是肾气的功能。肾阴与肾阳协调平衡是肾气冲和的关键所在，任何一方的偏盛或偏衰及双方的等量亏损都会导致肾气功能的失常。由上可知，肾精与肾气、肾阴与肾阳是不同层面上的概念。四者的逻辑关系为，肾精化生肾气，肾气封藏肾精，有精无气则精无生机，有气无精则气无根基；肾气分化为肾阴与肾阳，肾阴肾阳平衡协调维系肾气冲和。

（三）肾精为物质，肾气、阴、阳为功能论

部分学者认为肾精化生肾气，肾精为物质，肾气是功能。张庆荣等[1]认为肾精化生肾气，二者之间物质和功能互为体用，互相促进。肾阴和肾阳是为了在理论上和实际上全面阐明肾精的生理效应而对肾气的两类相互制约的功能活动的概括。肾精和肾气的阴阳是指它们的物质和功能属性而言，是互相资助，不可分离的；而肾阴肾阳是肾气（功能）中又分的阴阳两个方面，是阳中之阴阳，不能混淆。李如辉[2]认为肾精乃先身而有，与生俱来，禀受于父母，是构成胚胎发育、生殖、繁衍人类生命的原始物质，系肾气的凝聚状态，肾精散则化为肾气，肾气聚则变为肾精；但又倾向于认为肾气是指肾脏的功能活动，并根据阴阳学说论证为"属性而非实体"的观点，认为肾阳系肾气中具熏蒸、温煦、激发、动力作用的部分，在肾脏生理活动中具有主导地位；肾阴系肾气中具有滋润、濡养作用的部分。闫志安[3]认为肾气是肾精的功能表现，肾精是肾气的物质基础，肾精通过化生肾气在人体生命活动中发挥着重要作用。肾气是肾精所化之气，全称为肾之精气，简称肾气。所以，肾气代表着肾脏的功能活动，如主生长发育、主生殖、主水、主纳气等，都是在肾之精气的

［1］ 张庆荣，赵世芬.肾精肾气肾阴肾阳浅析［J］.辽宁中医杂志，1990，17（4）：8-10.

［2］ 李如辉.肾脏若干基本概念的发生学思考［J］.浙江中医学院学报，2000，24（2）：8-11.

［3］ 闫志安.肾精、肾气、肾阴、肾阳析［J］.中国医药学报，2000，15（3）：14-15.

主宰下完成的。肾阴和肾阳都是肾中精气的一部分，也就是说肾精是由阴精和阳精两部分物质构成，肾阴又称元阴、真阴，起滋养濡润的作用；肾阳又称元阳、真阳，起温煦蒸化的作用。

另外，吴荣祥[1]分析关于肾精、肾气、肾阴、肾阳内涵的认识的不同观点。一种认为肾之精、气、阴、阳是共存于肾的不同物质，并各具有特殊功能。但对四者之间的关系却缺乏必要的阐明。若将肾精作为肾的物质基础，内分肾阴、肾阳两类功能表现，而肾气是肾阴、肾阳的平衡状态。这种见解虽然明确了肾精、肾阴、肾阳三者的关系，但对肾气的概念及其与三者的关系仍很模糊。若将肾精、肾气作为物质基础，而肾阴、肾阳则分别是它们的功能表现。这种见解也说不通。一种认为肾精即是肾阴，肾阴包括肾精，属物质性；肾气即为肾阳，肾阳包括肾气，属功能性。这种见解较为普遍，其立论依据是以精和气来分阴阳，则精为阴、气为阳；以物质和功能分阴阳，则物质为阴、功能为阳。据此导出肾精即是肾阴，肾阴代表肾的物质；肾气就是肾阳，肾阳代表肾的功能。这种说法都存在着逻辑上的悖论，因为物质与功能不是一个层面的概念，不能分称阴阳。当然这种说法也不符合临床实际。从临床实践看，肾精虚也不等于是肾阴虚，肾气虚也不等于是肾阳虚。所以，以物质和功能将肾之精、气、阴、阳划分为两大类，完全是悖论。

二、作强之官

《素问·灵兰秘典论》提出："肾者，作强之官，伎巧出焉。"现

---

[1] 吴荣祥.肾精气阴阳理论及临床应用研究[D].济南：山东中医药大学，2010.

代对"作强""伎巧"的解释，大约有以下三种：①指男女性功能及生殖。②作强指动作强劲有力，伎巧指聪明灵巧。③综合以上两种说法，即以体力、脑力以及男女生殖能力言。故肾主作强功能体现于生殖功能之强健灵巧、肢体动作强劲灵巧以及思维敏捷[1]。

胡见华[2]认为"作强"指精明强壮，偏指体力，"伎巧"则指人之智巧能力，偏指智力。此外，还应加上"作强"即两神相搏，"伎巧"即合而成形常先生身的伎艺能力才更为合适。李如辉[3]认为"作强之官"当理解为运用"社会官制模式"类比说理的结果，解作"职掌机体壮健之官"，包括人之生殖伎巧、思维伎巧、行为伎巧。崔远武[4]也认为是古人通过取类比象的方法来说明肾中精气对于生殖伎巧、思维伎巧、行为伎巧等人类认知功能多方面内容所起决定性作用的高度概括。张鹏等[5]由汉字构字及字源字义出发，结合历史、技术及文化等其他古籍文献，认为"作强"原本可能为"作彊"，肾是制作彊弓的官员，掌握着精湛的技巧，在传抄流传

［1］　郑洪新.肾藏精藏象理论研究［M］.北京：中国中医药出版社，2015：328-329.

［2］　胡见华."肾者作强官之官，伎巧出焉"之我见［J］.湖北中医杂志，1993，15（2）：43.

［3］　李如辉."肾者，作强之官，伎巧出焉"的发生学原理［J］.浙江中医学院学报，2001，25（2）：6-7.

［4］　崔远武，张玉莲.从认知功能角度探讨"作强之官，伎巧出焉"［J］.江苏中医药，2011，43（9）：3-4.

［5］　张鹏，施杞，王拥军."肾者，作强之官，伎巧出焉"刍议［J］.中医杂志，2011，52（3）：259-262.

过程中假借为"作强"。他还认为因脊椎多由骨结构组成,脊柱相关疾病多与肾脏联系,所以"肾主脊",且肾能"作疆",将肾"主生长、发育"的生理功能具体化,推而演之,不仅形如弓之脊柱为肾所作,以此为主干而延伸出的胸廓、头颅以及四肢皆为肾所作。所以"肾者,作强之官"即是指肾脏主脊柱乃至全身的生长与发育,为"先天之本"的一部分[1]。韩东升等[2]对《内经》前后文义以及文字考据,亦认为"作强"即"作疆",但对"疆"具体含义的理解不同于上。"肾者,作强之官"反映了肾据命门与先天精微而化生肾气;肾气有不断推动精微生成气化、通行经络、"水道"与开阖肌表腠理等功能,其作为人生命活动的动力是肾主"作"的含义所在,亦可谓之"起亟";而肾气外充于肢节肌肉间,内布散于脏腑腠理,主七窍而摄其关,应外而抗拒邪气,从内而固护脏腑、调利周身,肾气所及,神气所使,肾气作为人身正气的主体和根本是肾主"强"作为"疆"的含义所在,亦"为固"之功。"起亟"与"为固"是"作强"的本质和功能的体现。伎谓艺而能,通神以为动作;巧谓工其致,筹谋以权衡。"伎巧"为"作强之官"所出,体现了肾主脏腑百骸之动作,又能权衡以为用的功能,见一身之伎巧即为"形与神俱"。武峻艳等[3]在对肾脑关系深入研究的基础之上,认为肾的"作强"之用应与"肾主骨"和"肾主外"关系密切。而其"出伎巧"

[1] 张鹏,施杞,王拥军.论"肾者,作强之官,伎巧出焉"与肾脏生理功能[J].中医杂志,2011,52(15):1339-1340.

[2] 韩东升,迟洋,王小平.再议"肾者,作强之官,伎巧出焉"[J].山东中医药大学学报,2018,42(1):15-18.

[3] 武峻艳,王杰.从"肾脑相关"看"作强之官"[J].中华中医药杂志,2017,32(9):4198-4200.

功能的正常发挥，则离不开脑的协同作用。机体一切官窍通利和动作发生，都依赖于肾和脑的密切相关。

另外，臧守虎[1]从道家思想文化背景的角度解读认为，在比类取象的思维方式下，"肾"对应于"道"，"作强"在《老子》中是"道"生万物的过程，对人体而言是肾精化生人体脏腑、血气、骨骼等的过程；"伎巧"在《老子》中指"道"化生万物的功能，对人体而言是指由肾精所化生的脏腑、血气、骨骼等功能。张卫国等[2]认为"肾者，作强之官，伎巧出焉"意为：肾乃是掌管国运命脉，使国祚昌盛，源远流长，推陈出新的器官。绝大部分学者把"作强之官"当为官职名称，但也有学者考察认为十二官中有半数说法并无真实官名，包括"作强之官"。考证历代文献，确无"作强"之官职，但秦汉时代有以"作"为官职名称者，如"将作少府""将作大匠"，是指掌职宫室、宗庙、路寝、陵园土木营建之官；又有"作册"是指掌职著作简册之官。故有学者认为"作强"乃为"作匠"，是"匠作大将"之误传[3]。

［1］ 臧守虎.从道家思想文化角度诠释"肾""作强""伎巧"［J］.中医药文化，2006，1（4）：8-10.

［2］ 张卫国.赵丽."肾者，作强之官，伎巧出焉"新解［J］.中医杂志，2011，52（21）：1878-1880.

［3］ 侯天保."作强"乃"作匠"考［N］.中国中医药报，2017-11-01（004）.

三、先天之本

张天佐[1]认为中医"先天"观既吸收了易学、内丹学的概念，又结合生命存在的基础（胞胎时期），具有多层次含义：①以有形、无形的意识层面划分先天、后天；②无形之气为先天，有形之质为后天；③"火"主先天论；④以胎儿的出生为先后天分界，即胞胎时期为"先天"。考察中医以"先天"观念构建的形体功能观，包括构成生命最基本的要素，精气神的先天含义，脏腑经络结构的先天生成，生理功能（营卫三焦生化）的先天本源以及体质的"先天"因素。孙洁等[2]认为"先天之本"当指"人身在出生之前的根本"。因为肾藏精，为一身阴阳之根本；发元气，乃生命活动之动力，先身而生，所藏先天之精为人身之初始，故曰"肾为先天之本"。师双斌[3]认为中医所述"先天之本"主要为人之胚胎形成并生长发育之本原，即生命之源。肾为先天之本的内涵，一是肾五行属水，水为天一之本，水为万物之源。二是人以先天之精气为本，而肾藏先天之精，为生命形成之本原。

然而，有学者认为无论从中医学理论体系框架的构建来讲，还是从人体发生学以及生命本源的角度来看，"肾为先天之本"立论本身存在着许多自身无法解决的相悖之处，"肾为先天之本"立论的

[1] 张天佐.中医"先天"理论的文献研究［D］.北京：北京中医药大学，2010.
[2] 孙洁，李秋芬，周安方."肾为先天之本"考辨［J］.中国中医基础医学杂志，2006，12（7）：506-507.
[3] 师双斌."肾藏精"藏象基础理论核心概念诠释［D］.沈阳：辽宁中医药大学，2013.

提出也给中医学理论研究带来了诸多不可回避的矛盾和问题。张光霁等[1]认为，自体肾为子代的先天之本或父母的肾为自体的先天之本，只代表了代与代之间的关系，除此无实际临床意义。匡调元[2]提出"心肾为先天之本"，强调肾精的同时更强调心神。"心为君主之官，主神明"是《内经》始终坚持的观点，李中梓提出"肾为先天之本"时忽视了同样来自先天的"心"的主宰作用，不合《内经》主旨。张家玮等[3]认为，从人体发生学和中医学基础理论研究的角度来讲，与其称"肾"为"先天之本"，似不如称"命门"为"先天之本"较为合理而准确。因为若将作为人体后天五脏之一的"肾"脏称为"先天之本"，则不仅会给中医学理论研究带来诸多不可回避的矛盾和问题，同时也扭曲了中医学对于人体生命发生学的有关认识。

四、天癸

关于天癸的本质研究，主要包括物质论、非物质论、物质功能统一论三种观点，天癸的功能、天癸的物质基础等研究贯穿其中。

---

［1］ 张光霁，李如辉.肾为先天之本的发生学考察［J］.中国中医基础医学杂志，2001，7（12）：1-3.
［2］ 匡调元."心肾为先天之本和肺脾为后天之本"探要［J］.中华中医药学刊，2013，31（12）：2777-2779.
［3］ 张家玮，鲁兆麟，彭建中."肾为先天之本"质疑［J］.北京中医药大学学报，2006，29（3）：152-154.

（一）物质论

1. 天癸与肾精、肾气

一般认为，天癸是人在出生以后，由于先天之精不断得到后天之精的培育，肾中精气日渐充盛，在一定发育阶段产生的一种促进人体生殖器官发育成熟和维持人体生殖机能的精微物质。徐国英[1]认为天癸相当于现代医学所说的雄激素、雌激素、卵泡刺激素和黄体生成素，有促进生殖机能成熟的作用，是促进人体生殖机能的物质。江海身[2]认为天癸的物质基础是肾精，天癸的功能形式是相火，天癸自发生到消亡遵循一定的时限性与节律性；除了接受整个肾气的制约，天癸又有相对的独立性；冲任二脉是天癸的重要通道。郑洪新等[3]认为天癸具有物质属性。天癸有至、有竭，具有时间性。天癸是与肾气密切相关的一种精微物质，相当于现代医学下丘脑－腺垂体系统产生的促性腺激素释放激素与促性腺激素。张锁等[4]认为天癸来源于先天肾精，须后天脏腑的供养。具体体现在：肾泌天癸，肝疏天癸，心通天癸，脾养天癸，肺和天癸。天癸与五脏关系密切，先天生天癸，后天养天癸。因此天癸对机体生殖的调控，受到肾、肝、脾等脏腑功能的影响。杨鉴冰[5]将天癸在女性生理生殖的作用归纳为促使月经初潮、决定月经周期、促进胞宫发育、保证

［1］ 徐国英．天癸刍议［J］．长春中医药大学学报，1993，9（3）：3-4.

［2］ 江海身．天癸学说探讨［J］．中医杂志，2000，41（11）：645-648.

［3］ 李楠，郑洪新．话说天癸本质［J］．吉林中医药，2007，27（4）：7-8.

［4］ 张锁，王波，吴效科，等．天癸与脏腑功能调控［J］．中华中医药杂志，2010，25（7）：1018-1020.

［5］ 陈梅，刘霞．杨鉴冰教授对中医"天癸"生理作用的学术探讨［J］．陕西中医学院学报，2010，33（1）：12-13.

胎孕正常、调控生理性带液的量色质、促使女性第二性征出现六个方面。王孙亚等[1]总结后世医家对天癸的阐述，认为虽观点不一，但无出乎"精""气""水"三者。①以"精"论天癸。天癸始于先天之精，先天之精藏于肾，得后天水谷精微的充养，先天之精在后天之精的不断培养与充实之下即可逐步转化为成熟之天癸。②以"气"论天癸。天癸藏于肾，天癸在肾气促使下生长，随着肾气不断充实而渐为充盛并发挥其功用。③以"水"论天癸。天癸主生殖发育，"水"为万物之源，凡物之生皆始于水，两者皆为激发生命的物质，故古代医家认为天癸与"水"相似，从而提出了"天水说""月水说""肾水说"等观念。天癸的生理特性为物质性、时限性、节律性、空间特异性。易黎等[2]认为天癸是能代表"真元之气"在"肾中癸水"作用的物质，属于器官层次，主要作用是主导生殖系统功能，在先天物质化生阶段也发挥一定作用，其主导的以月经周期为核心的生理活动较为稳定，开阖有度，有术数规律。

2. 天癸与脑

朱永昌[3]认为天癸是由脑"天真"与肾"癸水"共同作用下产生的性激素，受冲任调节，主要关系人体性机能的成

[1] 王孙亚，周兴，李望辉，等.天癸理论的研究分析[J].中华中医药杂志，2019，34（1）：362-364.

[2] 易黎，武润哲，白玲玲."天癸"辨析[J].河南中医，2019，39（5）：665-667.

[3] 朱永昌.考古问今探天癸[J].上海中医药杂志，1993，27（8）：39-41.

熟、衰退及生殖机能。张新平[1]认为天癸应该是一种存在于脑中的，与肾气的盛衰关系密切的，促进人体生殖机能成熟并维持其功能正常的阴精，相当于与促性腺激素释放激素（GnRH）、促性腺激素（FSH 和 LH）相关的神经元。叶一萍[2, 3]认为天癸源于先天、男女皆有、藏之于脑，是肾中精气蓄极，促进大脑发育成熟，由大脑产生的一种客观存在于血液中的微量体液，具有促进人体生长发育、生殖的功能。中医学所论天癸，近似现代医学生殖轴内涵，又不能完全等同，可谓是对垂体激素和生殖轴所涉及的多种物质的高度概括。赵永明等[4, 5]研究认为天癸存在于脑中，与肾气的盛衰关系密切，是决定精血是否正常发生并应时而至的重要因素，是促进并决定人体生殖遗传的生殖信息类物质，具有维持生殖功能的重大生理作用。"天癸"的生理特性有三：物质性、时限性和空间特异性，其生理作用是促进胚胎发育及性别分化，维持人体机能发育和维持男女第二性征、激发和维持女性胞宫行经、胎孕等正常功能的作用。

［1］ 张新平.浅论"天癸"的本质及其与生殖的关系［J］.川北医学院学报，2007，22（4）：362-363.

［2］ 叶一萍.天癸论［J］.中华中医药学刊，2007，25（9）：1808-1809.

［3］ 叶一萍.对《内经》天癸的新认识［J］.中国中医基础医学杂志，2009，15（1）：21-22.

［4］ 赵永明，吴效科.天癸学说探讨［J］.辽宁中医药大学学报，2008，10（8）：9-11.

［5］ 赵永明，吴效科."天癸"的理论分析［J］.世界中西医结合杂志，2008，3（10）：569-570，575.

3. 天癸与玄府

谢秀超等[1]认为天癸是一种具有促进人体生长、发育、生殖的特殊精微物质，符合中医学"体阴而用阳"的特性，玄府是人体气机升降出入、津液代谢的微观门户与通路。玄府可能是天癸运行之道，玄府之气可能是天癸运行之力，玄府郁闭可能是天癸失常的病机，开通玄府法可能是治疗天癸的基本大法[2,3]。李绍林等[4]进一步提出"玄府-天癸"学说，从天癸的生成过程看，肾中所藏之肾精、肾气必须依赖肾玄府的通利、开阖正常方能发挥其藏精、主生殖的功能；天癸产生之后，从肾脉泌至胞络，玄府作为流通气液、渗灌精血的通道与功能载体，必赖此网络的运转与通利；冲任二脉之精血下蓄胞宫，天癸通过玄府到达冲任，从而发挥调燮奇经、渗灌气血之用；胞宫所藏经血通过胞门的玄府之气开启则"月事以时下"，经血尽则玄府关阖，胞门关闭而经止，周而复始。由此可见，女子月经必须依赖于肾、冲任、胞宫在天癸的推动、激发作用下，在玄府的交相汇通中产生。

———————————

[1] 谢秀超，刘晓玲，彭卫东.从"体阴而用阳"释天癸[J].江苏中医药，2015，47（8）：11-12，17.

[2] 谢秀超，彭卫东，刘晓玲.玄府调控肾-天癸-冲任-胞宫月经生殖轴的探讨[J].四川中医，2014，32（8）：40-42.

[3] 谢秀超，彭卫东.玄府天癸论理论探析[J].中国中医基础医学杂志，2015，21（10）：1215-1217.

[4] 李绍林，胡勇，何伟.基于玄府-天癸学说论治原发性痛经[J].中医杂志，2017，58（15）：1333-1335.

（二）功能、时间论

韩克起[1]认为"天癸"当释作"生殖功能"。陈飞等[2]认为天癸的本质在于概括了人体的一种生理状态：机体按着自然规律生长发育到一定年龄阶段，十二经脉脉道通利、气血津液充盛，精血满溢的状态。刘承勇[3]提出所谓天，与"天人合一"之"天"同义；癸是肾气及功能的象征意义。天癸应为天然形成的生育（生殖）能力，是一种男女都具有的综合的能力，是一种具有时间特征的生理状态。另外，王良生[4]认为天癸是一个生理时令，是一个性成熟的天时标志。于光[5]认为天癸原义为"天赋予人的生育之岁数"。这一时间概念由王冰等人望文生义，派生出天癸物质。

（三）物质功能统一论

陈丽平[6]认为天癸既是一个物质和功能的统一体，又是对其统一性的抽象概括。从其物质性来看，天癸是先天肾气化生的、标志着生殖功能成熟的生殖信息类物质；从其功能性来看，天癸具有人体内部生殖功能的动力性调节作用[7]。孟君[8]认为天癸不仅是单纯

［1］ 韩克起.天癸"释义之我见——兼与《内经讲义》五版教材商榷［J］.吉林中医药，1989（6）：48-50.

［2］ 陈飞，于燕，吴效科，等.论"天癸"——本质、特点与作用探微［J］.光明中医，2009，24（3）：403-405.

［3］ 刘承勇.天癸本质初探［J］.南京中医药大学学报，2009，25（3）：167-169.

［4］ 王良生.关于对中医性学中天癸的综述剖析［J］.中国性科学，2006，15（8）：10-12，15.

［5］ 于光."天癸"原义探讨［J］.内蒙古中医药，2008，6（18）：67.

［6］ 陈丽平，宋兴."天癸"本质及其作用探讨［J］.河南中医，2003，23（6）：3-4.

［7］ 刘建军，郭永和.天癸浅识［J］.河南中医，2005，25（1）：13-15.

［8］ 孟君."天癸"新解［J］.河南中医，2017，37（11）：1878-1881.

物质的一种指代，更多与生殖、遗传、内分泌、神经及免疫系统关系密切，是一个泛化的概念，是物质性与功能性的统一。

此外，王宏利[1]从词义溯源天癸，认为天癸非天一癸水，实地二之火也。应于人身，正为下济肾水之心火也。此火寄于心中则为君火，下济肾水则称天癸。天癸至，实人身水火既济之始初也。故女子有天癸至，男子亦有天癸至。

五、命门

关于命门的研究迄今为止莫衷一是，部分学者认同命门与肾同为一体，而大多学者认为命门不同于肾，其存在有独特的定位与功能表现。

（一）命门与肾同为一体

部分学者认为命门与肾同为一体[2、3]。王秉生[4]也认为命门是一个不应存在的脏器，应把肾作为一个整体，每个肾都包含水火阴阳，不应分左右，两肾中的阳气统称为肾阳，两肾中的精液统称为肾阴。朱晓蕾[5]认为命门与肾同属一体，

————————————

[1]　王宏利."天癸"词义溯源[J].辽宁中医药大学学报，2013，15（3）：172-173.

[2]　李崇瑞，王健.略论命门皆属于肾[J].新疆中医药,2003,21（5）：1-2.

[3]　柯新桥.略论命门该属于肾[J].新中医，1983（12）：25.

[4]　王秉生，徐光华.肾与命门之我见[J].陕西中医，1994，15（9）：432.

[5]　朱晓蕾.命门与肾同属一体[J].国医论坛，1997，12（6）：38-39.

二者没有本质区别，命火的生理功能即肾阳的生理功能，命水的生理功能即肾阴的生理功能。时学英[1]也认为肾与命门同属一体，二者为同一脏器。郎庆波[2]认为命门位于肾中，命门的物质基础是肾精所化生的元气，命门的功能是对肾的某些功能的概括。李奕祺[3]认为历代医家对命门生理功能的阐发，实质上是对肾脏功能的进一步发挥，《难经》称命门为守邪之神，是对肾保护机体，御邪防病的主外机理的阐释。俞洋等[4]认为肾精应该与命门等同起来，即肾精是命门的物质基础。命门的功能其实质就是下丘脑－垂体及其靶腺的功能，随着对肾研究深入，命门可能也会具有神经及免疫功能，最终形成一个神经－内分泌－免疫调节网络。命门是肾的高级调节中枢；肾又是机体各脏腑的调节中心，命门通过对肾的调节达到对机体全身的调节。

（二）命门不同于肾

大多学者认可命门的存在，认为命门与肾有着本质的不同，并对命门的实质、功能及其与肾的关系展开研究。

1. 命门实质研究

司富春[5]从气化角度阐释命门的实质，即以肾精为物质基础的命水在命火的作用下呈气化态后布散于人体所产生一系列复杂的生

［1］ 时学英. 浅谈肾与命门一体说［J］. 中医研究，2002，15（3）：5-6.

［2］ 郎庆波. 肾主命门论［J］. 江苏中医，2001，22（1）：3.

［3］ 李奕祺. 论命门为守邪之神［J］. 福建中医学院学报，2003，13（2）：34-36.

［4］ 俞洋，贾蕴颖. 浅议肾与命门的关系［J］. 中医药学刊，2006，24（10）：1904-1905.

［5］ 司富春，谢有良，张昱. 肾与命门的气化观［J］. 国医论坛，1991，6（1）：23.

理效应的总概括。师双斌[1]认为命门为性命之门、生命之本，与肾密切相关，为藏精之所、元气之根，对机体各脏腑功能活动、协调全身阴阳具有重要调控作用，又有命门之水、命门之火之分。命门之功能体现在：性命之门、人身之君主、藏精之所、元气之根、协调阴阳等。

郑君等[2]提出命门即脐下肾间动气，是医者或患者能观察到的脐部的跳动，是客观存在、能反映病情，并且能被医者调控的。命门可视说将中医范畴的肾、肾间动气、脐和命门四者联系在一起，对于病情诊断具有一定价值。张志锋[3]认为脑（包括脊髓）即孙一奎所谓的"坎中之阳"和"肾间之动气"，它既是促进人体生命发生发育的原动力，为人的生命之门；又是推动人体生命活动的原动力，是人体生命的中枢，主宰着人体的一切生命活动，是人体生命存亡的标志，其部位与古代命门学说中"肾间动气说"和"肾间命门说"所说的命门部位相近，其生理功能与命门的生理功能基本一致，因此说，脑（包括脊髓）就是命门，命门实则就是脑（包括脊髓）。齐城成等[4]认为命门是人体的第六脏，并与三焦形成阴阳表里的对应关系。命门为水中之阳，三焦为火中

［1］ 师双斌."肾藏精"藏象基础理论核心概念诠释［D］.沈阳：辽宁中医药大学，2013.

［2］ 郑君，张昆.命门可视说［J］.山东中医药大学学报，2009，33（6）：478-479.

［3］ 张志锋.脑为命门初探［J］.光明中医，2008，23（8）：1063-1065.

［4］ 齐城成，孙悦，丁成华，等.命门与三焦关系浅析［J］.医学争鸣，2019，10（1）：29-32.

之阴，形式上符合五行学说。命门藏元气，通行三焦以发挥作用；三焦运后天之气下行，培补先天元气，这样形成了一个升降的体系，以产生人体不竭的生命动力。陈谊敬等[1]综观古今研究资料，得出四点共识：其一，命门之火是主宰人体生命活动的根本动力；其二，命门的部位与功能与肾密切相关；其三，命门水火，判为元阴元阳，即肾阴肾阳；其四，命门之火的生物学基础主要体现在神经－内分泌－免疫网络系统，特别是与下丘脑－垂体－靶腺轴，对调节人体生长、发育、生殖、代谢等，具有重要整合作用。

张勉之等[2]认为命门通过肾对其主藏精的两种作用进行调节：一方面命门通过肾对脏腑、骨髓、脑海等进行调节，所谓"肾得命门而能作强"，类似现代医学垂体－肾上腺皮质系统。另一方面，命门通过肾对人体的生殖发育进行调节，类似垂体－性腺系统。罗玲娟等[3]提出"脑－肾轴"为命门说，认为先天之精凝聚变化而成的脑是命门先天物质与机能的实质所在。现代研究中，有学者认为命门实质是肾上腺皮质及其功能，或认为是下丘脑－脑垂体－肾上腺皮质系统，或认为是植物神经系统，或认为命门的物质基础就是环核苷酸[4]。蓝海等[5]围绕干细胞的生长增殖、归巢、定向分化，从

[1] 陈谊敬，郑洪新."命门"辨析 [J].中华中医药学刊，2013，31（7）：1537-1539.

[2] 张勉之，张大宁.心、肾、命门关系与心—肾轴心系统 [J].中医杂志，2004，45（10）：795-796.

[3] 罗玲娟，高振."脑－肾轴"为命门说 [J].甘肃中医，2009，22（7）：1-2.

[4] 胡素敏，冷皓凡.肾和命门的概念及其现代诠释 [J].江西中医学院学报，2007，19（1）：6-9.

[5] 蓝海，古学奎，刘安平，等.命门学说与干细胞理论的关联探讨 [J].新中医，2013，45（8）：3-5.

命门属肾，肾主骨生髓，产生造血干细胞；命门为原气之宅，生命之起源，与多能干细胞功能相似；命门为太极，统摄阴阳，化生精气血，与间充质干细胞相关3方面，探讨了命门学说与干细胞理论的关联。

2.命门的功能

郑国庆[1]认为肾精无热亦无寒，浑然一团元气，若天地初始、混沌未分的太极，先后天两精在命门（肾）的作用下，具有了阴阳属性，化生命门水火，继而化为肾之气血阴阳，产生了机体生命活动。盛明旭等[2]认为命门是精居处之所，原气生成之处。男人藏精于此而能施，女子因它连属子胞，十月怀胎可娩。命门统领男女生育的职能，更是原气生成之处。肾间动气只是命门功能的一种特殊状态，是向人生命功能转化的必经环节。

命门的功能可大致概括为以下两点：①命门为先天之本。储全根[3]认为命门为先天之本。"藏精"乃命门的功能。至于生殖、生长与发育、主骨生髓等功能，亦直接由命门所决定和控制，故都应该属于命门的先天功能。此外，命门还有对后天的五脏六腑的滋养和温煦功能；命门是"守邪之神"，这

[1] 郑国庆.肾精，命门水火，肾之气血阴阳辨[J].贵阳中医学院学报，2000，22（1）：12-14.

[2] 盛明旭，储全根.浅析《难经》的命门与肾间动气的关系[J].中医药临床杂志，2012，24（1）：6-7.

[3] 储全根.论命门为先天之本[J].中国中医基础医学杂志，2001，7（4）：6-9.

反映了其在抗御外邪方面的重要作用。李如辉[1]亦认为"命门"为存在于心肝脾肺肾五脏之中的第六脏,为先天之本。②命门统五脏。张家玮[2]认为,命门为人身之太极,是人体生命的本源,由太极一气而化生先天无形之阴阳,继而再化生后天有形之阴阳,即先有命门,后有五脏,先有命门,后有肾脏;命门水火作为生命的原始物质基础和基本动力源泉,使命门不再是肾脏的附庸,而是总领五脏,统辖全身的中枢器官。萧佐桃等[3]认为肾和命门的概念是截然不同的,藏精、生髓、主骨、主生殖发育是命门的功能,肾的功能主要是主水,而肾主水也必须在命门先天之水和后天之水的作用下才能完成。命门属于高于五脏,具有平衡五脏,调节体表的第三平衡系统中的"真正君主",具有联络第一、第二、第四平衡系统,上行大脑,下达四肢百骸,内行五脏,外联体表,共同完成统摄和维系人体生理平衡的功能。

3.命门与肾的关系

卓春萍等[4]认为命门为先天无形之太极,本自无形,自然亦无位,命门位置的争论无非是对命门功能重要性的强调。命门和肾的关系是先天与后天、无形与有形、整体与局部的关系。因此,命门为先天之太极,太极动而生阳,静而生阴,是以化生命门水火,以

[1] 李如辉.从人身先天的识别标志看"命门为先天之本"[J].中华中医药杂志,2009,24(10):1257-1259.

[2] 张家玮.命门学说探讨与金匮肾气丸证临床研究[D].北京:北京中医药大学,2002.

[3] 萧佐桃,唐众瑞.论"命门"学说[J].中医药导报,2006,12(5):1-3.

[4] 卓春萍,邓伟,范元伦,等.论肾并非命门的代名词[J].北京中医药大学学报,2008,31(9):588-589,615.

形成五脏。郭晓东等[1]认为肾精即生殖之精，源于父母并包含生命的全息，生身之前的命火、命门皆藏其中，生身之后的肾精只蕴藏下一代的生命；命火为生命的火种，即精卵中具有原始发动细胞分裂作用的力量。生身之前藏于源自父母的先天之精中，生身之后藏于两肾之间的命门，二者主宰自身的生命活动，也主宰孕育下一代的生殖之精；命门是命火团聚伏藏之所。生身之前居于源自父母的先天之精中，生身之后居于两肾之间，与两肾构成坎卦。蔡成森等[2]认为肾和命门是整体与局部的关系，而并非一物。肾为先天之本，而命门是先、后天之都会，是所有生理活动原动力的发源地。人出生之前，命门原气是滋养、催动胚胎生长发育的物质基础和能量沉聚，人出生以后命门负责统辖着先天的肾和后天的脾胃，使十二官一刻不停地运动，人才得以表现出各种生理功能。但是，命门受着先天肾气的支持和水谷精气的奉养，若先天不足或后天失养，皆能导致命门衰弱，所以，不可离开先天和后天而孤立地谈命门。

第二节　肾的生理功能研究

肾的生理功能的研究，主要集中于肾藏精、主水、主纳

---

[1] 郭晓东，曲道炜，郑洪新．肾精命火命门新论 [J]．中国中医基础医学杂志，2013，19（5）：481，485．

[2] 蔡成森，陈蕾，王珺．命门探骊 [J]．陕西中医学院学报，2015，38（4）：11-13．

气以及肾主外方面。

一、肾藏精的研究

郑洪新[1]提出肾藏精藏象理论是三个层次结构，即"道""象""器"形成的概念体系。"道"属于哲学层次，以规律、法则为重点，属于抽象逻辑范畴。"肾藏精"藏象理论概念体系之"道"，即以精气学说、阴阳学说、五行学说为核心所构建的基本规律和基本法则。"象"属于理性层次，反映和认知事物的本质和联系，属于理性认识范畴。中医肾藏象理论即肾的"天人合一"之象、"形神合一"之象、"体用合一"之象，肾的生理特性和生理功能正是在"象"的理性层次基础上建立起来的理论。"器"属于物质层次，包括以肾为中心的脏腑、形体、官窍以及生命物质的肾系统。因此"肾藏精"藏象理论是具有中国文化基因、层次结构明晰、概念内涵丰富的概念体系，对于临床实践具有重要指导意义。对"肾藏精"的研究主要集中在理论内涵、功能作用的阐发以及现代医学的诠释方面。

（一）理论内涵

孟令军[2]认为肾藏精的机理在于：①肾所藏先天之精在后天水谷之精的培育滋养下，产生的功能不仅体现于自体，而且能使自体的生命活力延续给下一代新个体中。②肾能纳藏肝心脾肺四脏盈满有余之精，而成封藏之本。③肾精能在生殖期以男子遗精、射精和

［1］ 郑洪新，师双斌，李佳.“肾藏精”藏象理论概念体系［J］.世界中医药，2014，9（6）：699-703.

［2］ 孟令军.《内经》肾藏精主水的机理［J］.山东中医学院学报，1996，20（2）：86-88.

女子月经来潮的形式泻于体外，为人类生殖繁育的基础。韦彦之[1]从经络理论谈肾主藏精，认为"藏精"作为肾的主要生理功能，与奇经八脉的关系最为密切，主要体现在：①任脉摄纳，募穴输精。②冲脉居中，涵蓄藏精。③督领真元，背俞布精。④八脉载肾，肾主奇经。马淑然[2]认为"肾藏精"之"藏"不仅狭义地体现为"贮存、封藏精气"，广义来说"藏"还包括肾对肾精的贮藏、输布、转化、利用、排泄等代谢及调节全过程，并且这一过程还会随着季节的变化做出适应性调节，所以肾藏精主要是指肾对机体基本生命物质（肾精）的调节作用。郑洪新[3]亦认为"肾藏精"为肾对精的贮藏与施泻双向调节作用。肾藏精是指贮藏精气和调控精气的功能。其一，肾贮藏精气，以藏为主，防止精气无故妄泄，包括先天之精、后天水谷之精、各脏腑之精，人体生长发育到一定年龄又化生生殖之精；其二，肾调控精气，藏中有泻，肾所藏之精又可流溢脏腑、布散体表、充养骨髓脑髓、化生血液、溢泻精气等；其三，藏精起亟，精气为生理功能提供物质基础，应急机体需求，调节阴阳平衡，发挥重要效应。王健等[4]对"肾藏精"的研究述评认为，由于对"肾藏

［1］ 韦彦之．从经络理论谈肾主藏精［J］．国医论坛，2000，15（2）：25-26．

［2］ 马淑然，郭霞珍，刘燕池，等．从机体自稳调节机制探讨"肾藏精"内涵［J］．北京中医药大学学报，2002，25（6）：4-6．

［3］ 郑洪新，李敬林．"肾藏精"基本概念诠释［J］．中华中医药杂志，2013，28（9）：2548-2550．

［4］ 王健，胡建鹏，何玲，等．"肾藏精"研究述评［J］．安徽中医学院学报，2009，28（2）：1-5．

精"的认识角度不同，导致对其内涵的理解也存在不同的见解：对
"肾藏精"与"五脏藏精"关系的研究，揭示两者在肾精贮藏、转
输、相互调节方面的动态性；对"肾藏精"与"肾主水"关系的研
究，提出精水合一、同为生命之本的观点；对"肾藏精"与"肾主
骨生髓"关系的研究，得出肾主骨、生髓、通脑，同出一源的观点；
对"肾藏精起亟"的研究，发现"肾藏精"在生命活动内外调节方
面的重要作用。"肾藏精"包含肾和精气的实体和功能系统，干细胞
理论的出现，时间生物学和生殖医学的发展赋予"肾主骨生髓""肾
藏精应冬"及"肾藏精主生殖"理论新的内涵，提供了新的研究
途径。

另外，徐福松[1]认为肾分内外。内肾蒸腾气化，主水，主宰着
整个津液代谢；外肾藏精，主生殖。机体的生殖繁衍、生长发育是
依靠肾精作为物质基础，是肾精生理效应的体现，均用"肾藏精"
来概括。外肾之"肾藏精"是先天之精直接导源于肾气的凝聚运动；
后天之精与先天之精融为一体而成。外肾主精，相当于西医解剖学
中下丘脑－垂体－性腺轴系统和解剖学的外生殖器官。肾主藏精的
含义是外肾主精，指外肾对肾精的主持与调节，主要体现在外肾生
精、藏精、泄精等几个方面。

（二）功能阐发

冯晓芬[2]认为肾主生殖是"肾藏精"的主要体现之一，是以肾
与生殖器官的联系及生殖功能相关两个方面为基础的。人体生殖器

［1］ 徐福松.内肾外肾论［J］.南京中医药大学学报，2005，21（6）：7-11.
［2］ 冯晓芬，殷红光，吴华，等.肾主生殖的理论渊源及肾精不足的特点［J］.
黑龙江医学，2013，37（1）：17-19.

官的发育、性机能的成熟与维持以及生殖能力等，都与肾精及肾气盛衰密切相关。郑洪新[1]将肾中精气的生理功能概括为：①促进机体的生长发育。②促进生殖繁衍。③生髓和化血功能。④抵御外邪侵袭。吕爱平等[2]认为肾藏精的功能除了具有主持生长发育、主持生殖繁衍、生髓化血、防御作用的内涵之外，还有主持生命的诞生与维持以及诸般行为（生殖行为、肢体动作、语言反应等）之灵巧等神的表现，从肾藏精，精化形，肾精存则神生；肾藏精，精生髓，肾精旺则神足；肾藏精，精舍志，肾精充则志强；肾藏精，应惊恐，惊恐过则肾精却4个方面阐明了肾藏精的"形神合一"内涵。琚皇进等[3]总结"肾藏精"的主要生理功能：①主生殖、生长发育。②主骨、生髓，通脑。③肾主纳气，主水及津液。④肾起亟、主外，为机体调节之中枢。

（三）现代科学诠释

1. 肾藏精与微量元素

朱梅年等[4]从微量元素锌、锰方面探讨中医"肾"的物质基础，认为肾精的充盈关系到生殖、生长、发育的能力，骨骼的坚固以及毛发的荣泽等等，而这些功能恰好与锌、锰

[1] 郑洪新.肾藏精藏象理论研究［M］.北京：中国中医药出版社，2015：313-317.

[2] 吕爱平，杜立英.肾藏精"形神合一"内涵的探究［J］.中国中医基础医学杂志，2013，19（7）：721，724.

[3] 琚皇进，罗莉，龙奉玺，等.浅谈"肾藏精"的物质基础［J］.亚太传统医药，2016，12（10）：42-44.

[4] 朱梅年，柴立.试论中医"肾"的物质基础——有关微量元素锌、锰的探讨［J］.中医杂志，1983，24（5）：66-68.

通过内分泌系统、酶系统，对核酸及三大物质代谢所发挥的作用相一致。DNA 是重要的遗传物质，而 DNA 复制、RNA 转录所必需的 DNA 聚合酶、RNA 聚合酶以及合成核酸所必需的胸腺嘧啶核苷酸酶都是重要的含锌酶；缺锌后垂体性腺激素的分泌量减少；锌、锰可导致性腺变性或功能紊乱，精子数目减少以致不孕等，可见肾的生殖功能与微量元素锌锰的生理作用相联系。同时，锌还参与了核酸、蛋白质的合成，与内分泌代谢及组织呼吸密切相关；锰则参与氧化还原、磷酸化过程，参与许多维生素、胆固醇的合成。在与发育有关的激素方面，锌是肾上腺皮质激素的固有成分和功能单位，锰则与甲状腺功能有关，并且锌锰又与垂体功能密切相关。许多补肾药物与生殖相关的作用与其富含锌、锰元素分不开。骨骼的发育和重建过程，主要是内分泌激素通过钙磷代谢来实现，而微量元素锌、锰不仅与内分泌系统的功能密切相关，而且锰还参与钙磷的代谢，同时锌、锰又通过影响蛋白质合成而对骨骼的发育产生作用。锌还参与酪氨酸合成，这与毛发中黑色素形成密切相关，动物实验证明，缺锌则脱毛不荣。胡海翔等[1]研究结果表明，肾虚证（肾阳虚、肾阴虚）患者与血清中微量元素锌的含量变化有一定的关系。锌的含量降低时，产生一系列代谢的障碍，出现肾虚证（肾阳虚、肾阴虚）的临床见证。

2. 肾藏精与 DNA

肾所藏的先天之精与 DNA 在来源、维持生物正常生长发育与生殖、维持机体自稳态等方面都具有相似之处，类似于 DNA 上的碱

[1] 胡海翔，郝刚，刘亚宁，等.肾虚证（肾阴虚、肾阳虚）血清中微量元素锌铜的变化及其意义[J].江苏中医，1989，21（7）：37-38.

基对或是碱基序列上所蕴含的遗传信息。机体的生长、发育、生殖都需要核酸、蛋白质的合成和细胞的分裂、分化。而中心法则的实现过程正是遗传物质倍增（DNA 的自我复制）、传递（由 DNA 到 RNA 的转录）和蛋白质合成（由 RNA 到蛋白质的翻译）的过程。上述生理过程归根到底是由基因所决定的，基因表达决定了蛋白质的生产情况，从而决定了机体的生理变化情况。肾藏精，主生长发育、生殖与基因表达过程具有某种相关性，中医"肾藏精，主生长发育、生殖"理论是以宏观方法揭示出来的"中心法则"。秦林等[1]运用中医药理论，融合现代分子生物学原理，发现"肾为水火之宅"的内在分子基础与 DNA 双螺旋结构的阴阳特征密切相关；而肾之封藏功能更依赖于 DNA 分子的稳定性。武峻艳等[2]研究认为肾藏精是肾在"自为自和"的运动过程中体现的人体自组织的特性。王长江等[3]研究认为，Klotho（Kl）基因是一种与抗衰老和氧化的基因，其 kl 蛋白主要在肾和脑表达。该基因对人体衰老、生长发育、生殖、骨及脂类代谢等均有重要作用。Kl 基因的生物学效应与中医学"肾藏精"理论有着众多相近之处，如主生长发育、主生殖、主水液代谢、主骨代谢

[1] 秦林，孙雷，彭欣."肾为水火之宅"的分子机制假说及其临床意义[J].辽宁中医杂志，2016，43（1）：68-69.

[2] 武峻艳，张俊龙，王杰.从人体"自组织"特性谈"肾藏精"[J].辽宁中医杂志，2016，43（6）：1191-1193.

[3] 王长江，王平，王小琴，等.基于 Klotho 基因的生物学效应探讨"肾藏精"的科学内涵[J].中医杂志，2016，57（24）：2078-2082.

等，故认为 Kl 基因是肾精的重要成分。根据前期的研究，王长江等[1] 提出 Kl 蛋白是肾精的主要成分之一。补肾中药和方剂，可以提高 Kl 的表达，改善阿尔茨海默病和肾脏疾病的病理改变。与其他肾精亏虚动物模型相比，Kl 基因敲除或者突变鼠更适合作为肾精亏虚动物模型。此外，陈立等[2] 将骨形态发生蛋白 -7（BMP-7）的特性与中医肾藏精理论进行相关性分析，BMP-7 主要由肾脏和骨骼分泌，对于肾脏的发育及正常功能的维持必不可少，并具有抗纤维化及强大的成骨作用，与中医肾藏精主骨等功能关系密切；BMP-7 能抑制血管钙化，维持脉道通利。认为 BMP-7 多项生物学功能与肾藏象中肾的生理功能存在一定相关性，初步具备了成为肾藏精实质的现代物质基础的可能。

3. 肾藏精与干细胞及其微环境

沈自尹提出"肾所藏之精可相应于胚胎干细胞，以及其他分化为各种组织器官的成体干细胞，干细胞具有先天之精的属性"的学术观点。干细胞一般处于休眠或沉默状态，只有出现损伤或刺激时才会被唤醒（激活），其"自我更新"和"定向分化"都需要合适的微环境，尤其是定向分化，微环境起决定性作用。肾所藏之精平时是藏而不露的，处于沉默状态，应变而起发挥生理效应。肾藏精的以藏为主与干细胞的"休眠或沉默"状态；藏中有泻、"藏精起亟"与干细胞的"唤醒或激活"状态具有很大的相关性。研究表明，补肾益精之淫羊藿总黄酮（EF）可显著上调生长激素、生长激素释放

[1] 王长江，王平，王小琴，等.论 Klotho 基因与"肾藏精，生髓"的关系 [J].中华中医药杂志，2018，33（2）：459-461.

[2] 陈立，王小琴.从骨形态发生蛋白 -7 探讨肾藏精理论的物质基础 [J].广州中医药大学学报，2016，33（5）：736-740.

激素、胰岛素样生长因子结合蛋白、神经生长因子等促生长因子的基因表达，激活微环境，从而激活干细胞的增殖分化并迁移归巢。严惠芳[1]、张进等[2]亦认为肾藏精的现代实质在于局部微环境依赖的干细胞自我调控系统，受以性激素系统为中心的全身神经内分泌系统调控。干细胞具先天之精的属性，是先天之精在细胞层次的存在形式。从来源上说，先天之精即禀受父母的生殖之精，即精卵结合后的全能干细胞；从功能上说，精的繁衍生殖功能、生长发育功能、生髓功能、主骨功能、化血功能均由生殖干细胞、成体干细胞、骨髓干细胞、骨髓间充质干细胞、造血干细胞等执行。肾精包涵先天之精和后天之精，干细胞的内在基因调控及其对微环境的反应模式属于先天之精的内涵，成体干细胞的微环境调控系统则属于先天之精和后天之精结合形成的肾精的重要内涵。黄中迪等[3]认为"肾精"狭义上有其生殖之精的部分，可以对应于胚胎干细胞，具有生殖、发育、生长的功能；广义上对应于各脏器组织中的自身内源性干细胞，在静息时（健康状态下）保持自我复制更新的活性，在脏器损伤时（疾病状态下）则能够增殖分化成脏器组织细胞，具有在各脏器组织损伤后起到再生修复的功能。解释了"病久从肾论治"的治

[1] 严惠芳，魏敏慧，马居里.从干细胞看中医肾精的实质[J].陕西中医学院学报，2009，32（5）：4-5.
[2] 张进，徐志伟，丁富平."肾藏精"的现代实质新理论[J].中医研究，2010，12（4）：550-552.
[3] 黄中迪，高建东.中医肾精与干细胞关系辨识[J].山东中医杂志，2014，33（12）：957-959.

疗思路。明溪等[1]认为中医学"肾精"的主要功能几乎都能从间充质干细胞（MSCs）的增殖、分化特性中得到体现，二者的相关性主要有以下3个方面：①肾精与MSCs均是构成人体的基本物质。②肾精与MSCs对细胞生命过程的调控作用相似。③肾精与MSCs在生血、主骨、充髓及主生殖等功能有相关性。徐德成等[2]研究发现，肾精不断充盛和促进生长发育及生殖的现代医学机制是：人体肾精起源于受精卵，受精卵通过增殖分化产生胚胎干细胞、生殖干细胞和组织干细胞；胚胎干细胞在胚期通过增殖分化形成构成胎儿组织、器官和系统的各种成熟细胞；组织干细胞在胎期及胎儿出生后通过自我更新和增殖分化，以维持干细胞群体数量，形成构成人体组织、器官和系统的相应成熟细胞；生殖干细胞在生育期能增殖分化为成熟配子体（精子或卵子）。随着上述人体细胞总数和种类不断增多，以及组织、器官和系统逐步增长和成熟，肾精逐渐充盈，肾精化生的肾气就会逐渐充盛。而肾气是脏腑之气的根本，可通过脏腑之气推动和调控脏腑形体官窍的生理机能，从而促进机体的生长发育。肾精不断衰减和导致机体衰老的现代医学机制是：构成机体的所有细胞在其生命活动过程中时刻受到强弱不等的内外因素的刺激，如果内外因素的刺激强度超过了某个细胞的适应能力，就可引起该细胞的损伤、凋亡或坏死。壮年期以后随着年龄增长，机体内干细胞逐渐出现衰老，干细胞自我更新和增殖分化能力下降，干

[1] 明溪，虞坚尔，李刚，等.基于中医"肾精"学说与间充质干细胞的内在相关性探讨补肾药在哮喘治疗中的作用机理[J].中医杂志，2016，57（16）：1358–1362.

[2] 徐德成，马迎民，范吉平.中医"肾精"的现代医学内涵[J].中医杂志，2017，58（22）：1891–1897.

细胞不能维持其群体数量和及时补充组织器官内受损细胞，引起组织器官结构与功能的衰退，以及机体的衰老。温昊天等[1]则认为，干细胞与中医肾精理论关系最为密切，同时还符合中医之阴阳五行规律，并与脏腑经络、气血等理论均有一定联系。因此干细胞并非单纯肾精所能涵盖，而应该是以肾精为主，脏腑经络、气血髓等共同参与构成的多方面、多层次的结构体系。

4. 肾藏精与 NEI 网络

王剑等[2]总结肾藏精的生物学基础：①肾藏精与神经－内分泌－免疫网络（NEI）关系表明，肾具有调节生长发育和生殖，维持脑与骨骼正常生长发育，防御、维持机体稳态等功能。②"肾藏精"的遗传学基础为 DNA，干细胞具有先天之精的属性。李妍等[3]认为中医学肾主生殖与现代医学所论述的内分泌功能、免疫功能、生殖功能、遗传功能密切相关。中医理论中的"肾－天癸－冲任－胞宫"与现代医学中的"下丘脑－垂体－卵巢－子宫"的功能相似。肾藏的"先天之精"是遗传信息的内容和遗传信息的读取过程，而遗传信息的化学存在方式和遗传信息读取过程的化学存在方式是肾藏的"后天之精"。"先天之精"与"后天之精"的关系是过

［1］ 温昊天，隋华，李琦，等.干细胞与中医理论关系的思考［J］.中华中医药杂志，2017，32（4）：1422-1424.

［2］ 王剑，郑洪新，杨芳."肾藏精"藏象理论探析［J］.中国中医基础医学杂志，2011，17（2）：119-121.

［3］ 李妍，侯丽辉，吴效科.中医肾主生殖理论探讨及现代研究进展［J］.世界中西医结合杂志，2008，3（9）：557-559.

程和实体、信息和物质的关系。肾气与基因对生殖作用具有相似性，表现在：线粒体内化生 ATP 分子的过程相当于"肾阳"，它们同为机体的生命活动提供了主要的能量来源，起到了温煦、推动生理活动的作用；以核基因表达为主的肾藏精过程是"肾阴"，肾阴过程化生的各种结构蛋白和酶，为细胞结构的构建与功能维持提供了化学物质上的保障。冯前进等[1]认为肾脏完全有可能是合成和分泌影响生殖器官活动，调控生殖细胞发育分化的生物活性物质的一个重要器官。①受肾脏合成分泌肾素调控的血管紧张素 II 可以以旁分泌的方式，通过 IP3/DAG 和 PKG 信号转导通路分别对下丘脑 GnRH、垂体 LH、催乳素等生殖激素产生重要的影响，进而对机体的生殖行为和其他功能进行调节。②由肾间质细胞合成的前列腺素，不仅可调节生殖器官平滑肌的运动和精细胞在雌性生殖道内的运行，而且在生殖器官的发育、配子发生和成熟以及妊娠维持等方面都具有重要作用。③从胚胎的发生和发育的角度上看，肾脏与性腺组织具有同源性。肾和睾丸 / 卵巢都是从体节外侧的间介中胚层发育而来。邓洋洋[2]研究认为"生长壮老取决于肾"的生物学机制与神经－内分泌－免疫网络系统密切相关，尤其是神经－内分泌系统相关指标与生长发育期肾中精气充盛、衰退老年期肾中精气虚衰变化颇为一致，主要体现在神经系统的多巴胺、血管活性肠肽；内分泌系统的生长激素、雌二醇、睾酮、β－内啡肽、白介素－2、B 细胞具有明显由低到高、由盛而衰的变化规律。随着人体生长壮老的变化在神经－

［1］ 冯前进，刘润兰.肾主生殖：肾能合成和分泌调节生殖功能的活性物质吗［J］.山西中医学院学报，2009，10（2）：39.

［2］ 邓洋洋.基于"神经—内分泌—免疫网络"解析"生长壮老取决于肾"的现代生物学基础［D］.沈阳：辽宁中医药大学：2015.

内分泌－免疫网络中各指标有着不同的变化规律，有呈现递增者如血管活性肠肽、促肾上素皮质激素、皮质醇、CD4[+]/CD8[+]、NK 细胞、白介素 1，有呈现递减者如五羟色胺、β－内啡肽、CD3[+]、CD8[+]、B 细胞，说明在神经－内分泌－免疫网络中各个系统之间呈现相互调节的整体观。生长壮老各年龄段男性与女性的神经－内分泌－免疫网络区别主要体现在性激素和生长激素。

郑洪新等[1]提出"肾藏精"主要或部分体现为干细胞及微环境的调和状态，体现为干细胞、微环境和 NEI 网络的动态平衡。综合文献及实验研究成果表明，在整体层次，"肾藏精"主要体现为 NEI 网络的调控作用；在细胞及分子层次，"肾藏精"主要或部分体现为干细胞及微环境的调和状态。"肾藏精"与在 NEI 网络整体调控下的内源性干细胞"沉默"休眠、"唤醒"激活、增殖分化以及多种内在机制和微环境因素密切相关。干细胞既可以定向分化为神经细胞、胰岛 β 细胞、免疫细胞等，又具有神经－内分泌－免疫网络作用的分子基础。"从肾论治"的作用机制可能包含动员"肾藏精"的生理功能而激活内源性干细胞以及发挥微环境的作用，同时调控 NEI 网络动态平衡。

此外，陈云志[2]提出中医肾藏精与维生素 D 相关的肾

---

[1] 郑洪新，王拥军，李佳，等."肾藏精"与干细胞及其微环境及 NEI 网络动态平衡关系 [J].中华中医药杂志，2012，27（9）：2267-2270.

[2] 陈云志.试论维生素 D 为"肾藏精"理论的物质基础 [J].环球中医药，2010，11（3）：447.

"主骨－生髓－生殖－其华在发－维生素 D"一体论，认为维生素 D 是"肾藏精"理论的物质基础。活性维生素 D 来源于肾，对"肾"和"骨""生殖"的生理和病理过程起重要作用。戴恩来等[1]认为足细胞防止清蛋白等精微物质滤过的功能与"肾藏精"理论相通，足细胞代肾用事，尽封藏之职。局灶节段性肾小球硬化以足细胞损伤为中心，足细胞数量越少，肾气越虚，藏精功能越差，病机以肾虚为本。中医药从不同机制保护足细胞，减少尿蛋白，力图补充肾气，恢复肾的藏精功能。

二、肾主水的研究

（一）理论内涵

"肾主水"是肾的主要生理功能。然而，现代对于肾的这一功能的概念、作用机制和过程的阐述，有着不同理解。王茂泓[2]认为《内经》"肾者主水"之意，实为"肾主五液"，是说在肾之津液，经肾阳之熏蒸，复化为气而上升至肺，在此过程中可转化为各个脏腑所藏之津液或分泌物，如汗、唾、涕、涎、乳、血等。剩余的津气复由肺肃降而下行至肾，如此循环以维持全身津液之代谢。肾主五液应包括 3 个层次的内容，其一是肾主溺；其二是肾主狭义的五液，即涕、泪、涎、唾、汗；其三指肾主精液、白带、骨髓、血液、乳

［1］ 陈威辛，戴恩来.基于"肾藏精"理论探讨局灶节段性肾小球硬化中足细胞与蛋白尿的关系［J］.中医研究，2019，32（8）：1-3.

［2］ 王茂泓，蔡浔远.试论肾主五液［J］.江西中医学院学报，2001，13（3）：126-127.

汁等含有营养成分及生理需要的"水液"。易青[1]认为，肾主水有阴阳、体用之别。水、津与液，是三位一体的、源于水谷精微的人体正常体液。"静而不走"之阴水，是肾所藏之精，即人体生理所需之"水"，为构成脏腑的物质基础，乃肾之体；"动而不居"之阳水，是肾下输膀胱之溺，即人体内多余之"水"，为代谢过程中肾功能活动输泄的废弃之物，乃肾之用，即肾功能活动的体现。凡人体内生化、分泌、排泄的流通着的液体，皆肾主"水"之列。其中，有生理过程所需的精微物质，亦有代谢过程所化的各种废物。此水可从生理以化精而具营养、濡润、运输等功能作用；亦可因病理而化浊，则成损伤、侵害、阻滞人体之邪。而只有肾脏的化水、开合和主五液三个方面的功能如常，方可保证机体津液代谢的平衡，否则水泛或虚损而成邪，则百病由生。李屹等[2]认为肾主水，主要是指它在调节体内水液平衡方面起着极为重要的作用，肾对体内水液的存留、分布与排泄作用，主要是靠肾的气化功能完成的，而气化作用的动力就是肾阳。张庆荣[3]在对8个版本《中医基础理论》教材中有关"肾主水"论述研究的基础上，提出"肾主水"是指肾具有主持和调节

[1] 易青.再论"肾主水液"之内涵[J].湖北中医学院学报，2006，8（3）：40–41.

[2] 李屹."肾主水"理论的现代实验研究[A].中华中医药学会肾病分会.中华中医药学会第二十一届全国中医肾病学术会议论文汇编（下）[C].中华中医药学会肾病分会：中华中医药学会，2008：3.

[3] 张庆荣."肾主水"点滴求真[J].中国中医基础医学杂志，2011，17（5）：469–470，472.

人体津液输布和排泄的功能;"肾主水"的作用机制应表述为"肾（气）的气化（作用）";"肾主水"的作用过程是对"津液"的作用，故以下输"津液"为佳。其中大部分可再利用的津液经肾的气化，经三焦上输，多余的津液和浊液（废水）则化为尿。

徐福松[1]论内肾外肾，外肾主精，对于"内肾"的认识源于"肾者主水"，主要对应于西医学中之泌尿系统和肛门，提出内肾主水之说。太史春等[2]通过津液代谢这一中心环节，把肾主水液的作用与水通道蛋白联系在一起。水通道蛋白的正常表达可能是肾主水液的分子生物学基础;若肾阳对水液代谢的调节出现异常，水通道蛋白表达可能异常，这可能是水液代谢异常的发生机制。成西等[3]认为人体水液代谢受到肾主水季节性的调控。水液代谢随着四季阳气生长化收藏的变化而变化，春夏，肾气的蒸腾气化主要作用于上焦心肺，在肾气的作用下，水液上输送至心肺，心在液为汗，肺主宣发并开窍于皮毛，在阳气的生发作用下，汗液的排泄增多;长夏阳气充盛，在肾气的主导作用下，脾运化水液的功能增强，汗液的排泄达到最多，而尿液最少;秋冬，阳气潜藏，水液下归于肾，在肾气的蒸化作用下，排尿增多。肾主水的季节节律性受褪黑素、抗利尿激素、水通道蛋白的调节。李锋等[4]总结肾主水的含义有五:

［1］ 徐福松.内肾外肾论［J］.南京中医药大学学报，2005，21（6）：7-11.

［2］ 太史春，邵东梅，邹晓明，等.肾主水液与水通道蛋白内在关系探讨［J］.实用中医内科杂志，2007，21（8）：7-8.

［3］ 成西，马淑然，张和韡，等.肾主水季节性变化规律的理论探讨［J］.中医药导报，2017，23（16）：6-9.

［4］ 李锋，张鹏，任秦有，等.肾"主水"理论初探与实践［J］.中国中西医结合肾病杂志，2018，19（8）：731-732.

一是水之范畴：中医之"五液与精、髓、血、乳、溺"并属于肾，肾"水"涵盖生理所需并具有"营养濡润功能的精微之水"和代谢所产生并引起"损伤阻滞"效用的废余之水；体内流动着的液体皆属肾"水"范畴。二是水之功能："津液"系水谷所生，而五液分属五脏。三是水之输布：水液受纳于胃，脾运化/转输水液于肺，肺循三焦宣降水液至皮毛、腠理为汗，经肾气化，清者再以三焦通路布散全身、浊者下达膀胱。四是水之排泄：肾"开合"决定水液排出体外与否。五是水之通路：水液体内通路有脏腑之分，脏为肺、脾、肾三脏，腑为胃、小肠、大肠、膀胱、三焦五腑，另有奇恒之腑"脉、髓、骨、子宫、胆"；水液外排通路以肾窍之前阴排尿与后阴排便为主，以肺之皮肤排汗与脏窍（眼/鼻/口）排液为辅；可见水液排泄之主在肾。

此外，刘鹏[1]认为《素问·上古天真论》肾主水的初始内涵实际上是对肾精主生殖的另一种表达。随着"水"在传统文化中被逐步赋予了类似于"道"的本原内涵，与"水"相关之事物亦因此而被赋予了更为抽象的、广泛的内涵，"肾主水"之内涵也因而有了更大的拓展空间，逐渐扩大到几乎一切与水形态相似或性质相类的事物都为肾所统。

（二）现代科学诠释

中医肾主水与西医学中肾的泌尿作用相似，中医的肾与西医的肾脏在水液代谢方面有相似之处。水通道蛋白（AQP）

---

[1] 刘鹏.中医肾主水理论内涵的形成和发展[N].中国中医药报，2012-10-26（004）.

是生物膜上特异性转运水的整合蛋白质。现代研究发现肾阳气亏虚与 AQP2 表达异常相关联；AQP2 表达异常会出现在可以引起水液代异常的各种慢性肾脏病当中[1]。因此，AQP2 可能是中医"肾主水"的科学内涵之一。李锋等[2]认为广泛分布于胃肠黏膜上皮细胞、血管内皮细胞、肾小管上皮细胞等的水通道蛋白（AQP）对水的吸收与分泌、细胞内外水平衡作用重要，AQP 分 AQP0、1–11 共 12 种亚型，其组织分布特征与相应脏器功能呈关联性。而经结肠"泻水"和经肾"利尿"与 AQP 关系密切，而二阴均为肾窍，提示中医肾"主水"——主水排泄与肾和结肠 AQP 有关。

此外，朱国双等[3]通过将成纤维细胞生长因子（FGF23）的调磷特性与肾主水的理论机制进行关联性分析，探讨 FGF23 在肾主水过程中的作用机制。FGF23 是由骨细胞或成骨细胞分泌的一种内分泌激素，通过与肾脏表达的 Klotho 蛋白相结合，调节肾小管上皮细胞对于磷酸盐的重吸收，进而达到体内磷代谢的调节。因此，FGF23 参与肾主水的整个重吸收的生理过程。

[1] 柳继兴.原发性肾病综合征患者尿内水通道蛋自 1.2 水平的研究 [J].临床荟萃，2008，23（24）：1797.

[2] 李锋，张鹏，任秦有，等.肾"主水"理论初探与实践 [J].中国中西医结合肾病杂志，2018，19（8）：731–732.

[3] 朱国双，金善善，王小琴.成纤维细胞生长因子与肾主水的关系 [J].时珍国医国药，2018，29（9）：2206–2209.

三、肾主纳气的研究

（一）理论内涵

对于肾主纳气理论，王锦荣等[1]曾提出质疑，认为《内经》本无此记述，在临床实践中，单纯肾虚不足以导致纳气功能减退或出现不纳气，肾不纳气是肺病及肾、肺肾两虚，单纯补肾不能明显改善纳气功能，必须同时使用补肺药物。由此认为肾主纳气是一定历史环境下不正确认识的产物，应予以纠正。有人认为肾主纳气即肾主吸气，肺吸入之清气必须下达于肾，肾主纳气，即吸气[2]。上述认识并不为多数学者赞同。另外，张智学[3]认为肾闭藏五脏六腑之精气的功能，实质就是肾气对五脏六腑之气的下纳作用，即是肾主纳气功能的体现。在临床上，肾不纳气可产生心火上炎、肝阳上充、胃气上逆、肺气上逆等多种脏腑气机升降逆乱之证。肾主纳气不仅指摄纳呼吸之气，而且包括对脏腑气机的摄纳和调节。这种说法明显夸大了"肾主纳气"的内涵，属于过度诠释。

大多学者认同"肾主纳气"。陈雪功[4]认为肾所纳之"气"，广义是指原气，狭义是指肺气。肾通过原气对肺的激

［1］ 王锦荣，汤于嘉．肾主纳气辨析［J］．中医杂志，1988，29（10）：161.

［2］ 吴敦序．中医基础理论［M］．上海：上海科学技术出版社，1998：59.

［3］ 张智学．"肾主纳气"新释［J］．国医论坛，1994，9（5），36.

［4］ 陈雪功．对肾主纳气与肾不纳气理论是非的再思考［J］．中国中医基础医学杂志．2001，7（11），12–14.

发、推动和固摄作用而参与呼吸过程。生理状态下，肾气对肺有滋润、温煦的作用，以维护肺的正常呼吸功能。陈慧娟等[1]也认为肾主纳气的"气"可从清气、元气两方面理解。首先，肾化生的元气是呼吸运动的原动力。人的呼吸赖肾中元气的激发推动，对呼吸有直接推动作用的宗气是由元气所派生。其次，呼吸运动，特别是吸气有助于充养元气。呼吸运动由肺气的宣发和肃降来协调完成。肺气下降，除吸入清气外，全身五脏六腑之精气也随之下行，闭藏于肾，充养元气。可见，从理论上而言，肾主纳气可视为摄纳呼吸之气、闭藏精气、化生元气等多种作用的集合，化生元气和摄纳呼吸之气二者相辅相成，构成肺肾共主呼吸的基础。郑洪新[2]总结肾主纳气的基本原理为肾具有潜藏之性、肺肾两脏经脉相连、肺肾气机升降相因、肺肾两脏相互滋生。

（二）现代科学诠释

朱梅年等[3]研究发现肾主纳气与微量元素锌、锰有关，缺乏锌、锰，一则可直接影响肺的呼吸功能，二则将导致垂体－肾上腺皮质功能减退，而后者又是喘证发病的重要因素之一。补肾中药富含锌、锰，中医补肾治喘是通过锌、锰来促进垂体－肾上腺系统功能，增强胰岛素的释放和作用，提高碳酸酐酶、乳酸脱氢酶的活性，以恢

[1] 陈慧娟，李载明，童瑶. 肾主纳气的内涵及其发生学思考［J］. 山东中医杂志，2006，25（2）：79-81.

[2] 郑洪新. 中医基础理论专论［M］. 北京：中国中医药出版社，2016：120-122.

[3] 朱梅年，柴立. 试论中医"肾"的物质基础——有关微量元素锌、锰的探讨［J］. 中医杂志，1983，24（5）：66-68.

复肾主纳气的功能。钟飞[1]认为肾脏所分泌的促红细胞生成素，能增加血中 RBC 数量，促进血红蛋白合成，从而增加血液运 O_2 功能，这是"肾主纳气"的直接证据。另外，肾小管上皮细胞通过"泌 H^+ 保 Na^+、泌 K^+ 保 Na^+ 以及泌 NH_3 保 Na^+"三大作用，对血浆中 HCO_3^- 的浓度进行至关重要的调控，从而对血浆中的 PCO_2 和 pH 产生影响，而血浆中 PCO_2 及 pH 值的高低，又可通过外周化学感受器，对延髓呼吸中枢发生作用，使其对肺部呼吸的频率和深度进行调控。霍光旭[2]研究认为"肾主纳气"与肾脏内分泌有关：①儿茶酚胺的影响。当交感－肾上腺髓质系统被兴奋时，儿茶酚胺分泌显著增加，使呼吸加强、加深、加快。当该系统被抑制或儿茶酚胺受体功能低下时，呼吸变弱、变浅、变慢。②促红细胞生成素（EPO）的影响。EPO 主要由肾皮质管周细胞产生，其功能就是对血红细胞具有选择性促进作用，对氧在血中运输起到调节作用，起到了"纳气"之作用。③糖皮质激素的影响。糖皮质激素分泌增多，可使骨髓造血功能增强，使血中红细胞数量增加，使运载"气"的能力增强，是为肾主纳气的又一佐证。总之，肾脏通过调节酸碱平衡、调节内分泌而影响呼吸功能，起到"纳气"作用。王光义等[3]从肺肾与

［1］ 钟飞.肾主纳气的现代实质与肾脏生化功能的关系［J］.中医药学报.2001，29（6），1-2.

［2］ 霍光旭，黄俊臣."肾主纳气"实质探析［J］.中医药通报，2004，3（5）：44-45.

［3］ 王光义，陈永，蔡静，等.肺与肾关系理论的中西医结合初步认识［J］.时珍国医国药，2009，20（6）：1478-1479.

机体酸碱平衡调节的角度探讨肾主纳气,肺通过 CO_2 排出量的增减控制体内 H_2CO_3 浓度,肾脏则通过对碳酸氢盐的重吸收和对 H^+ 的排泄及泌氨作用,共同维持体内酸碱平衡,而肾脏是更为重要的环节。肾对酸碱平衡的调节,是肺通过 CO_2 呼出量调节碳酸浓度而"主呼吸之气"的根本。

四、肾主外的研究

《灵枢·师传》提出"肾者主为外"的观点,程士德主编的《中医学问答题库·内经分册》释义有三:肾为卫气之本,具有卫外而为固的作用;肾开窍于耳,使之远听;肾藏精,濡养在外之孔窍。李奕祺[1]总结其现代注释:①"肾主外"为"肾主水",乃校刊范畴。②肾开窍于耳,故主外。③肾主骨成形,故主外。④肾应肌腠而主外。联系"卫出于下焦",肾为卫气的发源地,肌腠毫毛与肾密切相关,他指出"外"不仅指体表的皮毛肌腠,也包括发露于外的象、灌输津液于外及感知外界的寒温、形象、状态、音声等含义,大而言之指人生存的环境。因此"肾主外"的理论机理可从肾主一身之阳气应腠理而卫外进行论述,还应强调机体与外界适应平衡,维护机体健康的功能。肾主外概括了肾藏调节机体适应环境、保护机体、御邪防病、益寿延年的功能[2]。刘莉[3]认为肾主外的"外"是指人体的外部,包括肌肉、腠理和皮毛。"肾主外"在于卫气根于肾,肾为卫气先天之源。肾主外,体现于阳动、升、热而主于外,

[1] 李奕祺.肾主外的理论研究 [D].济南:山东中医药大学,2002.
[2] 李奕祺.肾主外理论新析 [J].福建中医学院学报,2003,13(4):37-39.
[3] 刘莉.肾主外理论及其临床应用 [J].江西中医药,2007,38(12):15-16.

强调了肾中阳气的激发、推动、温煦、固护肌表的重要作用；"肾治于里"，表现在阴静、降、寒而守于内，突出了肾所藏阴精以濡养脏腑，充填骨髓的重要作用。武峻艳[1]认为"肾主外"一方面强调了肾气、命门对人体适应外环境能力的重要意义，另一方面突出了肾对于官窍通明，视听嗅闻之技巧发挥的重要作用。官窍是人体与外界环境进行信息交流的途径，官窍功能的正常首先需要五脏功能的和合。肾寓元阴元阳，是官窍通利的重要保证。

第三节 肾的生理特性与应时研究

一、肾的生理特性研究

肾的生理特性研究，主要是肾主封藏（蛰）的问题。任占敏[2]把肾主蛰归纳为三个特点：一是蛰主静，即肾气生理以静为善为宜，而顺应闭藏特点。二是蛰主和，即元阴元阳两者相合，水火在此不可分离，使二者相互平秘。三是蛰主伏，即元阴元阳宜潜伏于肾，禁浮越于外，游浮则为无根之

---

［1］ 武峻艳.中医肾脑相关学说的理论研究［D］.济南：山东中医药大学，2016.

［2］ 任占敏."肾主蛰"初探［J］.新中医，1990，22（6）：12-13.

火。白云静[1、2]提出，肾在五行归类中属水，位属北方，通于冬气。肾主蛰意谓肾的生理特性象百虫蛰伏、万物收藏、地户封闭一样是藏伏。同时，肾为水脏，水性沉潜、润下，肾顺应水气也内具潜降之性，在生长化收藏的发展过程中，肾属于"藏"的一环。肾的主蛰藏伏特性首先表现为肾的精血宁谧内蕴、沉潜深藏之象。其次表现为纳气、固胎、固摄二便等等。"封藏"一语既是对肾脏主蛰、藏伏、摄纳特性的准确表述，又是对肾的功能活动的高度概括。张安玲[3]认为肾的闭藏之职是由肾中阴阳相互协调共同完成的，阴主静，是肾主闭藏的重要生理基础。谭朝坚等[4]从经络方面考察了肾主封藏的生理特性，认为奇经八脉为肾主封藏的重要结构学基础，肾经之气归于肾则藏精，归于它脏则气化、推动、温煦、化血、滋养其他脏腑组织。郑洪新[5]将"肾主蛰藏"的基本原理概括为：①是四时五脏阴阳的取象比类；②肾之精气宜封藏、闭藏；③肾之相火潜藏守位；④具体体现在纳气、固胎、主水、主二便等方面。

[1] 白云静，窦迎春.试论"肾为封藏之本"[J].河北中医药学报，2001，16（3）：10-11.

[2] 白云静.封藏与疏泄的理论研究[D].济南：山东中医药大学，2002.

[3] 张安玲.肾燥不藏机理与证治举隅[J].中医药学刊，2001，18（1）：48-48.

[4] 谭朝坚，李里，张泓.从经络学基础考辨肾主封藏的生理特性[J].中医药导报，2008，14（5）：15-16.

[5] 郑洪新.肾藏精藏象理论研究[M].北京：中国中医药出版社，2015：309.

二、肾气通于冬的研究

郑洪新[1]将"肾应冬气"的基本原理概括为：肾为水脏而藏精，为封藏之本，五行属水，为阴中之太阴；冬季寒冷，万物静谧闭藏；人与自然相参相应，同气相求，故以肾应冬。马淑然等[2、3]研究表明，"藏精"与生殖的关系并不是呈现"精足则生殖能力旺盛"的正相关关系，而是出现负相关关系。肾在对肾精的调节上，可能至少存在着两类不同的调节因素（物质）——抑制和促进生殖之精的物质，这两类物质同时对肾精的封藏和排泄发挥调节作用。冬天肾以贮存抑制生殖之精的物质为主，肾中生殖之精减少，因此，生殖能力下降。夏天时，肾以贮存促进生殖之精的物质为主，由于夏气具有亢旺之性，心气与夏气相应而旺盛，且心火下温肾阳，故肾阳蒸腾气化耗能过程加强，使肾中过多的生殖之精加快排泄，所以，夏天生殖能力增强。因此，机体才会表现为冬天肾藏精功能增强而生殖功能反而下降，夏天肾藏精功能减弱而生殖能力增强。因此，从"肾主生殖"角度来看，"肾藏精以应冬"的调控内涵是通过肾中两类不同的调节物质的节

［1］ 郑洪新.肾藏精藏象理论研究［M］.北京：中国中医药出版社，2015：307-308.

［2］ 马淑然，刘燕池，郭霞珍."肾主生殖"理论整理及实验研究概况［J］.北京中医药大学学报，2000，23（S1）：49-52.

［3］ 马淑然，郭霞珍，刘燕池，等.从机体自稳调节机制探讨"肾藏精"内涵［J］.北京中医药大学学报，2002，25（6）：4-6.

律性变化的自稳调节来实现的。覃骊兰等[1]认为"肾应冬"理论的本质内涵为：肾是机体应时而变在冬季起主要调节作用的时间调节系统，肾精、肾气、肾阴、肾阳构成肾脏调控的不同方面。就肾的功能而言，肾在当旺的冬季，封藏精气、主纳气功能加强，并处于支配地位，发挥着对肾系统及其他四脏重要的调控作用；在其他季节则处于从属地位，协助或抑制其他四脏以维持机体应时而变的调节稳态，而肾主气化水液功能在冬季减弱。就肾中阴阳消长而言，冬季其肾阴渐长且盛于外，机体宁静、滋润、制约阳热的作用增强；肾阳则渐消，蛰伏于内，机体温煦、兴奋、运动、化气的功能都相对低下，表现为机体生殖机能下降、体温下降、小便量多，易发生生殖泌尿系统疾病。

第四节 肾与形窍志液关系的研究

肾与形窍志液关系的研究，主要涉及肾主骨生髓化血、其华在发、肾开窍于耳及二阴、肾藏志应恐、在液为唾以及肾脑相关等问题展开。

一、肾主骨生髓化血

张登本[2]认为"肾主骨生髓"是《内经》在确立"肾主藏

[1] 覃骊兰，蓝毓营，马淑然. 关于中医"肾应冬"理论内涵的探讨 [J]. 中国中医基础医学杂志，2013，19（5）：482-485.
[2] 张登本."肾主骨"理论的发生及其意义 [J]. 河南中医学院学报，2007，22（3）：5-9，11.

精""肾主内"理论基础时的基本学术立场。肾藏生殖之精是髓和骨骼生成的原始物质，髓藏骨中以养骨，肾藏精促进骨骼的发育，肾病伤精，是骨病发生的主要病机，髓与生殖之精同源于水谷精微。张进等[1]认为"肾藏精主骨生髓"，即先成骨再生髓，而出生后骨髓对骨具有充填、滋养与修复作用，即"髓以养骨"。肾藏精主骨生髓理论也为证明"干细胞具先天之精属性，是先天之精在细胞层次的存在形式"新理论提供了坚实的依据。朱鹏飞等[2]把肾的功能概括为解剖学意义上的肾脏功能和综合概念意义上的肾的功能两个方面。解剖学肾脏对骨代谢的影响主要表现在肾脏羟化酶的活性及对钙磷代谢的调控上；骨代谢肾脏以外的调控，主要体现在"肾"通过作用于下丘脑－垂体－靶腺轴，促进或抑制骨代谢相关激素的释放，来发挥对骨代谢的调节作用，包括骨骼组织局部微环境各种调节因子的功能。张亚琴[3]研究认为中医"肾主骨生髓"理论与肾脏内分泌功能之间有密切联系，1α－羟化酶、EPO可能是该理论的物质基础。周鹏等[4]研究认为，骨作为一个新揭示的内分泌器官，可分泌至少两种激素，对矿盐代谢和能量代谢产生重要调节作用，与骨质疏松、异位

[1] 张进，徐志伟."肾藏精、主骨、生髓"理论内涵辨析 [J].中国中医基础医学杂志，2009，15（11）：805-806，809.

[2] 朱飞鹏，李冬华.肾主骨理论的现代理解与补肾法研究 [J].上海中医药杂志，2003，37（6）：9-11.

[3] 张亚琴."肾主骨生髓"与肾脏的内分泌功能 [J].辽宁中医药大学学报，2008，10（2）：11-12.

[4] 周鹏，张艳军，贾媛.骨的内分泌作用与中医肾主骨理论再探 [J].中华中医药学刊，2011，29（1）：70-71.

钙化、肾病、糖尿病、肥胖症等内分泌及代谢性疾病存在复杂关联。吴佳莹等[1]认为男女的不同生理特点、生长发育的不同步、生殖机能的不同以及男女"脾"与"肝"的不同病理特点导致"肾主骨"存在性别差异，也因此造成男女在骨质疏松症发病时间、发病率以及发病程度上存在明显差异。司誉豪等[2]认为，"肾主骨"理论偏重于骨的生发角度而言，指代较为清晰单一，而"少阳主骨"立论则偏重于骨的使用角度，包含了肝血、肾精、气血、经络以及筋骨协调配合等概念，是一个多元化的、宽泛的理论范畴。

陈薇等[3]认为肾为生髓之官，脑为聚髓之海，先天之精是脑髓生成的原始物质。肾气之强健，肾精之充盈与脑髓发育之健旺有密切联系。老年性痴呆的形成与髓海不足有着密切的关系，而肾精的亏虚则是其发病的关键[4]。路艳等[5]认为肾藏精，精聚为髓，精髓化生为血，肾精是血液生成之源泉；肾所藏先后天之精是维持人体生长发育，骨、脑、血形成的物质基础。中医对肾藏精生髓化血的各种论述对当今的造血干细胞研究有着极大的启示，肾精不仅直接参与血液的化生，而且在肾主骨生血方面与造血干细胞的微环境有

［1］ 吴佳莹，刘梅洁，赵宏艳，等.基于骨质疏松症探讨"肾主骨"的性别差异［J］.中国中医基础医学杂志，2017，23（2）：213-214.

［2］ 司誉豪，马勇，徐力立，等."少阳主骨"理论指代模糊的原因浅析［J］.北京中医药大学学报，2017，40（7）：542-545.

［3］ 陈薇，付于，毕海.基于"肾生髓"理论浅述肾精与脑认知功能的关系［J］.天津中医药大学学报，2012，31（1）：54-56.

［4］ 马妍.老年性痴呆从肾论治临床研究概要［J］.河北中医，2012，34（7）：1104-1106.

［5］ 路艳，徐志伟，张进，等.从"肾藏精，生髓，化血"理论谈血液的化生［J］.时珍国医国药，2012，23（9）：2297-2298.

关；肾精对肝脾的濡养而促进血液生化，以及肝主疏泄藏血、脾主统血的这一人体调节环境对肾藏精生血也有协同影响。郑在根等[1]认为肾主血的主要生理功能表现为：①生血之始。肾藏精，精能生髓，精髓又可以化血。②行血之初。元气的生成来源于肾中所藏的先天之精，是生命活动开始的最根本的气，元气充盈为维持血脉通畅的重要条件之一。③清血之根。指肾气在藏精泄浊中的关键作用。如肾气充足，开阖自如，则精留而浊气及时排除；如肾气不足，开合失司，不能及时排浊，湿浊入于血脉之中，而形成病理产物之"浊血"。蔡辉等[2]提出"肾-骨-髓-血-脑"一体论，认为此是中医学的"肾主骨""骨生髓""髓生血""髓通脑，脑为髓之海"理论的继承和发展，也是西医学的创新和发展。

二、肾其华在发

李如辉[3]认为毛、毫毛、发就严格意义上说均为"皮毛"，均为肺所主，但为了五行归纳的需要，《内经》却以发（黑）为肾之华（肾色黑），毫毛（白）为肺之华（肺色白），这样"毫毛"与"发"便被强行剥离开来。张珍玉[4]提出发

［1］ 郑在根，郑洪新.肾主血的理论探讨［J］.中华中医药杂志，2014，29（11）：3553-3554.

［2］ 蔡辉，王艳君.从"肾-骨-髓-血-脑"一体论的提出看中西医结合的思路［J］.广州中医药大学学报，2000，17（4）：283-286.

［3］ 李如辉.肾"主骨、生髓通于脑，其华在发"理论的发生［J］.浙江中医学院学报，2001，25（4）：7-8.

［4］ 张珍玉.脱发治肺［J］.山东中医杂志，1990，9（6）：43.

与肝肾肺相关。而发为血余，又为肾之外荣。肝肾同源，精血互化，故脱发一证，以肾气不足为主要病机。王林群[1]总结"肾其华在发"理论内涵有六：①毛发的生长、脱落与人体肾气密切相关；②肾精化生元气，能激发促使毛发生长；③毛发的变化与肾气的盛衰一样，同样具有女子七、男子八的节律性；④肾"其华在发"的生理基础在于肾藏精的生理功能；⑤"精血同源""发为血之余"，说明肾精化为血液，濡养毛发；⑥督脉循于脊里，入络于脑，上过头顶，下属于肾，肾主骨生髓，脑为髓海，头发附着于头皮，肾、脊髓、脑髓、头发之间形成了一条通路。

三、肾开窍于耳及二阴

李如辉[2]从发生学角度考证肾的开窍问题，认为耳与内脏的关系并非肾脏之一端，肾与窍的关系亦并非耳之一端，因此不能说明肾与耳的关系较之他脏与耳的关系更为密切。"肾开窍于耳"这一出于五行归纳、理论阐述实用目的的构思，导致了理论内部一定程度的不协调性，肾开窍于耳的理论构建无法从经络学说中得到证明。从发生学角度言，肾开窍于前阴实际上是肾主水及藏精理论的"衍生物"。后阴与五脏有着广泛的联系，"肾开窍于后阴"，临床病理观察及治疗反证是不足为据的，因为后阴之病，或秘或泻等等，临床实际是久病者方责之于肾。经络学说也不能对"肾开窍于后阴"做

[1] 王林群.基于肾"其华在发"理论探讨慢性肾脏病肾虚证的临床基础及"护肾Ⅱ号"作用机制的研究 [D].武汉：湖北中医药大学，2015.

[2] 李如辉.肾"开窍于耳及二阴"、"在液为唾"理论的发生学探析 [J].浙江中医学院学报，2001，25（3）：9-11.

出说明，因为足少阴肾经与后阴并没有直接的联系。周波[1]认为从《黄帝内经》开始，对"耳"字所代表的含义，已经失去了上古先人所表达的部分原意，把男女二阴的交合状态"图"，即象形字，按造字字形的类似来等同于耳字的造型，同时，"耳"的读音与"二"一致，拼音都是"er"。由此提出把"肾开窍于耳""肾开窍于二阴"的两个认识，统一为"肾开窍于（男、女的）前阴"，这与现代解剖学的认识相符合。

范为民等[2]提出"耳肾相关论"：①肾主耳。肾脏具有主宰耳的生长发育以及听觉功能的发挥等作用。②耳为肾之外候。耳的大小、柔软度、色泽和听力能够反映肾脏精气的盛衰等。③肾精是耳肾相关的物质基础。肾藏精，主骨而生髓，髓聚为脑，脑为髓海，耳窍内通于脑。肾精充盈，髓海得养，则听觉灵敏，分辨力高。

四、肾藏志应恐

李如辉等[3]认为"肾藏志"之"志"大致有两个方面的内涵，其一，即现代心理学所谓的意志，指有着明确目标的意向性心理过程。其二，即记忆。肾精乃生身之本（生殖）、全神之本（脑力）、强身之本（体力），即诸般行为之灵巧，

---

[1] 周波.考证《黄帝内经》肾开窍于耳、二阴的原意[J].光明中医，2011，26（2）：204-205.

[2] 范为民，李艳，胡怡芳.浅议"耳肾相关论"[J].辽宁中医杂志，2014，41（10）：2078-2079.

[3] 李如辉，张光霁."肾藏志，应惊恐"理论的发生学剖析[J].浙江中医学院学报，2001，25（1）：5-9.

无不由肾所出，而自觉行为无不被意志所支配，故曰"肾藏志"。对行为受意志支配的体悟是"肾藏志"理论发生的重要环节；"肾藏精"理论的发生是"肾藏志"理论的基础；健忘治肾而获效是"肾藏志"理论发生的依据之一。对恐惧太过致病征象临床上的观察，是《内经》构思肾"在志为恐"的主要依据，具有很强的实践性。师双斌等[1]认为肾与情志的相关性分为直接相关与间接相关，一方面肾与情志可直接相互影响，而另一方面通过影响气血神志及其他脏腑而相互影响。刘书考等[2]认为，肾中精气是脑的形成、发育和功能发挥以及维持整个人体精神活动与行为活动的物质基础，同时也是情志活动的物质基础。中医情志学说肾所藏之"志"的主要含义之一就是指记忆，包括了识记、保存和回忆3个基本环节。尹冬青[3]认为"志"有广义和狭义之分，广义上的志指一切神志活动，是人的心理活动的主宰，是人区别于动物的本质特征，和中医"神"的意思接近，包含有意识、神志；意志、志向；意念；心情、情志；识记。狭义的志则指藏于肾中之志，指意志、记忆和部分情志活动等。因为"肾藏志"的志有记忆之意，并且这种记忆是经过编码之后的长期记忆，一旦威胁性的环境再现，这种记忆便会被调动起来，做出恐惧反应。所以人类大多数的惊恐情绪是后天获得的，这种后天

[1] 师双斌，吕爱平.肾与情志相关性探讨［J］.辽宁中医药大学学报，2010，12（4）：76-77.

[2] 刘书考，严灿，吴丽丽，等."肾藏志应恐"有关神经生物学机制的研究思路［J］.中西医结合学报，2010，8（2）：106-110.

[3] 尹冬青，贾竑晓，周方.中医"肾藏精、主志"的神经心理学内涵［J］.中华中医药学刊，2014，32（1）：141-143.

所获得的恐惧记忆为肾所藏。郑洪新[1]认为志的内涵包括：①记忆。②思维活动之一即志向、志气，由意念而决定未来的方向。③精神活动之一。与"肝藏魂""肺藏魄"等并列，属五神之一。精为神之宅，"志"藏于肾精之中，且受精的涵养。精生脑髓，精足则脑髓充而神旺。肾精充盛，则表现为意志坚定，情绪稳定，有毅力，对外界事物有较强的分析、识别和判断能力，表现出足智多谋，反应灵敏，活动敏捷有力。刘兵等[2]认为"志"体现了生理功能和心理活动两方面含义。肾藏精生髓充脑是精舍志的基础，肾对五脏的调控是精舍志的保障。

"肾在志为恐"的基本原理是：肾中精气充盛，对外界环境的不良刺激而产生适度的恐惧、害怕反应，但不会影响脏腑的生理功能。侯俊林等[3]认为，"恐伤肾"对肾脏生理功能的影响主要体现在：一是恐伤肾则精却影响生殖功能，二是恐伤肾则精却影响生长发育，三是恐伤肾则髓海不足影响脑的发育，四是恐伤肾则髓海不足影响脑功能的正常发挥。

[1] 郑洪新.肾藏精藏象理论研究［M］.北京：中国中医药出版社，2015：338-339.

[2] 刘兵，杨芳."肾藏精，精舍志"理论在治疗不寐中的应用［J］.辽宁中医药大学学报，2018，20（4）：163-165.

[3] 侯俊林，杨丽萍.刍议"恐伤肾"对"肾藏精生髓通于脑"的影响［J］.中国中医基础医学杂志，2018，24（5）：586-587，681.

五、肾在液为唾

叶庆莲等[1]结合现代解剖生理知识，舌下腺体主要指颌下腺及舌下腺，它们的导管开口都在口腔底部舌系带两侧的黏膜处，唾液由此分泌而出，而该部位正是足少阴肾经经气流注归结处，从而提示了唾液的分泌与肾直接相关。唾为精汁，由液化生，源源而上，但不出口外，这种生理状态，主要通过肾之温煦、蒸化及摄纳、封藏等功能来维持和调节。另一方面，肾又行纳封之职，控制唾液渗泄之量，防止阴液无故丢失。若肾之精气不足，温煦、蒸化、摄纳、封藏失常，则可出现多唾、久唾或少唾、无唾等唾液泌泄失常之病证。此外，唾液量多少的变化还能反映体内津液盈亏及水液代谢的情况，亦可作为诊断肾藏精主水功能正常与否的依据。李翠娟[2]也持相同观点，并认为唾液分泌量的多寡、唾液蛋白含量的高低、唾液流速的快慢、唾液免疫功能的强弱、唾液菌群重要菌种检出率与构成比等都受肾阴肾阳作用的支配。

孙理军[3]认为，唾、涎二字虽在字义上有差别，但均为口腔分泌物，人们习称的唾液包括唾和涎。从唾涎的生理及临床辨证中唾液不同的异常表现来看，唾液量的多少、质地的清稀和黏稠与脾肾两脏均有关，唾涎为脾肾共同所主，以脾为主，与脾的生理、病理

［1］ 叶庆莲，蒋筱.论肾主唾及其临床意义［J］.广西中医药，2000，23（5）：
    42–43.
［2］ 李翠娟，孙理军，巩振东.代谢组学与"肾在液为唾"理论的研究思
    考［J］.中华中医药志，2014，29（9）：2854–2856.
［3］ 孙理军.唾、涎与脾肾关系探析［J］.陕西中医学院学报，2000，23（4）：7–8.

关系更为密切。李如辉[1]亦认为据脾主涎、肾主唾理论，则脾热口渴为涎不足而唾如常，相反，肾病口渴则为唾不足而涎无损，显然这是不符临床实际的，因为同为口渴，我们是无法区别是涎不足或唾不足的。再就养生理论进行考察，其有"漱津""吞津"以养生者，以舌抵上腭，津唾满口后，咽之以养肾精。可见，在养生家那里，涎唾也是不分的。最后，既曰肾为"水脏"、主水，该"水"当包括津，即"稀薄的涎"在内。因此，脾肾分主涎、唾理论应修正为"涎唾同为口津，并主于脾肾"。

六、肾脑相关

张洁[2]认为肾与脑一方面在组织结构上相互联属，主要包括经络的联系和骨空的渗灌两点。另一方面在生理功能上相互协调。首先是肾脑功能的互用，肾精通于脑，为脑功能活动提供物质基础，而脑为生命之枢机，主宰人体生命活动，肾精之生化与排泄均需要脑调节作用的参与。其次是肾脑均与精神思维有关，肾藏志，脑主精神，二者配合协调共同主宰人体的精神思维活动。崔远武等[3]基于中医藏象理论中"肾脑相关"功能的总结和概括构建中医"肾脑系统"，认为其功能主要体现在4个方面：①中医"肾脑系统"对人体五

———————————

[1] 李如辉. 肾"开窍于耳及二阴""在液为唾"理论的发生学探析 [J]. 浙江中医学院学报，2001，25（3）：9-11.

[2] 张洁. 肾脑相关的研究 [D]. 福州：福建中医学院，2005.

[3] 崔远武，张连城，李强，等. 中医"肾脑系统"的初步构建 [J]. 天津中医药，2015，32（3）：142-145.

脏六腑的全面协调作用。②中医"肾脑系统"对人的意志精神活动的整体调节作用。③中医"肾脑系统"对人体认知功能形成和维持的基础性调节作用。④中医"肾脑系统"对头部形窍的中枢指挥、总体支配作用。中医"肾脑系统"的提出强调脑的物质和功能基础与"肾藏精"理论的内在联系，以肾精化生连属和经络系统连属为基础。武峻艳[1]认为肾脑相关的结构基础为经脉之络属，精髓之填充。功能基础为肾脑阴阳水火互济，肾脑精髓互化生肾，精髓充足自多技巧。肾脑共主记忆，并与智能相关。脑通过五官九窍感知外界事物，并产生相应的记忆和反应，这种认知、记忆和意志精神的产生与维持，是肾和脑相互作用的结果，也是五志、七情发生的前提。并提出结论性观点：①肾脑相关于气，气机升降相因是肾脑互济的机制。肾和脑兼具有先后天两种属性，脑为脏腑之主，脑神通过御气而统御五脏神。"气"在肾－督脉－脑系统中，通过沟通"精"与"神"实现人体的自为自和及人身的形神合一，执行情感、记忆、思维、动作等功能。②督脉络属于脑，为阳气之都纲，督脉即为脑脉，入督脉之药即为入脑之药，督脉腧穴是针灸治疗肾脑相关病证的主要腧穴，结合药物气味，顺应肾、脑之特性用药，及从督脉腧穴用针灸，填精益髓、调理气机，是治疗肾脑相关病证的主要思路。

综合相关研究，郑洪新等[2]将肾藏象理论总结为 7 个系统结构，即肾－精系统、肾－脑系统、肾－髓系统、肾－骨系统、肾－元气

[1] 武峻艳.中医肾脑相关学说的理论研究 [D].济南：山东中医药大学，2016.

[2] 郑洪新，谢晚晴.肾藏象理论的系统结构 [J].中国中医基础医学杂志，2015，21（11）：1339–1341，1424.

系统、肾－津液系统、肾－天癸－冲任系统。肾－精系统为肾藏象系统结构的核心，由先天之精、后天之精、脏腑之精和生殖之精等构成，通过肾精、肾气、肾阴、肾阳发挥生理功能活动；肾－脑系统由元精化生元神而成，体现在精舍志、在志为恐；肾－髓系统由骨髓、脊髓、脑髓构成，肾精生髓，髓化生血液，充养骨骼，汇聚脑脊；肾－骨系统是构成人体的框架，支撑人体、保护内脏和进行运动，齿为骨之余，骨、齿为生长壮老之外候；肾－元气系统突出"肾为元气之根"，为生命活动之原动力，"肾主纳气"为呼吸运动的保证；肾－津液系统主司和调节全身津液代谢，与肾主气化、司开阖、为胃之关、合于膀胱密切相关；肾－天癸－冲任系统具有调控精血、繁衍生殖的作用，与女子胞及男性精室、睾丸等功能相关。

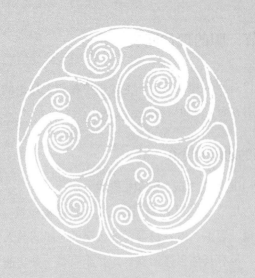

第七章 六腑理论研究进展

由于中医对六腑的认识绝大多数与实体器官相符，故研究相对较少。现代对六腑相关理论的研究，主要集中在胆、胃、膀胱、三焦等方面，多从理论层面进行探讨，临床研究、实验研究相对较少。

第一节　胆的现代研究

现代对胆的理论研究，主要集中在相关理论的探讨以及临床应用方面，大致可概括为以下几点。

一、胆的功能的讨论

（一）胆汁的生成、贮藏和排泄

胡剑北[1]从古代医籍明确记载了胆腑的位置、大小、形态、重量、容量、内容物等，可认定中医胆腑与人体胆囊同名同器，是有具体形体的器官，并非只是一种功能性物化概念。同时指出胆主决断功能实际上是脑的功能。"十一脏皆取决于胆"说，没有实际临床指导价值，建议摒除。方瑜等[2]指出胆汁的直接来源是肝气，间接来源是肝血，本源是水谷精微，其生成机制涉及脾、胃、心、肺等诸多脏器的功能。

---

[1]　胡剑北.中医胆腑实体及其医理研究［J］.北京中医药大学学报，2007，30（11）：730-732.

[2]　方瑜，杨柏灿.论胆在人体生命活动中的地位和作用——"凡十一脏取决于胆"探微［J］.山东中医药大学学报，2010，34（2）：110-113.

田进文等[1]从中医藏象"肝胆"关系的角度来认识胆汁的生成与排泄过程。肝细胞在藏象上当属脾，肝细胞产生胆汁实际上是脾脏自身通过运化而产生的一种精微物质，其对饮食的消化是属脾自身运化水谷的作用，但实现这一过程需要肝脏的疏泄作为中介。当胆汁产生出来以后，必须经过毛细胆管、肝内胆管、肝胆管、胆囊、胆总管、奥狄括约肌等平滑肌性质的管道系统把胆汁输送到肠道，才能发挥胆汁的生理作用，这一过程属于肝脏疏泄胆汁的范畴，即木疏土。胆汁的运送过程实际上是肝脏助脾脏运化之功能。胆汁排泄的特性在于以泄为本，以通为顺，以升为用。"以泄为本"，是指胆汁最根本的特性是降泄而下、排泄于胃肠，从而能直接与食物相互融合，起到助消化、助吸收或助排泄的作用，这是胆汁最为关键的功能。"以通为顺"，是指胆汁的功能发挥须以排泄通顺为前提，而胆汁的顺畅排泄有赖于胆道通利、胆气条达等条件。"以升为用"，指的是胆汁的精微部分升发后能化生成胆气，同时胆汁本身又能制约胆气，使其升腾勿使过燥。于东林等[2]通过梳理以《黄帝内经》为代表的中医古籍及中医历代医案数据库认为，中医较早认识到了胆腑具有贮存和排泄胆汁的功能，并提出了胆中所藏的"精汁"是胆主决断的物质基础，但认识到胆具有消化功能较晚，应该是在清末民初之后受西医学的启发而得出的结论。

（二）胆主决断

《素问·灵兰秘典论》云："胆者，中正之官，决断出焉。"后世

[1] 田进文，石巧荣，韩成仁，等.论平滑肌系统与"肝主谋虑""胆主决断"的关系［J］.山东中医药大学学报，2004，28（4）：254-256.
[2] 于东林，王义国，张磊."胆主消化"中医文献源流探析［J］.中医杂志，2014，55（14）：1256-1257.

根据此概括为胆主决断,将其视为胆的功能之一。现代学者对"胆主决断"的研究较多,其研究情况概括起来主要有理论渊源考释、功能诠释等方面。

李建宇等[1]从发生学的角度,通过对史前"儋耳""玉玦"的来源、内涵、演变之考证,深入分析、推演《黄帝内经》"胆主决断"理论的起源与演变的历史逻辑。研究结果发现:"詹""儋""瞻"与"膽"属于同源分化形声字;"胆者贯也"的认识应与史前"以蛇贯耳"为表象的"物候授时"有关;距今8000年前,随着人们对"物候授时"缺陷性的认识,"胆者敬也""胆主决断"观念当初步形成;在5000年前的"观象授时"年代,由于有了更为精确的判断四时的天文仪器"圭表","一阳为游部"理论则应运而生。这表明兴隆洼文化"玉玦儋耳"内涵与《黄帝内经》"胆主决断"理论存在着渊源关系,《黄帝内经》对胆或胆经概念及功能的认识,起源于史前巫觋通过占卜形式决断部族事务时对"四时"变化准确判断的需求。潘毅[2]认为胆主决断与勇怯,应是一个以胆的形态与功能特征作为关系定位参考,由此推演出其"得中""得正"身份,并与习俗之"胆"做某种程度糅合,逐渐移形换位而成的意象大于实体的功能。

一般认为胆主决断,是指胆在情志活动过程中,具有对

[1] 李建宇,刘冰,刘飞飞,等.兴隆洼文化"玉玦儋耳"内涵与"胆主决断"理论渊源考释[J].中医学报,2013,28(11):1648-1651.
[2] 潘毅.《内经》"凡十一脏取决于胆"机制探析[J].云南中医学院学报,2011,34(3):9-12.

外界事物进行判断、做出反应的作用。胆之所以主决断，是因为胆藏精汁而舍神。乔思雨等[1]认为将"胆主决断"的认识局限于胆在人体精神情志活动中的重要作用，显得过于片面。胆储存、分泌、排泄胆汁，并决定胆汁存泻的时机和多少是"胆主决断"的实质。这种决断的表现形式包括调节五脏六腑的藏泻满实、调节饮食物的化生代谢、调节气机、调畅气血。若胆的决断胆汁藏泻功能紊乱与障碍，使胆汁或排泄不畅，或排泄的成分比例失调，从而影响其对人体脏腑藏泻、满实的调节而引发全身多系统病变的发生。胆的解剖特点、脏腑归属及藏泻并兼的功能特性是胆主决断的生理基础。田进文等[2]从人体平滑肌系统的角度探讨了胆主决断，指出中医"肝胆关系"的生理基础是平滑肌与括约肌在调节体内物质流动功能上的相互配合关系。肝藏主谋虑在生理上的意义是指物质在被疏泄流动中相对保持质的稳定性的阶段，胆主决断的生理意义是物质将发生质的改变的最后输送和疏泄环节。胆居于半表半里之间正与括约肌位于物质流动的中介点、要冲点的解剖特性相符。另外，李亚芹等[3]认为胆在经脉上属于足少阳经，从少阳所处的阴阳之间的特殊位置来理解"胆主决断"。从脏腑性用属性而言，脏为阴，腑为阳，或阴或阳皆有偏性。而胆位于半表半里之间，故为"中"，一腑（胆）兼有脏阴和腑阳的双重特性，故为"正"，只有做到不偏不

[1] 乔思雨，高敏，杨熠文，等."胆主决断"的再认识［J］.上海中医药杂志，2017，51（7）：37-39.

[2] 田进文，石巧荣，韩成仁，等.论平滑肌系统与"肝主谋虑""胆主决断"的关系［J］.山东中医药大学学报，2004，28（4）：254-256.

[3] 李亚芹，瞿融.从"胆主决断"论治抑郁症［J］.中国中医基础医学杂志，2018，24（6）：745-747，753.

倚的中正，才能正常地进行决断。

（三）胆的其他功能关系探讨

袁莎莎等[1]概括胆的生理功能主要有三：一是胆藏之精汁（即胆汁）决泄于胃肠以助消化；二是胆气通决以维持腑气的通降；三是胆内寄相火，参与腐熟水谷。说明胆与脾胃、大小肠关系紧密，亦与三焦、膀胱相联系，由此提出从胆论治代谢综合征。

王宗柱[2]从心与胆在经脉络属上有直接关系，生理上相互影响，病理上相互联系，提出"胆气通于心"，其中胆心在生理上都是司降的，心火的司降与胆气的疏泄通降相辅相成；"心为五脏六腑之大主"与"十一脏取决于胆"又使二者密切相关。周德生等[3]提出脑心与胆相通的观点，认为：①脑与胆同属奇恒之府，奇恒互通互藏，有经脉相连；脑又为脏，胆既是腑也是脏。②脑与胆共同藏精，均为中精之府，清静宁谧，以阳气为用；少阳生气，气食少火，生理之相火即神明的表现。③启枢在胆，胆为气枢，主阳气之生发，相火旋运布施全身。④胆气充实，藏泄有度，神机运转，不偏不倚，脏腑气血功能发挥正常。从气化而言，脑心神机循环全身，

[1] 袁莎莎，杨宏杰.从胆论治代谢综合征[J].河南中医，2016，36（8）：1462-1464.

[2] 王宗柱.略论"胆气通于心"[J].陕西中医学院学报，1999，22（6）：1-2，49.

[3] 周德生，蔡昱哲.基于脑心与胆相通理论辨治癫痫病——中医脑病理论与临床实证研究（四）[J].湖南中医药大学学报，2019，39（4）：429-433.

表现为君相二火，耦合以位，外显而明，一气相通。脑心与胆气化相通，脑总众神，胆主决断，均与神志控制有关，共同调节情志。从临床而言，少阳为枢，少阴为枢，同气相求。少阳主要枢转阳气，少阴主要枢转阴血，互为生理病理因果关系。

二、"凡十一脏取决于胆"的讨论

《素问·六节藏象论》提出"凡十一脏取决于胆"，古今医家认识不一，现代学者对此问题的讨论，可概括为以下几个方面。

（一）错简说

郭霭春[1]从校勘角度否定了"凡十一脏取决于胆"，认为本句非经文原有，纯系后人所增，后人为符合十二官之说，窜入"凡十一脏取决于胆"一句。宗全和[2]也认为：此语乃后人评注误入正文所致，并对此做了进一步解释："注文当为'凡十一脏缺于胆也'，'取决'，二字，系'缺'字的合音通假字。"这种说法虽有一定道理，但缺乏足够的校勘资料证实，因而理由似嫌不足。

（二）字误说

认为"凡十一脏取决于胆"中文字有错讹，又可分为以下四种观点：①"十一脏"为"土脏"之讹。李涛[3]较早提出此说，成肇智[4]也认为因古代文字竖写，将"土"字隔远则错写为"十一"。

［1］ 郭霭春.黄帝内经素问校注语译［M］.天津：天津科学技术出版社，1981：63.

［2］ 宗全和."十一脏取决于胆"辨［J］.中医杂志，1986，27（11）：672.

［3］ 李涛."凡十一藏取决于胆"辨［J］.中医杂志，1986，27（8）：57.

［4］ 成肇智."十一脏取决于胆"的质疑和勘误［J］.上海中医药杂志，1989，23（9）：40-42.

脾胃等"土脏"正常生理功能的运行，与胆的决断疏泄密切相关。"决"字本意为开通闭塞，疏通水流。"凡土脏取决于胆"，即脾、胃、大小肠、三焦、膀胱等功能须依赖于胆之决通、疏泄才能完成。此说得到了不少学者的赞同[1]。②"凡十一脏取决于膻"。如张毓汉[2]认为"胆"乃"膻"之误。"凡十一脏取决于胆"，有悖《内经》宗旨，膻中出心主之喜乐，行心主之政令，言"十一脏取决于膻"与"心为五脏六腑之大主"正好经义相合，礼仪不乖。③董生青[3]提出"胆"乃"脾"之误，并从脾对十一脏在生理、病理及诊断等方面的影响加以论证。④林绍志[4]从语史学、文字学角度出发，考证"取决"一词的出现的时间，发现与《黄帝内经》成书时间不符。通过字形对比认为"决"乃"液"之误，如此则与经义、语法、医理、临床诸方面均契合。以上观点以"凡土脏取决于胆"的认识更为合理。

（三）维持原文说

大多数医家肯定"凡十一脏取决于胆"之说，但对其机理的认识并不一致。总括诸家所论，可概括为以下几个方面：①胆气应春，春升脏安；②胆为枢纽，通达阴阳；③精神活

［1］ 陈明."凡十一脏取决于胆"纵横谈［J］.北京中医药大学学报，1994, 17（1）：14-16.

［2］ 张毓汉.凡十一脏取决于膻——驳"凡十一脏取决于胆"［J］.辽宁中医杂志，1994, 21（4）：157.

［3］ 董生青."凡十一脏取决于胆"之我见［J］.甘肃中医，1992, 5（1）：37-38.

［4］ 林绍志.对"凡十一脏取决于胆"之思考［J］.中医杂志，2010, 51（9）：850-852.

动，决断于胆；④胆蕴相火，温煦诸脏；⑤胆为阳木，疏通气血；⑥胆勇气行，助正抗邪；⑦贮藏胆汁，助肝疏泄[1、2]。

钟嘉熙等[3、4]认为少阳胆气通达阴阳，调和气机，升清泄浊的功能，在人体中起着重要的作用，对五脏六腑均有影响。"取决于胆"乃取少阳胆气升发、疏泄的功能，来协调五脏六腑，使人体达到阴阳调和、气血顺畅的目的。王月娇等[5]综合分析各家之观点有胆气应春，滋气化生；胆为枢纽，通达阴阳；胆主决断，助肝谋虑；胆蕴相火，温煦诸脏。在此基础上提出调畅气机是"凡十一脏取决于胆"机理之关键，为临床从胆着手畅达周身之气机，治疗内伤杂病提供依据和思路。

邱幸凡[6]认为"十一脏取决于胆"的论点，主要是针对胆在整体神志活动方面的决断功能而提出的，由于胆与心其气相通，心主神明，统帅五脏六腑，胆为中正，决断神志活动。此为从胆治疗有关神志病变提供了理论依据，对于临床实践有一定的指导意义。潘

［1］ 王玉生.论"凡十一脏，取决于胆"[J].山东中医学院学报,1983,7（1）:
43-45.

［2］ 金妮娜."凡十一脏取决于胆"探析[J].中华中医药学刊,2010,28（5）:
1081-1083.

［3］ 钟嘉熙,周振毅,洪锐德."十一脏取决于胆"刍议[J].新中医,1988,
20（9）:8-10.

［4］ 钟嘉熙,徐贤实,陈万江."十一脏取决于胆"探讨[J].中医杂志,
1992,33（7）:9-10.

［5］ 王月娇,赵波."凡十一脏取决于胆"机理探析[J].亚太传统医药,
2014,10（8）:7-8.

［6］ 邱幸凡.试论"十一脏取决于胆"[J].湖北中医杂志,1980,2（4）:
39-41.

毅[1]认为对"凡十一脏取决于胆"可有两解：其一，以胆气应春，具生、升之气为解，此偏"气"之"取决"；其二，胆为中正之官取决论，此偏"神"之"取决"。两种见解，自可并行不悖，互为补充。即胆可监控，进而助心调控"神"与"气"，防御和消除不良精神因素影响，防止气病及其蔓延，以达到维持气、血、津液的正常运行，确保脏器功能处于不偏不倚的"中和"状态。叶文成[2]认为"凡十一脏取决于胆"，从表浅讲，胆储存、浓缩胆汁，帮助脾胃消化吸收，即"凡土脏取决于胆""凡土脏取液于胆"等的意思相同或相近。从深处讲，胆中的 APUO 系统具有影响、协同两个大脑调控五脏六腑功能的作用，构成"脑－胆－肠"轴，可概括为"凡十一脏取决于胆"。

方瑜等[3]认为胆既归六腑，又属奇恒之腑，使胆具有"藏泻并兼"的生理特性，从生理结构和脏腑归属上赋予胆为"中正之官"，并通过胆的决断功能予以体现。在胆汁和胆气的作用下，胆既能调节机体对物质的消化、吸收与排泄，维持体内物质新陈代谢的平衡；又能调节脏腑之藏泻、满实特性，维持各脏腑间功能活动的平衡；还能调节机体物质和功

[1] 潘毅.《内经》"凡十一脏取决于胆"机制探析［J］.云南中医学院学报，2011，34（3）：9-12.

[2] 叶文成.对"凡十一脏取决于胆"的再认识［J］.中华中医药学刊，2015，33（10）：2487-2489.

[3] 方瑜，杨柏灿.论胆在人体生命活动中的地位和作用——"凡十一脏取决于胆"探微［J］.山东中医药大学学报，2010，34（2）：110-113.

能间的平衡，维持整个生命活动的协调开展。此乃"凡十一脏取决于胆"之真谛。

另外，罗本华等[1]从干支学说、易经学说、经络学说、时间医学等方面探讨"凡十一脏取决于胆"的机理，认为胆为甲为子，当东方震位，能行使阳气的启动并输送阳气到人体各脏腑经脉，以维持正常的生命活动，体现阳气是生命的主宰的要旨。曹爱玲等[2]亦持此说。

三、胆的理论临床应用研究

（一）"十一脏取决于胆"的临床应用

金晶等[3]根据"十一脏取决于胆"的观点，临床可以从胆论治胃病、阳痿、急性细菌性痢疾、咳嗽、胆心综合征、失眠等。由此也说明了胆的重要性。刘绪银[4]从历代医家的论述、胆的生理功能与胆为中正之官3个方面，对"凡十一藏取决于胆"的内涵进行了阐述，再结合临床案例，认为诸多脏腑疑难杂病均可从胆论治，如肝病泻胆、利胆和胃、心病治胆、利胆宣肺、利胆护肾、利胆畅腑

［1］ 罗本华，邓柏颖."凡十一脏，取决于胆"别释［J］.中医药学刊，2002，20（1）：82.

［2］ 曹爱玲，王明强."凡十一脏取决于胆"之新解［J］.中国中医药现代远程教育，2014，12（1）：20-21.

［3］ 金晶，吴灏昕.内经中"凡十一脏取决于胆"与临床应用［J］.辽宁中医药大学学报，2009，11（8）：57-58.

［4］ 刘绪银."凡十一藏取决于胆"的内涵及其临证应用［J］.湖南中医杂志，2014，30（3）：26-29.

等，往往可以获得满意疗效。阮君等[1]认为少阳胆腑疏泄功能异常，枢机不利，可引起五脏功能失调，脾失健运、肝失疏泄、肾精不足失于蒸化，机体气血津液运化失常，以致气滞、痰阻、血瘀而发为代谢综合征。故提出运用"凡十一藏取决于胆"理论防治代谢综合征。刘蔚翔等[2]基于"凡十一脏取决于胆"的辨证思维，提出论治系统性红斑狼疮着眼于"胆"的辨证思路，分别从胆为甲木、升发阳气，胆系少阳、燮理阴阳，胆司情志、骁勇果决三个角度论述"取决于胆"的内涵和实质，同时临床实践亦显示，在系统性红斑狼疮辨证用药上选用调节胆腑类方药有助于提高疗效。

（二）中医胆与情志病症

金能革[3]研究认为胆病经证集中表现了复杂多种的人体精神、情志病变症状，其临床表现与现代医学的恐怖性神经症、焦虑性神经症、强迫性神经症、抑郁性神经症、癔症、疑病性神经症、神经衰弱等神经症的临床症状颇为吻合。胆主决断，胆气对气机及人体精神意志和情态活动具有调节作用，其指出胆失决断所致的胆病经证，临床以情志病变的复杂性、多样性、多变性、反复性为特征，由于其七情的变化不具相应的五藏归属，故决定了治疗上非补非泻，独取和法

---

［1］阮君，陈堵明，王兵．运用"凡十一藏取决于胆"理论防治代谢综合征［J］．中医学报，2018，33（3）：411-414.

［2］刘蔚翔，姜泉．从"凡十一脏取决于胆"论治系统性红斑狼疮［J］．中医杂志，2019，60（8）：708-710.

［3］金能革．"十一藏取决于胆"的理论与临床［J］．上海医学，2002，25（增刊）：116-118.

为上。

（三）中医胆与疲劳症

张晓等[1]研究气虚质和平和质人群十二原穴生物电信号值与主观疲劳量表总分的相关性。结果显示，足少阳胆经原穴生物电信号与疲劳总分具有较高相关性。认为胆主决断，胆在精神意识思维活动过程中具有判断事物、做出决定的作用，对防御和消除某些精神刺激的不良影响、维持和控制气血的正常运行、确保脏腑之间协调关系有重要作用。

第二节　胃的现代研究

有关胃的现代研究，主要涉及与胃有关的基本概念、胃的功能、特性以及胃气的实验研究等方面。

一、胃的相关概念探讨

（一）胃气

"胃气"一词最早见于《内经》，但并没有对"胃气"做出明确的界定。因此，后世医家对于"胃气"概念的界定可谓众说纷纭。方春平等[2]基于《内经》推究"胃气"的内涵，主要包括4个方面：脾胃功能在脉象上的反映；胃中水谷精微；胃主通降的生理特性；

[1] 张晓，赵燕平，朱绘霖，等.气虚质与平和质原穴生物电信号与主观疲劳量表的相关性研究[J].中医杂志，2013，54（19）：1649-1652.
[2] 方春平，刘步平，朱章志.《内经》"胃气"思想概探[J].辽宁中医药大学学报，2014，26（5）：155-156.

胃受纳腐熟水谷的生理功能。新版《中医大辞典》将胃气解释为：一指胃的生理功能；二泛指人体的精气；三指脾胃的功能在脉象的反映，即和缓流利的脉象[1]。吴华强[2]通过对胃气概念的辨析，认为胃气是胃腑之气，胃气在发挥生理功能中与脾气密切关联、相互促进，共同成为后天之本。马居里等[3]认为"胃气"概念十分广泛，其内涵也随着应用范围的不同而有区别。具体包括：维持胃功能活动的物质基础；对以脾胃为核心的消化系统的功能状态的总概括；胃的生理特性的代名词；对脉的柔和之象的概括；舌苔形成的主要因素。陈文林[4]认为胃气包含了一身之气、胃腑功能、气机升降、脉气盛衰、舌苔有无、面色善恶、病理变化、药物煎服等八个方面。而且，他们认为对胃气的理解，需要具体情况具体分析，而不能用一个固定的概念去理解各种特定范围内的应用。路军章等[5]依据《内经》认为胃气所指有三：一为后天元气，二为脾胃的气机，三为胃腑的气机。由此归纳，胃气有广义和狭义之分，广义的胃气是指人之正气，亦即后

［1］ 李经纬.中医大辞典［M］.北京：人民卫生出版社，2005：1228.

［2］ 吴华强."胃气"概念辨析［J］.安徽中医临床杂志，2003，15（2）：158-159.

［3］ 马居里，严惠芳，马永强，等."胃气"内涵的现代诠释［J］.陕西中医，2005，26（9）：939-941.

［4］ 陈文林.胃气的不同概念及相应内涵［J］.江西中医药，2013，44（10）：10-12.

［5］ 路军章，杨明会.胃气理论探析及其在临床中的应用原则［J］.中华中医药杂志，2005，20（4）：201-203.

天元气；狭义的胃气是指脾胃的生理功能。刘静等[1]亦分胃气为广义与狭义，但认为狭义胃气除胃的生理功能外，还包括胃之气机，以降为顺、以上为逆。

邢玉瑞[2]认为上述对"胃气"的诠释大都是从《内经》出发，其中不乏对原文的过度理解；再者，将气（或精气）、气机、生理功能、生理特性乃至脉象表现等并列，则违背了逻辑的自洽性。他则从胃气概念的发生学角度来解释，胃气由胃与气两词组合而成，并指出中医学所言之气是在中国哲学之气的范畴上进一步发展而来的，指人体内生命力很强、不断运动且无形可见的极细微物质，既是人体的重要组成部分，又是激发和调控人体生命活动的动力源泉以及信息传递的载体，胃气则是在脏腑之气基础上演化出来的概念。因此，胃气当如同心气、肺气等脏腑之气一样，是胃腑发挥生理功能的物质基础。胃气的推动与温煦作用，是胃腑完成受纳、腐熟水谷生理功能的根本所在，胃的功能则是胃气的具体体现。胃气概念的形成源于哲学之气与中医实践经验的结合，是脏腑之气进一步具体化的产物，其内涵当指胃腑之气，是胃功能活动的物质基础。重视胃气思想的产生，则源于对饮食活动与生命及健康关系的认识，也与古代诊疗手段的局限有密切关系。脉以胃气为本观念的形成，则源自于对胃为气血生成之源及其循环中心的认识，并认为胃气是心脏与脉搏搏动的动力来源。胃气概念在不同情况下的应用，具有其内在的统一性，不可分割理解。

[1] 刘静，张伟.浅谈"胃气者，肺之母气也"[J].湖南中医杂志，2017，33（9）：131-132.
[2] 邢玉瑞.胃气概念及其理论的发生学研究[J].中国中医基础医学杂志，2006，12（6）：409-410.

另外，杨小清[1]将肠外营养（PN）和肠内营养（EN）与中医胃气学说进行了比较研究。在理论上两者不同：胃气学说认为"有胃气则生，无胃气则死"，强调对肠胃功能衰弱的病人在处方用药时，要尽量保护胃气。而营养支持可提高临床治愈率，降低死亡率。营养支持的方式有两种，PN和EN，尤其重视EN，认为只要肠道有功能，病人就有治愈的希望。两者发展过程、给药途径各异，最后殊途同归，功用雷同。一个是提供、补充并满足病人的营养需求，达到正氮平衡；一个是化生气血，培补正气，奏扶正祛邪、防病疗疾之功。两者均是通过调动和提高机体自身的抵抗力、免疫力，来防御疾病的侵犯和发展，使病体痊愈。周岁锋等[2]也阐述了胃气理论在危重症患者肠内营养支持治疗中的意义，认为肠外营养虽可以满足机体每日所需热量，却有不少并发症，如胃肠功能降低、黏膜萎缩、细菌、内毒素移位等。而肠内营养常见胃潴留、腹胀、反流、腹泻等并发症，并认为营养支持最终需要逐渐过渡到胃肠道的消化和吸收，而"胃气"的健存是保证营养支持在治疗中取得最佳疗效的基础。

（二）胃阴

曹刘等[3]研究了胃阴学说的发展源流及其理论意义，认

---

[1] 杨小清.论胃气学说与肠外和肠内营养[J].肠外与肠内营养，2004，11（6）：343-345.

[2] 周岁锋，郭应军，汤双齐.胃气理论在危重病患者肠内营养支持中的作用[J].中国中医急症，2006，15（12）：1367-1368.

[3] 曹刘，张佳缘.胃阴学说源流及其理论意义辨析[J].南京中医药大学学报，2018，34（4）：337-339.

为胃阴学说发源于《黄帝内经》与仲景，继承于河间学派，先导于明代诸医家，并最终发扬于清代叶天士等医家，其作为脾阳学说的对立统一面，具有独立的理论体系、辨证准则和治疗方法，补充和完善了中医脾胃理论。

关于"胃阴"的概念，《简明中医辞典》将胃阴解释为：胃分泌的液质，与胃阳相对而言[1]。周仲瑛[2]认为胃阴是胃中特有的一种津液，亦称胃津、胃液、胃汁，是具有消化作用的液体物质，为水谷的精微转化生成，但又是"融化水谷之本"（引唐容川语）。大多数学者从胃阴与脾阴的关系角度，探讨胃阴的概念与功能。如顾维明[3]认为胃阴，乃指胃中之津液，能濡润食物、腐热水谷，以降润为和。而脾阴是指胃对饮食物经腐熟、消磨以后所化生的营血阴液及脂膏之类的精微物质，有濡养本脏以及他脏、四肢、九窍的功能，以升清为顺。脾阴偏重于营血，为阴中之阴，胃阴偏重于津气，乃阴中之阳。黎忠民[4]认为脾阴乃是脾脏藏而不泻之营阴，为水谷精微所化生之营血，是脏腑的营养源泉。而胃阴是胃中特有的阴液，"如膏如脂，叠积胃底，即胃阴是也，"是腐熟水谷的物质基础。葛建军[5]提出脾阴主营血，胃阴主津液；脾阴主升，胃阴主降。徐成贺[6]从生理功能、致虚病因、临床表现和制方遣药等4个方面，讨

［1］《简明中医辞典》编辑委员会. 简明中医辞典［M］. 北京：人民卫生出版社，1979：611.

［2］ 周仲瑛. 胃阴学说初探［J］. 江苏医药，1977，3（7）：17-18.

［3］ 顾维明. 浅谈脾阴与胃阴之别［J］. 陕西中医函授，1991，11（5）：14.

［4］ 黎忠民. 论脾阴、胃阴之异［J］. 四川中医，1994，12（3）：15-16.

［5］ 葛建军. 脾阴与胃阴小考［J］. 浙江中医学院学报，1988，12（2）：14-15.

［6］ 徐成贺. 试论脾阴与胃阴之殊［J］. 成都中医学院学报，1991，14（1）：7-10.

论了脾阴和胃阴的区别。认为脾阴是脾所藏的营阴，是从津液中纯化的精微物质。胃阴即是胃中津液。脾阴虚多因于内伤脏腑，胃阴虚多因于燥热灼伤胃津。在临床表现方面，脾阴虚热象不明显，胃阴虚热象明显。在制方遣药方面，脾阴虚治以甘淡为主，胃阴虚治以甘寒为多。陆敏[1]认为脾阴是脏阴，属营血；胃阴是腑阴，属津液。在生理上，两者同源于水谷精微，水谷精微化生津液，荣胃体、腐熟水谷者，为胃阴；其他生成营液，助脾运，濡养五脏者，为脾阴。功能方面，胃阴之降，除滋养胃体本身外，主要是濡润食物，腐熟水谷。脾阴其性主升，与脾主运化的功能密切相关，运化生成营气，入脉化血，濡养五脏；同时，脾阴主涎，影响口腔的润泽及食物的初步消化。康年松等[2]认为胃阴一是指滋润濡养胃腑的精微物质，如气、血、津液等，是全身气血津液分布于胃腑的部分，是胃腑功能的物质基础；二指胃腑具有的滋润濡养作用，与胃阳腐熟水谷功能相对而言。胃阴功能概括为水谷受纳和六腑通降。周向阳等[3]认为胃阴指构成和濡润胃腑的精微及水津，能润泽食物，是化生胃中阳气的物质基础，与胃阳协调，行纳运和腐熟水谷之职。脾阴是人体阴液的一部分，是脾脏功能活动的物质基础，是藏于脾中

［1］ 陆敏.浅论脾阴胃阴之不同［J］.陕西中医，1995，16（7）：306-307.

［2］ 康年松，钦丹萍.试论胃阴的标准化［J］.江西中医学院学报，2009，21（4）：68-69.

［3］ 周向阳，王荣林.当定位分治脾阴虚和胃阴虚［J］.中华中医药杂志，2013，28（10）：2955-2957.

的津液、精微、阴液、脂膏等水谷所化生之精微物质。主要生理功能有化生气血、津液，灌溉濡润脏腑经络，营养肌肉四肢百骸，协助脾阳完成运化水谷精微和水液以及升清、统摄血液。脾阴主升，胃阴主降，脾阴主营血，胃阴主津液，生理功能有别。

另外，陶汉华[1]认为胃阴，一指胃腑本身（包括组织、血液、津液等），二指胃生理活动中起濡润滋养作用的气。脾阴，一指脾脏本身（包括组织、血液、津液等），二指脾的生理过程中起濡润滋养作用之气。冯雨露[2]认为胃阴一指胃腑本身的组织，也包括存在于胃腑的血液、消化物质、营养物质等等；二指胃气中起到帮助胃腑和降及濡润作用的功能部分。并提出胃阴概念有狭义与广义之分。狭义者，即与胃阳相对，包括濡养胃腑本身的津液、营血、脂膏以及由水谷精微化生而贮藏于胃中的用于消化饮食物的特殊物质，是胃腑功能的物质基础。广义者，不仅包括狭义中所定义的胃阴，根据中国古代哲学的理论，还应当包括胃阴在胃的生理功能当中所起到通降、腐熟水谷和濡润脏腑作用的部分。胃阴的作用一是传化、通降，二是濡润、滋养。上述两种论述，连同胃腑组织本身也隶属于胃阴，明显有逻辑错误。

二、胃的基本功能探讨

（一）胃主受纳腐熟水谷

有学者认为中医学中的"胃"，与西医学概念中的"胃"，从形态结构到生理功能都极为吻合。根据西医学研究结果，饮食物进入

[1] 陶汉华.试论脾阴和胃阴 [J].黑龙江中医药，1994，23（5）：6-8.
[2] 冯雨露.胃阴理论探讨研究 [D].广州：广州中医药大学，2015.

胃之后，胃一边不停地蠕动，一边分泌大量胃液，胃液之中含有胃酸、胃蛋白酶等消化酶，可将食物进行初步消化、分解，使其转化为食糜，以便于小肠吸收，这便是中医学中胃的"腐熟"过程[1]。张效霞等[2]认为将"腐熟水谷"的功能赋予胃，乃是将西医学有关人体脏器的功能论述与中医学相比附的结果，腐熟水谷的部位虽然在胃，但这一功能却是由中焦来承担和完成的。他指出"胃主腐熟"不仅与中医理论原旨相悖，而且也违背了历史与逻辑。

（二）胃主通降

李俊岩[3]认为脾主升清与胃主降浊的功能是相对而言的。脾气升，为胃行其津液，胃则行其受纳腐熟之职。胃气降，则水谷下行而无停留积聚之患，有助于脾气之升运。二者通过生理功能之互相合作而完成各自之升降功能。脾胃虚弱，升降失调，乃是诸病由生的内在根源。而脾胃升降失常之变化在临床上又以脾升不及，脾虚下陷和胃降不及、胃气上逆为多见。临证调理脾胃升降的治法名方、经验时方颇多，但调理脾胃的关键，仍不离开"脾宜升则健，胃宜降则和"的基本原则。李东等[4]认为胃腑与肺脏关系密切，两者气机都

[1] 王洪图.黄帝内经研究大成[M].北京：北京出版社，1997：992-993.

[2] 张效霞，程军.腐熟考辨[J].中医药学报，2003，31（4）：65-66.

[3] 李俊岩.脾升胃降的生理病理及临证意义考辨[J].中医药学刊，2002，20（2）：206.

[4] 李东，刘承肃.降肺胃法治疗胃食管反流性咳嗽的临床观察[J].中华中医药杂志，2009，24（1）：92.

是以下降为主，胃主通降是肺主肃降的必要条件，而肺气肃降又是胃主降浊的基础。若胃失和降，则导致肺气不利，肺不布津，出现痰饮停聚于胃的病理改变；胃为水谷之海，胃气上逆，则导致肺失清肃，久则气道挛急，肺气随之上逆，从而发生咳嗽、气喘等；若肝气犯胃，还可出现咽部不适，如有异物梗塞之感，可能与胃酸反流引起食管上段括约肌紧张有关。而且由于消化道和呼吸道都是起源于内胚层，胃腑与肺脏在生理病理等方面有着广泛的联系，因而在临床治疗上，对于各种肺胃疾病，可以考虑肺胃同治的方法。

第三节 膀胱的现代研究

现代对膀胱的研究，主要集中于其主津液、气化的功能方面。

一、膀胱的功能研究

李今庸[1]认为"膀胱贮存津液，通过少阳三焦的决渎作用，得到气化，一部分上升为气，敷布脏腑空窍；一部分下出为尿，排出体外"。阎振立等[2]亦认同此说，认为膀胱的气化功能有汗、尿两个作用途径，膀胱所藏水液并非全是尿液，而是包括有人体可再利用的津液。韩玲等[3]指出膀胱"贮藏津液"的功用不等同于现代解

[1] 李今庸.读医心得［M］.上海：上海科学技术出版社，1982：17.
[2] 阎振立，陈明.瞰识膀胱"藏津液，主气化"［J］.中华中医药杂志，2005，20（11）：691.
[3] 韩玲，贺娟.对膀胱"津液藏焉"的认识与思考［J］.环球中医药，2017，10（12）：1509-1511.

剖学中的贮藏尿液。膀胱所藏的津液不仅可以在气化作用下化为尿液排出体外，更可以发挥对人体全身包括脏腑、筋脉、皮毛、官窍等的濡养作用。贮藏与排泄尿液只是膀胱的部分生理功能，贮藏津液才能更为完整地概括其功能。王海军[1]认为膀胱的基本生理功能为贮藏津液，衍化生理功能为参与调节津液输布与排泄，贮藏津液是参与调节津液输布的前提与基础。郑敏麟[2]等指出中医"膀胱"是水液代谢的一个中心环节，是"津液之府"。传统中医理论中"膀胱"对津液的气化作用，含有西医肾脏形成尿液的两个阶段，即原尿在肾小球的滤过生成的阶段和原尿在肾小管和集合管的重吸收并形成终尿的阶段。因此认为，中医"膀胱"的功能与整个泌尿系统相当。丁建国[3]认为，膀胱是聚玄府而藏津液之官。津液通过经脉，尤其是太阳经外至皮肤肌腠而出入于"外玄府"，通过水道辅聚于"内玄府"而出入于膀胱。正是由于有内玄府辅聚于膀胱，全身水道输送的津液就通过内玄府而流注于膀胱，从而使一身之水液如百川归海般汇集于膀胱。故膀胱职能可概而言之曰：辅聚玄府，贮藏津液。

［1］ 王海军，张建英.膀胱的基本生理功能——贮藏津液［J］.辽宁中医药大学学报，2010，12（2）：63-64.

［2］ 郑敏麟，阮诗玮，谢永财，林海鸣.论中医"膀胱"在解剖学上对应脏器是整个泌尿系统［J］.辽宁中医药大学学报，2014，16（3）：78-80.

［3］ 丁建国."津液运行模式"钩玄［J］.云南中医学院学报，2010，33（4）：54-56.

二、膀胱贮排津液的机理研究

张启贤[1]指出，膀胱之所以能够"藏津液"，是由于它具有"司开合"的功能所决定的，膀胱开与合适度，"合"则藏津液，"开"则排尿液。王春生[2]认为膀胱对津液的贮排作用，虽然下受肾阳的气化，中受脾气的转输，但在贮排调控系统中起决定作用的是上焦肺的治节、通调。"肺主一身之气"，故而其对膀胱的调控，是通过"气"的作用而完成的。只有"上焦开发"，津液才能得以顺利地"下输膀胱"，一方面，通调水道，下输膀胱，由小便排出，是谓尿；一方面，通过肺之宣发，外达皮毛，从汗腺而排出，是谓汗。故肺对膀胱具有双相调控作用。贺娟[3]认为肾、肺、脾、三焦是后世医家论膀胱气化的焦点所在，但由于肾与膀胱相表里，膀胱属足太阳之经，提出膀胱经脉的阳气是膀胱气化功能的重要来源。

章增加[4]在"卫出于下焦"认识的基础上，指出卫气化源于膀胱。他认为：膀胱所藏津液，赖巨阳蒸化，故膀胱"巨阳"为卫气、汗、尿蒸化的动力。膀胱之阳气蒸化后的津液，形成雾露之气沿经脉到达体表，膀胱主表，发源卫气。

［1］ 张启贤.略论膀胱"藏津液"［J］.湖北中医杂志，1982（2）：38-39.

［2］ 王春生.试论肺对膀胱的双相调控［J］.新中医，1987，19（6）：6-7.

［3］ 贺娟.试论膀胱"气化则能出"［J］.北京中医药大学学报，2002，25（4）：10-11.

［4］ 章增加.论卫气出于膀胱及临床意义［J］.中医药通报，2012，11（1）：23-25.

三、膀胱与"胞"的关系

张效霞[1]认为，膀胱与胞是两个紧密相连但功能不同的器官，胞就是现代解剖学的膀胱，中医膀胱指的是覆盖于膀胱上的腹膜。空虚时膀胱全部位于盆腔内，仅有一面被腹膜覆盖，为腹膜外位器官；充盈时由腹前壁返折向膀胱的腹膜也随之上移至耻骨联合上方，此时膀胱大部分被腹膜覆盖，为腹膜间位器官[2]。贺娟[3]亦认为现代医学的膀胱仅相当于中医学的"胞"。中医的膀胱，实际上是包含了现代医学的膀胱、输尿管、肾盂及肾小球等组织在内。

第四节 三焦的现代研究

"三焦"一词最早出自《黄帝内经》，而且多篇都有论述。历代医家对三焦的形态和功能的认识不一，但至今对三焦形质尚难以达到统一认识，对于三焦形质的阐释主要有两种，一种认为三焦"有形"；另一种认为三焦"无形"。黄拓[4]从

[1] 张效霞，王振国.从尿液的生成论膀胱与胞的关系[J].江西中医学院学报，2008，20（2）：5-8.

[2] 柏树令.系统解剖学[M].北京：人民卫生出版社，2004：179，205.

[3] 贺娟.试论膀胱"气化则能出"[J].北京中医药大学学报，2002，25（4）：10-11.

[4] 黄拓.象思维视野下的三焦学说[D].杭州：浙江中医药大学，2008.

象思维的视角对三焦进行了梳理，指出三焦"无形"和"有形"的争议问题，是中医学历史发展过程中产生的，并认为其论争的根源是历史时期中认识主体医家的思维模式选取差异。

一、三焦源流考

孟晓辉[1]认为"三焦"一词，在《内经》中多指六腑之一的三焦腑，唯有《灵枢·五味论》中"三焦之道"意指物质之三焦，即上中下焦。认为"上中下三焦"在《内经》中的本意原为：水谷经胃腐熟之后变为的三种不同的物质，且三者功能有别，其中上焦生化为卫气，中焦化生为血分营分，下焦即为糟粕。《内经》中成篇很晚的篇章如《灵枢·经脉》《素问·宣明五气》中"五气所病"段将上、中、下焦与三焦腑的关系曲解为从属关系。田合禄[2]通过发生学研究方法深入挖掘《内经》有关三焦说的内涵，发现三焦有腑三焦、部位三焦以及三焦相火之分。腑三焦是有形的腠理，具备能藏能泻的腑功能，三焦通则上下左右内外皆宣通。部位三焦统一于胃，实为一个三焦。三焦相火根于胃脘，主一身之阳气，相火主腐熟水谷生化营卫气血。他认为，三焦有形有名，本于脾胃，位于肌肉，三焦腑是肌肉间之腠理，三焦相火主一身阳气。在中焦主腐熟水谷生化营卫气血，出上焦名手三焦主心、肺，出下焦名足三焦主膀胱、肾。

［1］ 孟晓辉.《黄帝内经》三焦考［A］.中华医学会医史学分会.中华医学会医史学分会第十四届一次学术年会论文集［C］,2014.

［2］ 田合禄.《黄帝内经》三焦说探源［J］.浙江中医药大学学报,2018,42(1)：1-7.

二、三焦形名之争

(一)"有形"三焦说

关于三焦的形质问题,现代学者提出了种种构想,至今没有定论,主要概括如下。

1. 通道说

庞近宜[1]认为三焦是有形的,凡脏腑与脏腑之间,组织与组织之间,凡其空隙之处,皆是一气相通,即为三焦之形。王志红[2、3]认为脏腑之三焦是机体内客观存在的空隙,其功能是通行诸气、运行水液;部位之三焦,是对人体上、中、下三个部位的划分;辨证之三焦,是用于湿热病的一种辨证方法和体系。并指出脏腑三焦是机体内客观存在,包括脏腑间隙、组织间隙、细胞间隙,乃至分子间隙所构成的空间和通道。王雪华等[4]基于三焦通行元气、运行水液的功能,结合免疫防御、内分泌调节、物质交换及血液循环,认为三焦不是一个单独的实质器官,而是指机体内存在的各种空隙、腠理、膜原等结构,大致相当于组织间隙、脏腑间隙、细胞间质乃至分子间隙所构成的空间和通道,与其气化功能密切

[1] 庞近宜. 我对三焦的认识 [J]. 中医杂志, 1962, 3 (3): 10-12.

[2] 王志红. 三焦概念辨析 [J]. 中国中医基础医学杂志, 2003, 9 (10): 18-19.

[3] 王志红. "三焦" 概念的再认识——与新世纪规划教材《中医基础理论》商榷 [J]. 云南中医学院学报, 2004, 27 (4): 20-22.

[4] 王雪华, 于越. 三焦形质及其功能的现代研究 [J]. 天津中医学院学报, 2005, 24 (1): 34-37.

相关，为脏腑功能活动的实现提供了必要的空间条件，成为物质交换、物质运动发生的一个重要场所。张天星等[1]认为三焦由膈以下的三个大的罅隙和其延伸分化成的无数细小罅隙组成，是遍布于全身的立体网络，行使着生化营卫、通行气血、布散水液、沟通真气、通行原气等的空间通道功能，膈以下的 3 个大的罅隙是其作为"腑"存在的主体，人体中"空无"之处就是三焦，以空为用，以无为有，是三焦区别于其他脏腑的特点，但恰恰是其通行气血的结构基础。

2. 胰腺中心说

赵棣华[2]较早提出三焦为胰腺的观点。马宁[3]以人体解剖学基础考证《内经》中有关三焦的实际结构，发现三焦是以胰腺为中心的一系列解剖结构。首先，三焦是六腑之一，"从三焦注胆"确定了六腑之三焦就是胰腺，命名为胰腺三焦。"三焦之道皆闭而不通，故变呕"中的三焦，是指由胰腺标记的消化吸收中心，命名为胃肠三焦，其中胃为上焦，胰腺所连接的十二指肠为中焦，小肠的近十二指肠段为下焦。三焦同时是人体的主要体腔，胸腔当中的纵隔属于上焦，腹膜腔属于中焦，腹膜后隙属于下焦，命名为体腔三焦。"上行注膻中，散于三焦"是指胰腺三焦和十二指肠所处的腹膜后隙，命名为膜后三焦，是下焦所属解剖空间的一部分。胰腺三焦是消化管道内体液的主要来源，体腔三焦承载和调节体内的细胞外液，体液的调控是在肾的主导下，体腔三焦与膀胱协调完成的。史小进

[1] 张天星，贺娟. 三焦探源 [J]. 北京中医药大学学报，2015，38（11）：725-728，731.

[2] 赵棣华. 考古问今探三焦 [J]. 江苏中医，1965（9）：1-5.

[3] 马宁. 三焦：以胰腺为中心的中医解剖结构 [J]. 山东中医药大学学报，2019，43（1）：28-33.

等[1, 2]研究认为广义的三焦是人体区域的划分，即上焦、中焦、下焦；而狭义的三焦所指的实质可能是胰腑。金才杰[3]从胰腺与三焦的解剖位置、生理功能、病理等各方面的联系，并且中医在治疗三焦病变时所用的理法方药，也可以在治疗胰腺炎疾病上发挥作用，推断出中医所说的三焦与西医所说的胰腺有诸多相似之处。

另外，徐勇刚等[4]以《内经》的理论和论述为依据，结合现代解剖学的理论，认为三焦的实体解剖结构分别是食管（上焦）、胰腺（中焦）、输尿管（下焦）。

3. 膜腠三焦说

宋代名医陈无择在《三因极一病证方论》中即有"三焦者，有脂膜如掌大"的记载，到清代唐容川在《血证论》中提出了"三焦即人上下内外相联系之油膜"，又称"油膜三焦说"。张镜人[5]认为三焦应该是一种膜状组织的器官，绝不是"有名而无形的"，它囊括着各个脏腑，又出入贯布于脏腑间隙与分肉之间，沟通各个脏腑的物质输送与功能调节。刘继

［1］ 史小进，田雨河. 浅论三焦之实为胰腑［J］. 中医杂志，2006，47（5）：397.

［2］ 田雨河. 胰腺疾病当属三焦疾病［N］. 中国中医药报，2017-09-06（004）.

［3］ 金才杰，郭杏斐，李合国. 胰腺与中医"三焦"的关系探讨［J］. 中医临床研究，2016，8（28）：53-55.

［4］ 徐勇刚，魏晖. 论《黄帝内经》中三焦的实体解剖结构［J］. 中华中医药学刊，2009，27（2）：423-425.

［5］ 张镜人. 三焦初探（二）［J］. 上海中医药杂志，1960（6）：243-246，278.

安[1]从解剖、生理、病变和治则探讨三焦，认为与胸腹膜表现一致。陈潮祖[2]提出"膜腠三焦"说，认为膜腠无处不有，无处不包，外则布于皮里肉外，内则维系五脏六腑，上至巅顶，下至于足，随处异形，所在皆是，不似其他五脏，有一定形态。敖海清等[3]提出作为六腑之一的三焦为体腔内包裹于脏腑之外的网膜结构，但在生理上还包括了肺、脾、肝、肾等脏腑的部分功能，因此不能单独从现代解剖学的意义上来理解三焦的实质。邱振刚等[4]认为三焦为一固有结缔组织（皮下组织、脂肪组织、胸腹膜等各器官的被膜）及其自身围成的含有不规则腔隙的囊状结构，认为三焦的功能与现代医学的机体内环境即细胞外液有很大的相似性。姚荷生等[5]指出三焦的实质是人体内遍布胸腔、腹腔的一大网膜（包括胸膜、肋膜、膈膜、腹膜等）；所有脏腑都分居在它的上、中、下三个地带，受着它的包裹与保卫，肌腠（腠理）为它的外应，其功能主要是行水，同时它又为肾之火腑，主宣气、血、津液。刘亚梅等[6]认为三焦是有名有形的，类似于解剖学中的网膜、脂膜，将人体内相对独立的其他脏腑连接成一个功能性的整体，是人体内气和津液运行的通道。

[1] 刘继安.试探"三焦"[J].中医杂志，1962（3）：6-9.

[2] 陈潮祖.中医病机治法学[M].成都：四川科学技术出版社，1988：320-321.

[3] 敖海清，吴丽丽.三焦的实质及其临床意义[J].江苏中医药，2004，25（2）：14-15.

[4] 邱振刚，王康锋.辨三焦形质[J].甘肃中医，2004，17（8）：1-3.

[5] 姚荷生，姚梅龄，姚芷龄.三焦辨证-焦膜病辨治[J].江西中医药，2009，40（1）：5-9.

[6] 刘亚梅，王斌.论三焦实质[J].中国中医基础医学杂志，2010，16（9）：747-748.

4. 循环结构说

封银曼等[1]认为三焦是人体一身气机的通道和气化的场所，其实质是现代医学的微循环学说，即直接参与细胞、组织物质交换的体液循环动态。章恪[2]从人体组织液与血液循环代谢的角度，也提出三焦即人体内的微循环结构的观点。储开博等[3]也认为，三焦的生理功能与血液的循环代谢有关，与血液循环相关的人体气体交换、食物的消化吸收与代谢、尿液的生成，正是传统意义上的"上焦如雾""中焦如沤""下焦如渎"。

另外，朱孝轩等[4]研究认为《素问·灵兰秘典论》所说的三焦最为原始而朴实，它确有结构及功能可指，此为狭义之三焦，指与膀胱相连的排泄尿液的管腔，相当于今之输尿管、尿道；《灵枢·营卫生会》之三焦，已发展为广义的三焦，即周身之三焦，很难将其明确指定为何脏何腑，何种组织结构，何种特定功能。

5. 淋巴系统说

章太炎[5]首先提出了三焦是淋巴腺、淋巴管的解释。他说"三焦之气发于腠理，故曰焦理。由今验之，三焦者，自

[1] 封银曼，尚炽昌.试论三焦的微循环实质[J].河南中医，1993，13（3）：102-103.

[2] 章恪.三焦实质探讨[J].中医药学报.1999，27（5）：7.

[3] 储开博，何丽清.三焦与内脏血液循环有关[J].国医论坛，2002，17（3）：49.

[4] 朱孝轩，朱琳.三焦考辨[J].湖北中医杂志，2004，26（8）：30.

[5] 章太炎.章太炎医论[M].北京：人民卫生出版社，1957：112.

其液言，则所谓淋巴液、淋巴腺，自其液所流通之道言，则所谓淋巴管。"钟益生[1]认为三焦的功能是和淋巴管的功能很相似的，同时还包括组织间隙的作用在内，并和血管及排泄器官有密切的联系。上焦主要是指胸导管，包括左右无名静脉和上腔静脉血管，右淋巴导管和横膈膜以上的大小淋巴管及淋巴结。中焦主要是指从小肠到肝门的静脉血管和自小肠到乳糜池的大小淋巴管及淋巴结。下焦是指肠系膜下静脉血管、回肠静脉血管、右结肠静脉血管及中结肠静脉血管，包括起自大肠、肾脏、膀胱的淋巴管和淋巴结。有学者[2]也认为三焦在生理上及其与卫气营血的关系上，都足以说明与现代医学的淋巴系统很相近。同时，也有学者对此提出异议，如马云翔[3]认为三焦作为古人的认识，在解剖学方面则无明确的实物可指，如果要有的话，也不过是胸腹腔和邻近的组织间隙而已。赵棣华等[4]提出反对意见，主张三焦作为六腑之一当为胰脏。

6. 神经系统说

田在善等[5]提出三焦实体可能是自主神经中几个较大的神经丛甚或包括其周围相连的显而易见的神经结构的设想。现代形态、生理学告诉我们，人体的循环、呼吸、消化吸收功能，盆腔脏器的生

［1］ 钟益生.关于"三焦"之我见［J］.中医杂志，1957（2）：58-62.

［2］ 江苏省江阴县卫生局中西医结合科研小组.我们对三焦的初步认识［J］.新中医，1974（5）：20-26.

［3］ 马云翔.《关于"三焦"之我见》的我见［J］.中医杂志，1957（10）：513-516.

［4］ 赵棣华，赵希森.对《我们对三焦的初步认识》一文之商榷［J］.新中医，1976（1）：19-24.

［5］ 田在善，方步武.将腹腔丛视作中焦——对三焦实体的探讨［J］.天津中医，2002，19（2）：31-33.

理功能等等，无不受内脏神经所支配。三焦主持的诸气，正是通过自主神经的支配调整而实现的。三焦具有一定的神经传导功能，在临床上三焦的功能失调则会引起痛证及与神经传导障碍相关的疾病。

很显然上述诠释大多是站在现代医学的立场上，用机械对照的方法加上主观臆测而得出的结果，忽视了历史条件与语境，自然不能说是对三焦准确全面地诠释。

（二）"无形"三焦说

自《难经·三十八难》提出三焦"有名无形"说后，历代医家多有所论，古代如孙思邈、王冰、李梴等，现代也有一些医家持此观点，但对三焦何以无形，各家认识差异甚大。江中坚[1]认为三焦府是上中下三焦全部气化功能共性的概括，绝不是某个单一的解剖学脏腑单位所能包含，而是像现代系统论中"概念单元"一样，包括多器官系统的综合功能单位，故"有名无形"。杨仕哲[2]从历史的分期重新检视三焦的实质，得出三焦实为有名无形的气府。赵桂芝[3]认为所谓的三焦，很可能是古人受传统文化思想之"天六地五"阴奇阳偶，数术观念的影响而虚设的一个腑。卫杨[4]认为《内经》之三

［1］　江中坚.从《内经》、《难经》试探三焦学说［J］.福建中医药，1982（2）：6-9.

［2］　杨仕哲.从历史的分期重新检视三焦的实质［J］.中国中医基础医学杂志，2004，10（11）：24-25.

［3］　赵桂芝.三焦经络之浅析［J］.陕西中医，2008，29（2）：255-256.

［4］　卫杨.三焦气化理论研究［D］.广州：广州中医药大学，2017.

焦非单一器官，而是一系列器官所组成的一个人体气血津液生化传变的代谢体系。于慎中[1]甚至认为三焦概念由来混乱，是由于历史条件所限、构建理论所需而臆想的概念。从结构上看，和其他脏腑相比，已经可以断定它是一个纯属虚构的脏器。从功能上看，三焦并无它自身的特殊功能，所谓"主持诸气，通行水道"，实际上只是其他脏腑功能的综合。作为六腑之一的三焦，是一个有名无形无用的脏腑，是已被长期临床实践摒弃了的中医理论。

现代一些学者从功能的角度对三焦的诠释，也可归于此类，大致可分为以下几种情况。

1. 内分泌系统说

吴逸民[2]认为三焦是一个在人体腔内脏腑间分布很广，并与许多脏器同时都发生关系的一个实体系统，从三焦的名和实体来看与内分泌有相同性，从解剖位置及范围来看三焦与内分泌有吻合性，从生理功能来看与内分泌有齐同性、从证治和临床来看与内分泌有共同性，提出"三焦与内分泌系统相似性"的观点。王智明[3]认为三焦性质与脂肪组织及其内分泌功能极其相似。脂肪组织通过其所分泌的诸多信号分子，可分别与内分泌神经中枢、肾上腺、胰岛、肌肉、肝、心肌及血管内皮等细胞进行脂–脑、脂–胰、脂–肌及脂–肝之间的相互作用，形成复杂的内分泌–神经–免疫网络。牟新等[4]

［1］ 于慎中.论三焦有名形无用［J］.山西中医，2001，17（6）：7-9.

［2］ 吴逸民.试论三焦与内分泌系统的相似性［J］.辽宁中医杂志，1990，17（10）：1-4

［3］ 王智明.脂肪组织的内分泌功能与三焦实质［J］.2003，21（8）：1312.

［4］ 牟新，姜淼，赵进喜.肾命三焦系统与内分泌代谢疾病［J］.中华中医药学刊，2007，25（7）：1469-1470.

认为"肾命三焦系统",对维持人体内分泌代谢系统生理功能具有重要作用,是调节人体内分泌和代谢的根本和原动力。肾命通过三焦的气化功能,可对五脏六腑功能起到调控作用,对人体一身气血津液的输布、代谢起到调节作用。吴义才[1]认为"焦"者,火所为也。"火"来源于命门,两肾总号为命门,火焰向上,肾上腺在肾之上缘,故为"焦",它有推动人体上、中、下三个部分各个器官的气化作用。也就是说两侧的肾上腺,即是古人所说的"三焦"。李其凤[2]认为三焦是无形的,三焦是以睾丸、卵巢所分泌的精气去运用,精室原气不仅与"肾"相通,又分布上、中、下焦,遍及全身。

2. 三焦受体说

陈亨平[3、4]提出"三焦受体说",认为"三焦为气化的场所"就是受体的生物放大系统。至于"升、降、出、入"是精微物质的基本运动形式,也是内源性配体与受体结合发生生理效应的方式之一,如激素浓度的高低影响与受体的结合,生化中氧化还原反应包含着基本的"出、入"运动形式。并以"受体学说"来划分三焦,将肾上腺素能受体,如 α、β 受体等等归为上焦;而胆碱能受体、胃泌素受体、胰岛素受体等为中焦;糖皮质激素受体、醛固酮受体、抗利尿激素受

［1］吴义才.考古论今说三焦［J］.中医药临庆杂志, 2007, 19（4）: 411–412.

［2］李其凤.三焦发源在"精室"［J］.中医文献杂志, 2001, 12（3）: 19–20.

［3］陈亨平."三焦—受体说"之我见［J］.黑龙江中医药, 1997, 18（4）: 55.

［4］陈亨平.再谈"三焦—受体说"［J］.黑龙江中医药,1998,19（5）:3.

体、心钠素受体等为下焦。

3. 水液气化通道说

李其忠[1]认为三焦与腠理、气门之间内外贯通，上下相应，构筑了一个颇为周密的网络管道系统，以保证元气周流不息，津液运行四布，维持人体正常的生理功能。贺晓慧等[2]认为三焦的形质特征是内涉肺、脾胃、肾、膀胱，外连皮肤、腠理、汗腺、毛孔等，即凡参与人体津液水分输布、疏通和排泄的组织器官均属"三焦"范畴。张晓文等[3]认为，三焦和离子通道都是生物机体的通道结构，三焦与现代医学细胞膜的分子组成和结构，尤其是离子通道有许多共性内涵，即其存在的普遍性、形态的微观性，以及进行物质交换、信息交流等特征。张利美等[4]从支饮病机的角度，提出三焦腠窍通道是同经络将全身内外上下联系为一个整体的另一重要通道，即三焦 – 腠理 – 窍通道，是人体水液运行的主要通道。

4. 两个系统说

凌耀星[5]从气化和相火两个角度指出了三焦的两个系统：一是以肺脾肾为中心的三焦气化系统；二是以心肝肾为中心的三焦相火系统。这两个系统各有其特殊联系和病理特点：①肾以一脏兼水火，

[1] 李其忠.气门、玄府、腠理、三焦联考[J].上海中医药杂志，1998，32（3）：1-3.

[2] 贺晓慧，孟得全，贾梦辉.《内经》三焦概念的实质[J].山西中医学院学报，2007，8（6）：6-7.

[3] 张晓文，宋清，徐志伟.从离子通道理论认识三焦的实质[J].陕西中医，2006，27（2）：197-200.

[4] 张利美，周衡，周小青，等.从支饮试探三焦腠窍通道[J].湖南中医药大学学报，2014，34（12）：22-25.

[5] 凌耀星.论三焦的两个系统[J].上海中医药杂志，1981（10）：48-50.

右侧肾火生脾土，脾土生肺金。肺脾为牝脏，属阴，阴生于阳（火）；左侧肾水生肝木，肝木生心火。心肝为牡脏，属阳，阳生于阴（水）。②右侧肺主气，脾生气，肾为气之根。病变常虑阳气之不足，气不足便是寒，多见功能减退；左侧心主血，肝藏血，精血根于肾之真阴，病变常虑阴精营血之不足，阴虚则火旺，多见功能亢奋（包括虚性亢奋）。③右侧主气化，司津液代谢，病变多物质代谢功能障碍，如水液代谢障碍之水湿痰饮等；左侧主相火，司精血之升降疏闭及精神活动之调节，病变多见精神、神经控制调节功能之异常。④右侧多见呼吸系统、消化系统、泌尿系统等方面疾患；左侧多见循环系统、神经系统、生殖系统、内分泌系统等方面的疾患。

综上所述，关于三焦有形与无形的争议，只是学者们看问题的视角差异所致。王雪华等[1]认为从宏观形态上讲，可以认为三焦是无形的，因为它不像其他脏腑一样有宏观可见的解剖学结构，三焦是一个微观的概念；若以客观存在为标准，那么三焦就是有形的六腑之一，是一个遍布全身的组织结构，指机体内存在的各种空隙，大到人体的各种膜腔，小到人体周身的腠理，是指一切具有输布原气以及进行水液及营养物质新陈代谢作用即三焦气化功能的结构单元。正是因为有这样一些体内的空隙构成了周密的通路系统，内外相通，上下相贯，使得机体内气机畅达，津液流通，一系列生命活动的气化运动得以在此完成。

[1] 王雪华，于越.三焦形质及其功能的现代研究［J］.天津中医学院学报，2005，24（1）：34-37.